Klärungsorientierte Psychotherapie
der narzisstischen Persönlichkeitsstörung

Praxis der Psychotherapie von Persönlichkeitsstörungen
Band 2

Klärungsorientierte Psychotherapie
der narzisstischen Persönlichkeitsstörung

Prof. Dr. Rainer Sachse, Dipl.-Psych. Meike Sachse, Dipl.-Psych. Jana Fasbender

Die Reihe wird herausgegeben von:

Prof. Dr. Rainer Sachse, Prof. Dr. Philipp Hammelstein, PD Dr. Thomas Langens

Rainer Sachse
Meike Sachse
Jana Fasbender

Klärungsorientierte Psychotherapie der narzisstischen Persönlichkeitsstörung

2., aktualisierte Auflage

hogrefe

Prof. Dr. Rainer Sachse, geb. 1948. 1969–1978 Studium der Psychologie an der Ruhr-Universität Bochum. Ab 1980 wissenschaftlicher Mitarbeiter an der Ruhr-Universität Bochum. 1985 Promotion. 1991 Habilitation. Privatdozent an der Ruhr-Universität Bochum. Seit 1998 außerplanmäßiger Professor. Leiter des Institutes für Psychologische Psychotherapie (IPP), Bochum. Arbeitsschwerpunkte: Persönlichkeitsstörungen, Klärungsorientierte Psychotherapie, Verhaltenstherapie.

Dipl.-Psych. Meike Sachse, geb. 1983. 2002–2008 Studium der Psychologie an der Technischen Universität Chemnitz. Seit 2009 Ausbildung zur Psychologischen Psychotherapeutin (Verhaltenstherapie). Seit 2009 Mitarbeiterin am Institut für Psychologische Psychotherapie (IPP), Bochum. Arbeitsschwerpunkte: Klärungsorientierte Psychotherapie, Persönlichkeitsstörungen.

Dipl.-Psych. Jana Fasbender, geb. 1976. 1996–2001 Studium der Psychologie an der Ruhr-Universität Bochum. 2005 Approbation als Psychologische Psychotherapeutin. Seit 2005 psychotherapeutische Tätigkeit in privatpsychologischer Praxis in Bochum. Ausbildungskoordinatorin, Dozentin und stellvertretende Leiterin des Instituts für Psychologische Psychotherapie (IPP), Bochum. Arbeitsschwerpunkte: Klärungsorientierte Psychotherapie, Verhaltenstherapie.

Bibliografische Information der Deutschen Nationalbibliothek
Die Deutsche Nationalbibliothek verzeichnet diese Publikation in der Deutschen Nationalbibliografie; detaillierte bibliografische Daten sind im Internet über http://dnb.dnb.de abrufbar.

Hogrefe Verlag GmbH & Co. KG
Merkelstraße 3
37085 Göttingen
Deutschland
Tel. +49 551 999 50 0
info@hogrefe.de
www.hogrefe.de

Umschlagabbildung: © iStock.com / seb_ra
Satz: Michael Kleine, Hogrefe Verlag GmbH & Co. KG, Göttingen
Druck: AZ Druck und Datentechnik, Kempten
Printed in Germany

2., aktualisierte Auflage 2025

(E-Book-ISBN [PDF] 978-3-8409-3337-0; E-Book-ISBN [EPUB] 978-3-8444-3337-1)
ISBN 978-3-8017-3337-7
https://doi.org/10.1026/03337-000

Inhaltsverzeichnis

1	**Einleitung**	**9**
1.1	Worum es uns geht: eine fundierte Theorie und Therapie der narzisstischen Störung	9
1.2	Das Konzept des Narzissmus: Einführungen und alternative Konzepte	10
1.3	Psychologische und psychoanalytische Konzepte	12
2	**Das Klärungsorientierte Konzept von narzisstischer Persönlichkeitsstörung: Konzeption und Diagnostik**	**14**
2.1	Was sind Narzissten?	14
2.1.1	Eine erste Beschreibung	14
2.1.2	Drei Typen von Narzissten	15
2.1.3	Erfolgreiche Narzissten	15
2.1.4	Erfolglose Narzissten	16
2.1.5	Gescheiterte Narzissten	17
2.1.6	Weitere Typen von Narzissten	18
2.2	Narzissten: Ein neuer Denkansatz ist nötig	19
2.2.1	Eine neue Definition von Narzissmus	19
2.2.2	Spezielle diagnostische Probleme bei Klienten mit Persönlichkeitsstörungen	20
2.2.3	Ist das System des ICD-11 besser geeignet, Persönlichkeitsstörungen zu diagnostizieren?	22
3	**Überblick über empirisch validierte Charakteristika von Narzissmus**	**24**
3.1	Relevanz der Forschung	24
3.2	Empirische Ergebnisse	25
4	**Das Modell der Doppelten Handlungsregulation: Eine spezifische Theorie der narzisstischen Störung**	**33**
4.1	Das Modell der Doppelten Handlungsregulation	33
4.2	Ziele und Vorteile des Modells der Doppelten Handlungsregulation als Theorie der Persönlichkeitsstörungen	33
4.3	Definitionskriterien von Narzissmus nach dem Modell der Doppelten Handlungsregulation	35
4.4	Erfolgreiche Narzissten	41
4.4.1	Motive	41
4.4.2	Schemata	42
4.4.3	Manipulatives Handeln	47
4.4.4	Reale Kompensation	49
4.4.5	Ziele	49

4.4.6 Intrinsische Motivation 49
4.4.7 Alienation 50
4.4.8 Kosten 50
4.4.9 Ich-Syntonie 50
4.4.10 Perspektive 51
4.4.11 Vermeidung 51
4.4.12 Charakteristika erfolgreicher Narzissten 52
4.4.13 Drei „Typen" erfolgreicher Narzissten 53
4.5 Gescheiterte Narzissten 54
4.5.1 Das Phänomen 54
4.5.2 Charakteristika gescheiterter Narzissten 55
4.5.3 Fremdbestimmung 59
4.6 Erfolglose Narzissten 60
4.6.1 Das Phänomen 60
4.6.2 Charakteristika erfolgloser Narzissten 61
4.6.3 Wie wird man erfolgloser Narzisst? 63
4.6.4 Unrealistisch-positives Selbstkonzept 64
4.6.5 Verantwortungsübergabe und Lageorientierung 65
4.6.6 Unrealistische Ziele 66
4.6.7 Regelsetzen und VIP-Status 67
4.6.8 Die drei Typen von Narzissten im Vergleich 69

5 Allgemeine therapeutische Strategien bei narzisstischen Klienten 71
5.1 Allgemeine therapeutische Grundhaltungen 71
5.2 Therapiephasen 72
5.3 Komplementarität auf der Motivebene 73
5.4 Explizierung der Beziehungsmotive 79
5.5 Klärung 79
5.6 Entwicklung von Änderungsmotivation 80
5.6.1 Allgemeines 80
5.6.2 Konfrontation mit Kosten 81
5.6.3 Konfrontation mit Intentionen 82
5.6.4 Konfrontation mit Spielen und mit Manipulation 83
5.6.5 Konfrontationen mit Regeln 83
5.6.6 Umgang mit Tests 85
5.6.7 Explizieren der Schemata 87
5.6.8 Biographische Arbeit 88
5.7 Bearbeitung der Schemata 88
5.8 Trojanische Pferde 89

6 Spezifische therapeutische Strategien für erfolgreiche, gescheiterte und erfolglose Narzissten 91
6.1 Therapeutischer Umgang mit erfolgreichen Narzissten 91
6.2 Gescheiterte Narzissten 95
6.3 Erfolglose Narzissten 99

7 Empirische Ergebnisse zur Klärungsorientierten Psychotherapie mit narzisstischen Klienten 101

7.1 Effektivität Klärungsorientierter Psychotherapie bei den drei Typen von Narzissmus ... 101
7.1.1 Einleitung ... 101
7.1.2 Erhebungsinstrumente ... 101
7.1.3 Ergebnisse ... 102
7.2 Prozessforschungsergebnisse bei narzisstischen Klienten ... 105
7.2.1 Einleitung ... 105
7.2.2 Ergebnisse ... 106
7.2.3 Untergruppen-Bildung bei der narzisstischen Persönlichkeitsstörung anhand von Klientenvariablen ... 111

8 Beispiele für den therapeutischen Umgang mit Narzissten ... 113
8.1 Beispiel 1: Komplementäre Beziehungsgestaltung im Erstgespräch ... 113
8.1.1 Das Transkript ... 113
8.1.2 Kommentar ... 118
8.2 Beispiel 2: Konfrontation des Klienten ... 121
8.2.1 Das Transkript ... 121
8.2.2 Kommentar ... 124
8.3 Beispiel 3: Besondere Konfrontation ... 126
8.3.1 Das Transkript ... 126
8.3.2 Kommentar ... 131
8.4 Beispiel 4: Klärung negativer Selbst-Schema-Aspekte ... 133
8.4.1 Das Transkript ... 133
8.4.2 Kommentar ... 138
8.5 Beispiel 5: Eine Schemabearbeitung in einem Ein-Personen-Rollenspiel ... 139
8.5.1 Das Transkript ... 139
8.5.2 Kommentar ... 149
8.6 Beispiel 6: Umgang mit einer schwierigen Interaktionssituation ... 151
8.6.1 Das Transkript ... 151
8.6.2 Kommentar ... 155

Literatur ... 158

1 Einleitung

1.1 Worum es uns geht: eine fundierte Theorie und Therapie der narzisstischen Störung

Die narzisstische Persönlichkeitsstörung (abgekürzt: NAR) ist eine in der ambulanten Psychotherapie häufig vorkommende Störung: Therapeuten werden daher mit Sicherheit mit entsprechenden Klienten konfrontiert. Klienten mit NAR sind jedoch leicht bis hochgradig interaktionsschwierig: Daher benötigen Therapeuten eine hohe therapeutische Expertise, um angemessen mit diesen Klienten umgehen zu können. Diese Expertise wollen wir in diesem Buch bereitstellen.

Wir wollen dabei eine spezifische theoretische und therapeutische Konzeption vorstellen, die Konzeption „Klärungsorientierter Psychotherapie" der Persönlichkeitsstörungen (Sachse & Kramer, 2023). Deshalb ist dieses Buch ein „Konzept-Buch", keine Monographie: Wir weisen zwar auf andere Ansätze hin und grenzen uns ab, diskutieren diese Ansätze aber nicht im Detail. Der Schwerpunkt liegt darauf, *unseren* Ansatz darzustellen.

Was die Terminologie betrifft, so haben wir deutlich gemacht (Sachse & Kramer, 2023), dass wir den Terminus „Persönlichkeits"-Störungen unglücklich finden. Vielleicht sollte man den Vorschlag von Lammers (2023) aufgreifen und lediglich von „narzisstischer Störung" sprechen.

> Es geht uns primär darum, ein *Funktionsmodell der narzisstischen Störung* darzustellen, d. h. eine Theorie, die das *„psychologische Funktionieren"* der Störung darstellt, die also erklärt, wie und unter welchen Bedingungen Narzissten Informationen verarbeiten und interpretieren, unter welchen Bedingungen welche Schlüsse gezogen werden, welche Handlungen initiiert oder nicht initiiert werden, welche Handlungen welche Konsequenzen nach sich ziehen und wie diese dann wieder verarbeitet werden.
>
> Dieses Modell, das dies tut, ist das *Modell der Doppelten Handlungsregulation* (MDHR).
>
> Wir sind überzeugt, dass man als theoretische Grundlage für Psychotherapie, Diagnostik und Klienten-Modellbildung eine *solche* Art von Modell benötigt: Ein dynamisches, systemtheoretisch angelegtes Modell der Verarbeitungs- und Handlungsprozesse.
>
> Wir sind überzeugt, dass für solche Zwecke weder „Trait- noch Symptom-Modelle" auch nur annähernd ausreichend sind. Das zeigen auch theoretische Analysen (vgl. Sachse, 2020a).
>
> Außerdem geht es uns darum,

- einen sehr gut psychologisch fundierten Theorie- und Therapie-Ansatz darzustellen,
- der empirisch validierte und als relevant erwiesene Variablen enthält,
- der die Komplexität des Störungsbereichs „Persönlichkeitsstörungen" angemessen abbildet
- und dennoch hoch praxisorientiert und praktisch handhabbar ist,
- der sich auch in der Praxis bewährt hat und der gute Effektstärken aufweist.

Wir sind überzeugt, dass uns dies mit unserem Modell der Doppelten Handlungsregulation von Narzissmus auch gut gelungen ist: Unsere Ergebnisse zeigen nicht nur „moderate" Effekte, sondern sehr deutlich positive Therapie-Effekte auf.

Wir gehen zunächst auf ein Funktionsmodell von Narzissmus ein und unterscheiden drei Typen von Narzissten: Die erfolgreichen, die gescheiterten und die erfolglosen NAR. Diese Unterscheidung ist, wie wir zeigen werden, therapeutisch hoch relevant.

Wir stellen dann therapeutische Phasen und für diese spezifische therapeutische Strategien und Interventionen dar. Und da das Buch hochgradig praxisorientiert ist, werden wir diese Strategien und Interventionen an Transkripten exemplarisch verdeutlichen. Wir gehen dabei speziell auf Aspekte komplementärer Beziehungsgestaltung, Konfrontation, Klärung und Schemabearbeitung ein sowie auf den Umgang mit schwierigen Interaktionssituationen.

Die Therapie-Konzepte der Klärungsorientierten Psychotherapie des Narzissmus wurden über längere Zeit hinweg entwickelt, siehe dazu: Kramer & Sachse, 2021; Sachse, 1997, 2001a, 2004a, 2004b, 2005, 2007, 2008a, 2013a, 2014a, 2014b, 2016a, 2016b, 2016c, 2016d, 2016e, 2016f, 2019a, 2019b, 2019c, 2019d, 2022a, 2022b, 2023a, 2023b; Sachse & Fasbender, 2013; Sachse & Sachse, 2016a, 2016b; Sachse, Sachse & Fasbender, 2011; Sachse & Schirm, 2015a; Sachse & Walburg, 2017a, 2017b. Sie haben sich in der Praxis bewährt und ermöglichen einen effektiven Umgang mit narzisstischen Klienten. Sie sind auch empirisch gut fundiert (s. Kapitel 7).

1.2 Das Konzept des Narzissmus: Einführungen und alternative Konzepte

Wir möchten hier nur kurz auf alternative Konzepte hinweisen, um deutlich zu machen, dass wir unseren Ansatz keineswegs für den einzigen, relevanten Ansatz halten und auch konkrete Hinweise auf Alternativen bzw. Ergänzungen geben.

Für eine allgemeine Erörterung von NAR siehe Akhtar (1996), Cain et al. (2008), Derksen (1995), Emmelkamp und Kamphuis (2007), Fiedler (2007), Horowitz (1996), Levy et al. (2007), Magnavita (2004), Masterson (1981), Millon (1996), O'Donohue et al. (2007), Oldham et al. (2005), Plakun (1996), Ronningstam (1998, 2005, 2009, 2012), Ronningstam und Gunderson (1990, 1996).

Als Einführung für Klienten sind geeignet: Krizan und Herlache (2018), Lammers (2014, 2021, 2023), Lammers und Doering (2018), Lammers und Eismann (2019), Lelord und André (2009), Oldham und Morris (2010), Renneberg und Herpertz (2010), Roepke und Vater (2014), Rogoza et al. (2019), Sachse (2004c), Znoj et al. (2004).

Natürlich gibt es auch sehr unterschiedliche psychologische Ansätze, die mit unserem Ansatz zwar kompatibel sind, sich dennoch von diesem in vielen Aspekten unterscheiden (vgl. Back, 2018; Brakemeier & Lammers, 2021; Dieckmann, 2011; Dieckmann & Roediger, 2021; Drozek & Unruh, 2020; Freeman & Fox, 2013; Kramer et al., 2014, 2020a; Lammers, 2014; Pincus et al., 2014; Rödiger, 2016; Young & Flanagan, 1998). Dabei sind Therapie-Konzepte im eigentlichen Sinne selten und es gibt nur wenige Therapie-Studien (vgl. Kealy et al., 2017).

In den letzten 20 Jahren hat es auch im Bereich psychologischer Theorie-Modelle über Persönlichkeitsstörungen allgemein und über Narzissmus im Besonderen sehr viele theoretische Entwicklungen gegeben. Allerdings gehen diese Konzepte in aller Regel nicht die gleichen oder ähnlich konzeptuelle Wege wie wir im Modell der Doppelten Handlungsregulation.

Die theoretischen Entwicklungen betreffen keine „psychologischen Funktionsmodelle“ der Störung, sondern „*Trait-Modelle*“ (Hopwood, 2018), also Modelle über „Eigenschaften“, die statisch sind oder die durch statistische Verfahren (z. B. Faktoren-Analysen) zustande kommen. Deren klinisch-therapeutische Relevanz ist aber unklar, d. h. es ist unklar, inwieweit diese Variablen tatsächlich relevante Prozesse erfassen, die auch therapeutisch von Bedeutung sind. Zumindest ist es aus unserer Sicht sehr schwierig bis unmöglich, aus diesen Modellen sinnvolle therapeutische Ansatzpunkte oder Strategien abzuleiten: Die Theorie der Störung ist in keiner Weise mit einer Theorie der Therapie kompatibel, und solche Zusammenhänge werden auch gar nicht reflektiert.

Legt man, wie bisher aber üblich, den Diagnostik-Systemen solche Trait-Modelle zugrunde, dann kann man diese aufgrund der fehlenden Kompatibilität mit Therapie-Modellen gar nicht für eine psychotherapeutisch relevante Diagnostik nutzen. Diagnostik-Theorie und Therapie-Theorie weisen keinerlei Verbindung auf, aus der man etwas ableiten könnte.

Darüber hinaus weisen Trait-Modelle noch weitere Nachteile auf:

- Sie beziehen sich nur auf eine geringe Anzahl an Variablen.
- Diese sind nicht theoretisch oder empirisch nach Kriterien der Relevanz für die Störung ausgesucht, sondern danach, wie gut sie jeweils zu erfassen sind.
- Daher ist die tatsächliche Relevanz der Variablen für eine Störung weder theoretisch abgeleitet noch empirisch erwiesen.
- Wie gut ein solches Modell eine Störung damit abbildet, ist unklar.

Aufgrund dieser im Augenblick bestehenden Probleme werden wir hier Trait-Theorien nicht weiter berücksichtigen, da sie keinen Beitrag leisten können zu einem gut funktionierenden Funktionsmodell von Persönlichkeitsstörungen oder von Narzissmus.

1.3 Psychologische und psychoanalytische Konzepte

Wir möchten an dieser Stelle etwas sagen über die *Uneinheitlichkeit* theoretischer und therapeutischer Konzepte im Bereich von Persönlichkeitsstörungen (PD). Diese Uneinheitlichkeit gilt für alle PD, ist aber aus unserer Sicht bei narzisstischer PD besonders krass.

Der Hinweis auf eine extrem geringe „Übereinstimmung theoretischer und therapeutischer Konzepte" ist wichtig, da dadurch deutlich gemacht wird,

- dass es zur Zeit gar keine einheitliche, konsensfähige PD-Theorie gibt;
- dass es keine einheitliche Theorie als Grundlage für Diagnostik gibt und auch z.B. wegen der enormen theoretischen Unterschiede zwischen Konzepten, inbesondere zwischen psychologischen und psychoanalytischen Konzepten, wahrscheinlich auch gar nicht geben *kann*;
- dass es deshalb inkompatible Theorie- und Therapiekonzepte gibt;
- dass Therapeuten ihre Klienten ebenfalls auf diese Situation aufmerksam machen sollten, um Missverständnisse zu vermeiden.

Diese Uneinheitlichkeit kommt dadurch zustande, dass es im Wesentlichen zwei grundlegende Konzeptionen gibt. Zum einen *psychologisch fundierte Konzeptionen*, die in der *Psychologie* basieren: Diese Konzepte sind zwar auch im Detail unterschiedlich, weisen aber viele Gemeinsamkeiten auf. Zum anderen *psychoanalytische Konzeptionen*, die einen vollständig anderen theoretischen Hintergrund aufweisen und völlig andere Therapie-Konzeptionen entwickelt haben (vgl. hier: Crisp & Gabbard, 2020; Crowe et al., 2019; Gabbard, 2021; Hartmann, 2021; Hohage, 2004; Kernberg, 1978, 1996, 2006, 2021a, 2021b, 2021c; Kohut, 1971, 1976; Schmidt-Hellerau, 2021).

Wir, als (nicht in Psychoanalyse ausgebildete) *psychologische* Psychotherapeutinnen und Psychotherapeuten können natürlich die psychoanalytische Konzeption gar nicht beurteilen und wollen das auch nicht tun. Wir können aber sehr wohl sagen, dass sich für uns eine Beschäftigung mit psychoanalytischen Konzepten anfühlt wie ein Besuch in einem Parallel-Universum: Viele der theoretischen und therapeutischen Konzepte sind für uns unverständlich. Daher bemühen wir uns, unseren Ausbildungskandidat*innen und unseren Klient*inen deutlich zu machen, dass es derart krasse Unterschiede gibt und dass *wir* eine ganz bestimmte Konzeption vertreten (die wir auch erläutern) und eben *keine* psychoanalytische. Recherchieren die Personen im Internet, kann das ansonsten zu erheblicher Verwirrung führen.

Neben den stark unterschiedlichen inhaltlichen Konzeptionen gibt es aber noch einen weiteren, aus unserer Sicht relevanten Unterschied: Psychologische Konzeptionen von PD bemühen sich um eine *Entpathologisierung* der Störungen. Unser Eindruck ist, dass Psychoanlytiker das bedauerlicherweise zunehmend weniger tun, da z.B. immer mehr von „pathologischem Narzissmus" die Rede ist. Insgesamt ist diese Tendenz jedenfalls nicht erkennbar. Wir Entpathologisieren mit unserem Ansatz der Klärungsorientierten Psychotherapie in besonders hohem Maße. Dagegen weist der psychoanalytische Ansatz aus unserer Sicht ein extrem hohes Ausmaß an *Pathologisierung* auf. Wir sehen das als problematisch an, u. a. weil es aus unserer Sicht schwer vorstellbar ist, wie ein Therapeut, der eine solche Haltung einnimmt, einem Klienten dann noch respektvoll entgegentreten kann.

Wir sind überzeugt, dass die beiden Ansätze nicht kompatibel sind und ein Therapeut sich entscheiden muss. Und wir sind überzeugt, dass eine Kommunikation zwischen beiden Ansätzen schwierig sein dürfte. Eine „Integration" beider Ansätze dürfte unmöglich sein und damit werden die Ansätze wohl in einem Konkurrenzverhältnis verharren.

Für uns ist es hier wesentlich deutlich zu machen, dass wir uns eindeutig dem *psychologischen* Ansatz verpflichtet fühlen: Einer sehr starken Fundierung der Konzepte in der Psychologie, keine Verwendung medizinischer Konzepte, starke Betonung von Entpathologisierung und respektvoller Beziehungsgestaltung.

2 Das Klärungsorientierte Konzept von narzisstischer Persönlichkeitsstörung: Konzeption und Diagnostik

In diesem Kapitel geben wir aus klärungsorientierter Sicht eine Definition von Narzissmus und führen die Unterscheidung ein zwischen erfolgreichen, gescheiterten und erfolglosen Narzissten. Wir geben einen Überblick über Verhaltensmerkmale, die die narzisstische Störung kennzeichnen und stellen dann die relevanten „Tiefen-Strukturen" (Schemata, Motive und Spielstrukturen) erfolgreicher, gescheiterter und erfolgloser Narzissten dar.

2.1 Was sind Narzissten?

2.1.1 Eine erste Beschreibung

Genau wie bei anderen Persönlichkeitsstörungen auch rangiert der Narzissmus (NAR) von leichtem Stil bis zu einer sehr schweren Störung. Und wie bei anderen Störungen auch, stellt ein narzisstischer *Stil* eher eine Ressource dar als eine Belastung (d.h. die Gewinne sind höher als die Kosten): Die Personen sind leistungsfähiger, sind „straight", gut organisiert, haben ein gutes Durchhaltevermögen, sind ambitioniert, zufrieden und erfolgreich (vgl. Campbell, 1999, 2001; Horten & Sedikides, 2009; Johnson, 2005; Kohut, 1977; Lelord & André, 2009; Oldham & Morris, 2010; Ronningstam, 2005; Russ et al., 2008; Stone, 1998; Wink et al., 2005).

Je stärker sich der Narzissmus einer schweren Störung annähert, desto höher werden jedoch die *Kosten*, die er verursacht. Zum Beispiel komorbide Achse-I-Störungen, Substanzmissbrauch, starke interpersonelle Probleme, erhöhtes Suizidrisiko u. a. (Bachar et al., 2005; Campbell et al., 2002; Caroll et al., 1998; Ehrenberg et al., 1996; Links et al., 2003; Luhtanen & Crocker, 2005; Morf & Rhodewalt, 2001; Rathvon & Holmstrom, 1996; Ritter et al., 2008; Ronningstam, 1996; Ronningstam & Maltsberger, 1998; Vaglum, 1999).

In der ambulanten Psychotherapie sind nach unserer Erfahrung die „mittelschweren" Störungen am häufigsten: Daher wollen wir mit deren Beschreibung beginnen, um dem Leser einen ersten Eindruck zu vermitteln (vgl. hier Döring & Sachse, 2008; Sachse, 2001a, 2002, 2004a, 2004b, 2006a, 2006b, 2007, 2008a).

Klienten mit NAR weisen *immer ein negatives Selbstschema* auf mit Annahmen wie „ich bin inkompetent“, „ich kann nichts“, „ich bin ein Versager“ u.ä.: Daher weisen Klienten mit NAR neben einem positiven Selbstschema *immer* auch ein negatives Selbstschema auf (auch dann, wenn sie extrem erfolgreich sind) und damit zeigt sich auch *immer* ein (mehr oder weniger) hohes Maß an *Selbstzweifeln*: Gedanken wie „schaffe ich das wirklich?“, „bin ich wirklich gut genug?“, „an dieser Aufgabe könnte ich scheitern“ u.a. Anders als Personen, die einfach nur hoch leistungsmotiviert sind (im Sinne von „Hoffnung auf Erfolg“ nach Heckhausen, 1963) haben NAR daher immer eine Ebene von Selbstzweifeln, von „Furcht vor Misserfolg“, eine Ebene der Angst, scheitern zu können. Damit sind NAR auch immer (mehr oder weniger stark) kritik-empfindlich oder „verletzlich“: „Verletzlichkeit“ ist damit ein allgemeiner Aspekt von NAR.

Diese Selbstzweifel stammen unserer Erfahrung nach immer aus der Biographie und entstehen über negatives Feedback wesentlicher Bezugspersonen (meist des Vaters), einer Kombination von hoher Erwartung („Du musst erfolgreich sein!“) und Zweifeln („Ich glaube nicht, dass Du es schaffst!“) bzw. aus der Angst der Kinder/Jugendlichen, bei nicht ausreichendem Erfolg (massiv) abgelehnt zu werden. Wir haben in der Therapie noch nie Klienten gesehen, die nur positives (oder nur übertrieben positives) Feedback erhalten hätten.

2.1.2 Drei Typen von Narzissten

Wir unterscheiden in unserem Ansatz drei Kategorien von NAR: Die erfolgreichen (NAR), die gescheiterten (GENAR) und die erfolglosen (ELNAR): Diese Unterscheidung ist nicht nur theoretisch sinnvoll, sie ist auch praktisch-therapeutisch hoch relevant, da die therapeutischen Vorgehensweisen sich unterscheiden und die Therapie-Effekte unterschiedlich sind (vgl. Kapitel 7.2.3).

2.1.3 Erfolgreiche Narzissten

Erfolgreiche Narzissten (ERNAR) bemerken irgendwann in ihrer Biografie, dass sie ihre Selbstzweifel durch Leistung und Erfolge kompensieren können, und entscheiden sich dann dazu, sich anzustrengen und aktiv zu beweisen, dass ihre Selbstzweifel nicht stimmen. Durch die Erfolge, die sich dann, wenn sie gut genug sind, einstellen, entwickeln sie dann ein (zu dem negativen Schema) *paralleles* positives Schema, das manchmal (auch aus kompensatorischen Gründen) sehr positiv oder sogar unrealistisch positiv ist und Annahmen enthält wie „ich bin toll“, „ich bin hochbegabt“, „ich habe außergewöhnliche Fähigkeiten“ u.a.

Erfolgreiche Narzissten neigen dann dazu,
- viel zu leisten, um Erfolge zu haben,
- mit diesen Erfolgen anzugeben,

- stark mit anderen zu konkurrieren,
- jedoch stark kritikempfindlich zu bleiben,
- ein hohes Anspruchsdenken zu haben, sich für „was Besseres" zu halten und davon auszugehen, eine „Sonderbehandlung" zu verdienen,
- manchmal arrogant zu sein, anderen wenig zuzuhören,
- stark egozentrisch zu sein und zu glauben, das Universum „drehe sich um sie".

Obwohl sie erfolgreich und oft sogar sehr erfolgreich sind, haben sie das Gefühl, dass ihnen etwas fehlt und sie *unzufrieden* sind, sie verstehen aber nicht, warum. Ihr Verhalten erzeugt oft hohe Kosten: Sie verschleißen sich im Beruf, entwickeln psychosomatische Beschwerden, insbesondere Herz-Kreislauf-Probleme, vernachlässigen wichtige Beziehungen, haben zu wenig Zeit für sich selbst, machen sich ständig Sorgen um Karriere und Erfolg u.a. (vgl. Bornstein & Gold, 2008; Daig et al., 2009; Miller & Campbell, 2008; Miller et al., 2009).

Meist sind es diese *Kosten,* die einen ERNAR dazu veranlassen, eine Therapie aufzusuchen und nicht die Persönlichkeitsstörung an sich (vgl. Ritter & Lammers, 2007). Sie wissen jedoch nicht, was sie ändern könnten oder denken, dass sie gar nichts ändern können, und hoffen darauf, dass ein Therapeut ihnen einen Ausweg aufzeigt.

Wenn sie in Therapie kommen, erzählen sie oft dem Therapeuten, sie hätten keine Probleme oder wenn, dann hätten sie sie alle „im Griff". Sie erzählen langatmig von Erfolgen, lassen sich oft nur schwer unterbrechen und gehen auf Fragen des Therapeuten kaum ein. Sie neigen dazu, Therapeuten zu testen, um festzustellen, ob der Therapeut „ihnen gewachsen" oder ob er gut genug für sie ist. Sie fühlen sich schnell und leicht kritisiert, „defizitär definiert" und neigen dazu, reaktant zu werden, wenn Therapeuten ihnen Ratschläge geben. Manchmal reagieren sie schon allergisch auf das Wort „Problem" (denn „Probleme" haben sie natürlich nicht), und im Grunde „wissen" sie schon, was sie tun sollten und haben ihre Probleme schon „verstanden". Sie gehen oft nicht ohne Weiteres in eine Klienten-Rolle und vermeiden sehr stark eine Auseinandersetzung mit ihrem negativen Selbst-Schema.

Aus diesen Gründen gelten sie zu Recht als „schwierige Klienten", die ein Therapeut unbedingt „richtig abholen" muss, um effektiv mit ihnen arbeiten zu können (vgl. Gabbard, 2009; Kernberg, 2007). Unerfahrene Therapeuten machen hier viele Fehler, und einige davon führen schnell dazu, dass die Klienten die Therapie abbrechen; andere führen zu „Machtkämpfen" oder dazu, dass sich die Therapie in ein „Diskussionsforum" verwandelt.

2.1.4 Erfolglose Narzissten

Erfolglose Narzissten (ELNAR) weisen dagegen praktisch keine realen Kompensationsbemühungen auf und realisieren daher auch keine Erfolge: Entweder vermeiden sie generell die mit der Kompensation verbundene Anstrengung oder sie glauben nicht, dass sie über die Kompetenzen verfügen, überhaupt erfolgreich zu sein. Daher „geben sie auf, bevor sie überhaupt angefangen haben“. Da sie aber ebenfalls ein stark negatives Selbst-Schema aufweisen, meist sogar ein deutlich negativeres als erfolgreiche NAR, benötigen auch sie dazu eine Kompensation. Sie kompensieren stark über illusionäre positive Selbstschemata (über Annahmen wie: „Meine Kompetenzen werden verkannt.“ „Ich bin eigentlich hoch intelligent.“ „Im Grunde könnte ich Anwalt sein.“ „Im Grunde bin ich Anwalt.“).

Ein *typischer erfolgloser NAR* ist eine Person (meist männlich),

- die mit 25–40 Jahren in Therapie kommt,
- die Schule und/oder mehrere Lehren abgebrochen hat,
- noch bei der Mutter wohnt, keine Partnerin und nur wenige Freunde hat,
- keine oder nur Gelegenheitsjobs macht,
- viel Zeit mit Computer spielen verbringt,
- jedoch die Vorstellung hat, große Kompetenzen zu haben, die nur noch nicht erkannt wurden,
- und die illusionäre Zukunftsideen hat: So hat z. B. ein Klient ohne Schulabschluss und ohne Lehre mit 34 dem Therapeuten gesagt: „Herr B., dass ich nicht mehr Bundeskanzler werden kann, das weiß ich. Aber Bundesminister werde ich auf jeden Fall.“

Diese Klienten sind extrem schwierig zu therapieren, da sie große Angst haben, sich ihrer desolaten Situation „zu stellen“ und weil sie, ähnlich wie erfolgreiche NAR, hohe Ansprüche haben („unter 4.000 Euro nehme ich gar keine Stelle an“), sodass es nur selten gelingt, negative Schemata zu bearbeiten und Kompetenzen zu trainieren (was oft als „ehrenrührig“ gesehen wird).

2.1.5 Gescheiterte Narzissten

Gescheiterte Narzissten (GENAR) sind Personen, die meist in der Schule erfolgreich sind, dann aufgrund geringer Autonomie und hoher Erwartungsorientierung ein Studium aufnehmen, weil ihre Eltern (meist ihr Vater) es so möchten. Im Studium steigen die Anforderungen. Da die Klienten aber nur (wegen der unfreiwilligen Studienwahl) extrinsisch motiviert sind, reicht die Motivation irgendwann nicht mehr aus, die hohen Anforderungen zu bewältigen: Die Leistungen verschlechtern sich. Nun setzt aufgrund des negativen Selbst-Schemas und aufgrund der hohen elterlichen Erwartungen eine massive Versagensangst ein, die sich in Bewertungs- und Prüfungsangst bemerkbar macht: Die Klienten vermeiden Prüfungen, vermeiden Seminare usw. Da sie aber weiterhin die Erwartungen der Eltern erfüllen wollen, können sie das Studium aber auch nicht beenden. Also „sitzen sie fest“: Sie können das Studium weder beenden noch abbrechen.

Gescheiterte NAR sind damit zwischen den erfolgreichen und den erfolglosen NAR positioniert: Sie sind durchaus anstrengungsmotiviert, jedoch nicht genug, und sie sind nicht autonom genug, Entscheidungen selbst zu treffen, die sie auch durchhalten können.

Unserer Erfahrung nach ist ein Scheitern im Studium bzw. während einer Ausbildung bei den gescheiterten Narzissten am häufigsten, daher werden wir im weiteren Verlauf hierauf genauer eingehen. Ein Scheitern ist prinzipiell aber auch zu einem späteren Zeitpunkt denkbar, etwa mit Beginn der Berufspraxis. Dies kann z. B. der Fall sein, wenn für die Betroffenen im Studium die Anforderungen nicht zu hoch waren, also das Lernen leichtgefallen ist, sie aber in der Praxis wiederum mit ganz anderen Aufgaben und Anforderungen konfrontiert sind.

2.1.6 Weitere Typen von Narzissten

Es werden in der Literatur noch zwei weitere Typen von NAR dargestellt, die wir an dieser Stelle vorstellen und erörtern möchten: Die „vulnerablen" Narzissten und die „malignen" Narzissten.

2.1.6.1 Vulnerable Narzissten

Von verschiedenen Autoren wurde vorgeschlagen, zwei Arten von Narzissmus oder Narzissten zu unterscheiden: Die grandiosen und die vulnerablen (vgl. Besser & Priel, 2010; Dickinson & Pincus, 2003; Fossati et al., 2010; Lammers, 2019; Pincus, Lukowitsky & Wright, 2010; Pincus & Wright, 2021; Rohmann et al., 2012; Wright, 2014). Die beiden Subtypen lassen sich wie folgt definieren (Russ & Shedler, 2013): *Grandiose Narzissten* können beschrieben werden als grandios, arrogant, neidisch, anspruchlich, ausbeuterisch. *Vulnerable Narzissten* können als selbstgehemmt, mit verdeckten, zugrundeliegenden grandiosen Erwartungen an sich und andere beschrieben werden.

Diese Unterscheidung ist aus unserer Sicht nicht überzeugend, da *alle* Narzissten arrogant, ausbeutend, neidisch und auch selbstgehemmt sein *können*, je nachdem, ob ihr positives oder negatives Selbst-Schema aktiviert wurde. Da wir theoretisch davon ausgehen (und das in der therapeutischen Praxis auch *immer* sehen), dass erfolgreiche NAR sowohl ein positives als auch ein negatives Selbstkonzept aufweisen und dass das negative die Klienten *immer* verletzlich, kritikempfindlich und unsicher macht (wenn das entsprechende Schema aktiviert ist), möchten wir hier *nicht* zwischen vulnerablen und nicht-vulnerablen NAR unterscheiden.

Aus unserer Sicht sind *alle* NAR „vulnerabel", allerdings in unterschiedlichem Ausmaß, was von der *Stärke* des negativen Selbst-Schemas abhängt. Daher ist es möglich, dass manche Narzissten sich meist oder überwiegend im Bereich des positiven Selbst-Schemas aufhalten und manche überwiegend im Bereich des negativen Selbst-Schemas. Ist das der Fall, stimmt diese Unterscheidung allerdings weitgehend mit unserer Unterscheidung zwischen erfolgreichen und erfolglosen Narzissten überein: Erfolgreiche Narzissten befinden sich meist in einem eher positiven („grandiosen") Modus und erfolglose Narzissten in einem eher negativen („vulnerablen") Modus, sodass auch aus diesem Grunde aus unserer Sicht diese Kategorisierung wenig Sinn macht.

2.1.6.2 Maligner Narzissmus

Im psychoanalytischen Kontext wird die Kategorie des „malignen Narzissmus" verwendet: Er sei eine Kombination aus narzisstischen, psychopathischen und paranoiden Merkmalen (vgl. Horowitz, 2013; Kernberg, 1975, 1998, 2019, 2021a, 2021b; Ogrodniczuk, 2013; Russ & Shedler, 2013).

Wir denken jedoch, dass es sich hier gar nicht um eine „Form des Narzissmus" handelt, sondern dass eine Person dann „maligne narzisstisch" erscheint, wenn sie eine *Komorbidität* von Narzissmus mit Psychopathie und/oder mit paranoider Persönlichkeitsstörung aufweist (Hare, 1970, 1987, 1996; Patrick, 2007; Sachse & von Franqué, 2019).

Der *Eindruck* eines „malignen Narzissmus" kommt damit durch eine vorliegende Komorbidität zustande und ist damit kein Aspekt des Narzissmus selbst.

2.2 Narzissten: Ein neuer Denkansatz ist nötig

2.2.1 Eine neue Definition von Narzissmus

Bisher erschien es relativ einfach zu definieren, was ein Narzisst ist: Narzissten gelten meist als Menschen, die übertrieben selbstbewusst sind und die im Allgemeinen recht erfolgreich sind, die sich durchsetzen können, andere für ihre Zwecke einspannen usw. (vgl. Akhtar, 1996; Bierhoff & Herner, 2006; Horowitz, 1996; Levy et al., 2007; Millon, 1996; Ronningstam & Gunderson, 1996).

Zwei Probleme gibt es jedoch mit einigen bisherigen Sichtweisen (z.B der DSM-Definition) von Narzissmus:

1. Narzissten werden oft nur als die Personen gesehen, die ein Großartigkeitsempfinden aufweisen; Aspekte von Selbstzweifel, Vulnerabilität, Depressivität, negativem Selbstwert werden oft übersehen (vgl. Bockian, 2006; Cain et al., 2008; Gabbard, 2009; Heisel et al., 2007; Levy et al., 2007; Pimentel, 2007; Pincus et al., 2009; Ronningstam, 2009; Russ et al., 2008), die aber ein integraler Teil des Narzissmus sind.
2. Die Störung wird meist nur auf sogenannte „erfolgreiche Narzissten" angewandt; dabei werden andere Subtypen von Narzissmus ignoriert (vgl. Russ et al., 2008).

Wir wollen in unserer Konzeption versuchen, ein möglichst vollständiges Bild von Narzissmus zu zeichnen und die daraus resultierenden therapeutischen Konsequenzen diskutieren.

Analysiert man nämlich genauer, was Narzissten charakterisiert, dann wird deutlich, dass nicht alle Narzissten erfolgreich sind. Daher vertreten wir hier die These, dass man die Definition von Narzissmus verändern muss, um auch die gescheiterten und die erfolglosen NAR miterfassen zu können. Es ist nämlich, wie wir sehen werden, aus therapeutischer Sicht von zentraler Bedeutung, diese Unterscheidung zu treffen, denn die sinnvollen therapeutischen Strategien für diese drei Gruppen unterscheiden sich sehr stark (vgl. Sachse, 2002, 2004a, 2004c, 2006d, 2007).

2.2.2 Spezielle diagnostische Probleme bei Klienten mit Persönlichkeitsstörungen

Die Diagnostik von Klienten mit Persönlichkeitsstörungen im Allgemeinen und damit auch von Narzissten ist aus verschiedenen Gründen schwierig, und man kann theoretisch zeigen, warum das der Fall ist. Daraus sollten u. E. diagnostische Konsequenzen gezogen werden.

Wir haben ausgeführt, dass ein wesentliches Charakteristikum von Persönlichkeitsstörungen in der Existenz negativer Beziehungsschemata besteht, die verantwortlich sind für ein hohes *bis sehr hohes interaktionelles Misstrauen der Personen*. Dies gilt auch für narzisstische Klienten.

Da die Klienten den Therapeuten aber so gut wie gar keine expliziten, verbalen Informationen über relevante Probleme geben, solange das interaktionelle Misstrauen in der Therapie nicht abgebaut ist, ist es für Therapeuten extrem schwierig bis unmöglich, aufgrund der „verbalen“ Klienten-Informationen eine valide Diagnose zu stellen (vgl. Sachse, 2020b). Aus dem interaktionellen Misstrauen resultiert, dass diese Klienten dieses Misstrauen auch „in die Therapie mitbringen“ und in hohem Maße versuchen, sich von den Therapeuten „nicht in die Karten gucken zu lassen“! Das heißt sie vermeiden es in hohem Maße, den Therapeuten Informationen über tatsächliche, relevante persönliche Probleme zu geben (vgl. Sachse, 2020a, 2022a; Sachse & Kramer, 2023).

Wir gehen auf dieses Problem noch genauer ein und werden zeigen, dass eine Diagnose am besten durch eine systematische Beurteilung des Interaktionsverhaltens des Klienten getroffen werden kann (durch ein Rating-Verfahren): Dadurch kann ein Therapeut schon sehr früh im Prozess valide diagnostische Hypothesen entwickeln. Die „klassischen“ Diagnose-Instrumente DSM-5 oder ICD-10 sind im Grunde *sehr* wenig geeignet, eine valide Diagnose zu stellen (vgl. Sachse, 2020a).

Das bedeutet, dass ein Therapeut bei Persönlichkeitsstörungsklienten allgemein und bei narzisstischen Klienten im Besonderen *andere* diagnostische Zugänge benötigt als „normalerweise“, wenn er eine valide Diagnose stellen will.

Damit lassen sich PD-Diagnosen zu Therapiebeginn kaum bis gar nicht durch Diagnose-Systeme wie DSM-5 oder ICD-10 stellen. Da die Klienten mit extrem hoher Wahrscheinlichkeit dem Therapeuten oder dem Datenerheber gar keine relevanten Daten liefern werden, ist die Information, die sie geben, irrelevant: Eine Analyse dieser Daten durch DSM oder ICD kann damit nicht zu validen Ergebnissen kommen. Daran ändert auch eine Datenerhebung mit einem SCID-Interview (Beesdo-Baum, Zaudig & Wittchen, 2019) nicht das Geringste.

Es gibt noch weitere relevante Einwände gegen DSM-5 und ICD-10:

- Um therapierelevant sein zu können, muss dem Diagnose-System und dem Therapie-System dieselbe Theorie zugrunde liegen: Nur dann lassen sich aus der Diagnostik weitreichende Schlüsse auf therapeutische Entscheidungen ableiten. Damit erweist sich die „relative Theorie-Freiheit" der Systeme hier als erheblicher Nachteil.
- Die Symptome, die zur Definition benutzt werden, sind nicht theoretisch abgeleitet und nicht empirisch validiert.
- Die Relevanz der einzelnen Symptome für eine Diagnostik ist unklar: Es wird nicht zwischen zentralen und peripheren Merkmalen unterschieden (was erforderlich ist).
- Die Symptomlisten berücksichtigen in keiner Weise die letzten 20 Jahre empirischer Forschung. Sie sind daher in keiner Weise „state of the art": Die als wesentlich gefundenen Störungsmerkmale kommen überwiegend nicht vor.
- Die Angabe, wann eine Liste von Symptomen zu einer Diagnose führt, ist nicht empirisch gesichert und willkürlich (d.h. die Definition einer „Störung" wird z.B. beim Vorliegen von sechs der Kriterien gegeben – dafür gibt es keine empirischen Belege oder theoretischen Ableitungen).
- Es gibt nur sehr wenige psychologisch gut fundierte Theorien über Persönlichkeitsstörungen, aus denen sich ableiten ließe, welche psychologischen Variablen tatsächlich von zentraler Bedeutung sind.
- Eine empirische Validierung selbst dieser Theorien ist zur Zeit aber nur in Ansätzen erkennbar: Eine Theorie, die als Ganzes empirisch validiert ist, existiert unseres Wissens nach gar nicht.
- Die meisten Theorien befassen sich nur mit wenigen psychologischen Variablen, befassen sich kaum mit komplexen Wechselwirkungen und stellen auch keine psychologischen Funktionsmodelle für eine Störung dar. Daher lassen sich aus diesen Theorien *zentrale* Störungsaspekte gar nicht schlüssig ableiten.
- Insbesondere ist der Theorie-Stand aber äußerst heterogen: Es gibt psychologisch und psychoanalytisch fundierte Theorien, die sich essenziell unterscheiden und nicht kompatibel sind. Und selbst innerhalb der psychologischen Theorien gibt es äußerst viele unterschiedliche: Es gibt also *keine einheitliche Theorie*, aus der sich Aspekte ableiten ließen, die allgemeingültig ist oder die von allen Forschern oder Praktikern anerkannt werden könnte.
- Man kann natürlich wie im DSM-5 dem Vorgehen eine einzelne Theorie zugrunde legen, dann ergeben sich aber die Fragen, wieso *diese* Theorie besser geeignet sein sollte als andere und ob eine einzelne Theorie überhaupt irgendwie konsensfähig ist. Vor allem auch, da das Problem der theoretischen Kompatibilität zwischen Diagnostik-Theorie und Therapie-Theorie dadurch ja in keiner Weise gelöst werden kann.
- Für eine diagnostische Definition allgemeiner, übergreifender Merkmale von Persönlichkeitsstörungen *fehlen* also sämtliche theoretischen und empirischen Grundlagen.

- Betrachtet man den augenblicklichen Entwicklungsstand der Persönlichkeitsstörungstheorien, dann ist auch in absehbarer Zeit nicht mit einer fundierten, einheitlichen Theorie zu rechnen, die eine Grundlage für ein solches Vorgehen abgeben könnte.
- Das System verbindet kategoriale nicht mit dimensionaler Diagnostik.

2.2.3 Ist das System des ICD-11 besser geeignet, Persönlichkeitsstörungen zu diagnostizieren?

Das ICD-11 versucht eine (im Vergleich zu ICD-10 oder DSM-5) völlig neue Zugangsweise zur Diagnostik von Persönlichkeitsstörungen (vgl. Bach & First, 2018; Bach et al., 2020, 2022; Mulder, 2021; Tyrer et al., 2019). So wurden u. a. „übergreifende Merkmale“ von Persönlichkeitsstörungen zu erfassen versucht, wie z. B. „negative Affektivität“, „Zurückgezogenheit“, „Enthemmung“, „Dissozialität“, „Anankasmus“ und es wird versucht, die Schwere von Persönlichkeitsstörungen zu erfassen.

Wir sehen auch in diesem Ansatz eine Reihe von Problemen, z. B. dass es aus wissenschaftstheoretischen Gründen erforderlich ist, dass Therapie- und Diagnostik-System auf dem *gleichen* theoretischen Fundament basieren müssen, damit überhaupt aus Diagnosen therapie-relevante Schlüsse gezogen werden können.

Wir möchten jedoch lediglich auf den gravierendsten Fehler im ICD-11 eingehen: Dies ist ein wissenschaftstheoretischer, kein inhaltlicher Fehler. Wissenschaftstheoretisch muss man von folgenden Annahmen ausgehen:

- Um übergreifende Merkmale von Persönlichkeitsstörungen diagnostizieren zu können, muss man erst einmal übergreifende Merkmale von Persönlichkeitsstörungen *definieren*: Eine solche Definition ist die logische Voraussetzung für eine Merkmalserfassung.
- Um übergreifende Merkmale von Persönlichkeitsstörungen definieren zu können, muss man eine sehr gut psychologisch fundierte Persönlichkeitsstörungstheorie haben, aus der sich solche Merkmale schlüssig ableiten lassen.
- Da man mit den allgemeinen Merkmalen auch immer zentrale Merkmale erfassen will, denn nur dann ist das Vorgehen sinnvoll, muss die Theorie auch schlüssig *zentrale* Variablen von Persönlichkeitsstörungen definieren können.
- Die Erfssung „allgemeiner Merkmale“ durch *ein* Diagnostik-System impliziert auch, dass die definierten Merkmale sowohl inhaltlich als auch von der Zentralität her konsens-fähig sind, d. h., dass der überwiegende Teil der Forscher und Praktiker diesen Definitionen, Theorien und theoretischen Ableitungen zustimmt.
- Dies ist aber nur dann möglich, wenn es *eine* übergreifende, von nahezu allen akzeptierte und geteilte Persönlichkeitsstörungstheorie gibt. Denn aus verschiedenen, heterogenen Theorien werden sich sicher unterschiedliche Merkmale ableiten – es wird also keinen Konsens geben können.
- Die Theorie muss außerdem empirisch sehr gut validiert sein, damit die abgeleiteten Merkmale *valide Merkmale* und keine Spekulationen darstellen.

Allen, die im Bereich Persönlichkeitsstörungen arbeiten, wird wohl vollständig klar sein, dass diese Forderungen zur Zeit völlig illusionär sind. Das Vorgehen erinnert uns an das Märchen von des Kaisers neuen Kleidern: Allen wird weißgemacht, dass alle, die intelligent sind, sehen müssten, wie prachtvoll die neuen Kleider des Kaisers sind, doch in Wahrheit ist der Kaiser nackt, die Kleider sind eine Fiktion. Im Fall von ICD-11 ist es Science Fiction.

3 Überblick über empirisch validierte Charakteristika von Narzissmus

3.1 Relevanz der Forschung

Es gibt eine umfangreiche empirische Forschung zu Charakteristika von Narzissten. Das heißt es wird empirisch untersucht, welche psychologischen Variablen bei Narzissmus eine empirisch nachweisbare Rolle spielen. Damit werden „Einzel-Variablen" erfasst und es wird festgestellt, ob eine Variable (ein „Merkmal") für Narzissmus prinzipiell relevant ist und manchmal auch, in welcher Ausprägung diese Variable vorkommt oder vorkommen kann. Dadurch kann festgestellt werden, welche Aussagen inkorrekt sind, d.h. es können auch Aussagen über Variablen falsifiziert werden (z.B. „Empathie-Mangel").

Damit wird eine wesentliche, valide Basis für eine Störungstheorie geschaffen bzw. für ein diagnostisches Vorgehen, und es können auch bestehende Diagnose-Systeme daran evaluiert werden.

Obwohl diese Forschung essenziell wichtig ist, so reicht sie jedoch für die Entwicklung einer wirklich guten, fundierten Theorie nicht aus. Die hierfür nötigen Schritte sind zurzeit nicht realisierbar.

Folgende Nachteile der augenblicklichen Forschungen sind erkennbar:

1. *Die einzelnen Forschungsarbeiten fokalisieren immer nur auf einen (oder auf sehr wenige) Aspekt(e) des Narzissmus*, d.h. sie erforschen immer nur einen sehr engen Ausschnitt aus dem, was Narzissmus ausmacht. Sie liefern immer nur „*Puzzleteile*" eines komplexen Puzzles und nie ein „Gesamtbild". Man muss jedoch die Einzelaspekte immer in einem Kontext sehen, da sie oft nur *eine Seite* eines komplexen Geschehens abbilden. Wenn einem NAR „hohe positive Selbsteinschätzung" attestiert wird, ist das eben *nicht* die ganze Story: Dies muss man immer mitberücksichtigen, wenn man die Einzelaspekte bewertet. Zweifellos ist es sehr verdienstvoll, die Aspekte empirisch zu erforschen: Man darf aber die Teil-Aspekte nie für das Ganze halten. Es wird auch klar, dass die bisherige Forschung ein komplexes „System Narzissmus" nicht abbilden kann: Wie die einzelnen Variablen wechselwirken und unter welchen Bedingungen sie wie wechselwirken, kann zur Zeit nur theoretisch geklärt werden. Die empirische Forschung ist leider von derart komplexen Modellen noch weit entfernt.
2. Es ist oft nicht klar, welchen Stellenwert die gefundenen Merkmale im System des NAR haben. Aus theoretischen Gründen muss man aber annehmen, dass viele der gefundenen Aspekte

- eher periphere Merkmale sind, die bei NAR vorkommen, aber nicht zu den zentralen Aspekten der Störung zählen;
- eher *optional* sind: sie *können* bei NAR vorkommen, müssen das aber nicht, d.h. sie sind keine Definitionsmerkmale von NAR. Auch diese Aspekte können zurzeit nur theoretisch geklärt werden.

3. Manche Merkmale, wie z.B. „defensives Handeln" treten bei NAR nur in bestimmten Kontexten und u.U. nur vorübergehend auf. So kann es z.B. nicht sein, dass eine erfolgreiche Person „nicht aus eigenen Fehlern lernt". Denn wäre das der Fall, könnte sie gar nicht erfolgreich sein! Dieser Aspekt kann derzeit ebenfalls nur theoretisch geklärt werden.
4. Ein Nachteil der bisherigen Forschung liegt auch darin, dass überwiegend „erfolgreiche" Narzissten untersucht wurden: Aspekte anderer Formen von Narzissmus wurden kaum berücksichtigt.

Ein Problem der Forschung ist auch, dass sie zum großen Teil nicht theorie-geleitet stattfindet. Dadurch fehlt ein theoretischer Zusammenhang, aus dem heraus man Ergebnisse schlüssiger interpretieren könnte.

Was die empirische Literatur allerdings ermöglicht, ist zu prüfen, ob Einzelkomponenten einer Theorie empirisch valide sind, d.h. ob eine Theorie zumindest mit den empirischen Daten kompatibel ist und ob eine Theorie empirisch validierte und relevante Variablen enthält. Daher sind die empirischen Ergebnisse ohne Frage sehr wichtig, und es ist auch weitgehend möglich, sie einigermaßen konsistent theoretisch zu interpretieren, auch wenn noch viel empirische Arbeit erforderlich ist.

3.2 Empirische Ergebnisse

Die empirische Forschungsliteratur zu Narzissmus macht deutlich, dass man die Störung durchaus sinnvoll kategorial definieren kann: Die Kategorien-Bildung stellt eine überaus sinnvolle Verarbeitungsheuristik für Therapeuten dar.

Es wird aber auch deutlich, dass das nicht genügt: Man benötigt darüber hinaus eine *dimensionale* Betrachtungsweise, wobei es unter dimensionaler Betrachtung keinen „cut-off-point" zwischen „gestört" und „ungestört" mehr gibt (vgl. Cooper, 2005; Foster & Campbell, 2007; Livesley et al., 1994; Markon et al., 2005; Paulhus, 1998; Ronningstam, 2005; Ritter & Lammers, 2007; Watson, 2005; Widiger et al., 2005).

Es folgt eine Zusammenstellung der wichtigsten empirischen Befunde zu den Charakteristika von Personen mit NAR. Alle Aspekte, die im Modell der Doppelten Handlungsregulation (s. nächstes Kapitel) aufgegriffen werden, sind fett markiert.

1. Hoher bis übertriebener Selbstwert
   - **eine hohe positive Selbst-Einschätzung (Emmons, 1984; Kernis & Sun, 1994; Morf & Rhodewalt, 1993; Raskin & Terry, 1988; Raskin et al., 1991; Watson et al., 1987),**

- eine hohe Selbsteinschätzung kann es aber auch bei Personen ohne Narzissmus geben (Brummelman et al., 2016; Hyatt et al., 2018),
- **ein überhöhtes Selbstwert-Erleben (Colvin et al., 1995),**
- **Es zeigt sich aber empirisch, dass Selbstwert bei Narzissmus einer Verteilung folgt: Narzissten können eine eher „normale" Selbstwerteinschätzung bis hin zu einer krass überzogenen Einschätzung aufweisen (Brummelman et al., 2016),**
- **ein hohes Selbstvertrauen (Brown & Zeigler-Hill, 2004; Campbell & Foster, 2002; Rose, 2002),**
- **ein Gefühl von Grandiosität (Raskin et al., 1991),**
- **eine Tendenz zur Selbstüberschätzung (Grijalva & Zhang, 2015; Rosenthal et al., 2019), insbesondere auch die Tendenz, ihre akademischen Fähigkeiten (Farwell & Wohlwend-Lloyd, 1998), ihre Intelligenz (Farwell & Wohlwend-Lloyd, 1998; Paulhus et al., 2003; Paulhus & Wiliams, 2002) und ihre Kreativität (Goncalo et al., 2010) zu überschätzen**
- **überzogene Voraussagen über ihr eigenes Leistungsniveau (Farwell & Wohlwend-Lloyd, 1998; John & Robins, 1994),**
- **sich selbst als intelligenter einzuschätzen, als sie nach objektiven Tests sind (Gabriel et al., 1994),**
- **erhöhte Tendenzen, sich als besser einzuschätzen als „Durchschnittspersonen" (Campbell et al., 2002),**
- ihren eigenen Anteil bei Gruppenaufgaben zu überschätzen (John & Robins, 1994),
- eine erhöhte Tendenz, eher selbstwerterhöhende Informationen aus dem Gedächtnis abzurufen (Rhodewalt & Eddings, 2002),
- **eine Tendenz, ihre physische Attraktivität zu überschätzen (Bleske-Rechek et al., 2008; Gabriel et al., 1994).**

2. Hohe Selbstzweifel und Schwankungen des Selbstwerts
   - **starke Abnahme des Selbstwerts nach negativen Ereignissen wie dem Ausbleiben von Erfolgen oder einem Gefühl sozialer Ausgeschlossenheit (Rhodewalt et al., 1998; Rhodewalt, 2005; Zeigler-Hill et al., 2010); Schwankungen zwischen positivem und negativem Schema (Pincus & Lukowitsky, 2010),**
   - **einen hohen expliziten Selbstwert bei gleichzeitigem niedrigen impliziten Selbstwert (Jordan et al., 2003; Zeigler-Hill, 2006),**
   - **Selbstwert-Schwankungen (Rhodewalt et al., 1998; Sedikides et al., 2004; Stucke & Sporer, 2002), d. h. die gleiche Person mit Narzissmus kann sowohl grandiose als auch vulnerable Aspekte aufweisen, je nach Kontext (Jauk et al., 2021)**
   - ein erhöhtes Ausmaß an Scham bei Versagen (vgl. Martens, 2005).
3. Tendenz zum Selbst-Schutz
   - **Überschätzung von positivem Feedback (John & Robins, 1994),**
   - **Nutzung jeder Möglichkeit, positive Illusionen über sich selbst aufrecht zu erhalten und negative Informationen zu minimieren (Farwell & Wohlwend-Lloyd, 1998; John & Robins, 1994; Morf & Rhodewalt, 2001; Camp-**

bell et al., 2002), selbst im Angesicht gegenteiligen Feedbacks (Robins & John, 1997),
- **stärkere Tendenz als Nicht-Narzissten, Erfolge internal zu attribuieren, Misserfolge jedoch external (Campbell et al., 2000; Kernis & Sun, 1994; Rhodewalt & Morf, 1998),**
- Schwierigkeiten, aus eigenen Fehlern zu lernen (Campbell et al., 2004),
- defensive Tendenzen gegenüber negativer Rückmeldung (Kernis & Sun, 1994), insbesondere defensive Strategien wie Selbst-Handicapping und Schmälern der Erfolge anderer sowie Strategien zur Einforderung positiven Feedbacks (Hepper et al., 2010; Hirt et al., 1991),
- geringe Toleranz gegenüber Real-Ideal-Selbst-Diskrepanzen (Morf & Rhodewalt, 1993),
- **ein erhöhtes Aggressivitätsniveau, wenn sie „beschämt“ werden (bei einer Aufgabe sehr schlecht abschneiden; vgl. Barry et al., 2006; Baumeister et al., 2000; Bushman & Baumeister, 1998; Sander et al., 2008; Smalley & Stake, 1996; Stucke & Sporer, 2002; Twenge & Campbell, 2003),**
- erhöhte Feindseligkeit, wenn sie sich anderen unterlegen fühlen (Bogart et al., 2004).

4. Leistungshandeln
   - eine erhöhte Kreativität (Raskin, 1980),
   - **bessere Leistungen in Aufgaben, wenn die Chance besteht, dass der Effekt zur Selbstwerterhöhung genutzt werden kann, als wenn diese Chance nicht besteht (Wallace & Baumeister, 2002),**
   - **der Selbstwert wird stärker aus kompetitiven Domänen wie dem Überbieten von anderen gezogen (Crocker et al., 2003; Zeigler-Hill et al., 2008),**
   - gutes Arbeiten unter Druck (Foster & Campbell, 2005; Wallace & Baumeister, 2002),
   - mehr Ausdauer in Aufgaben, die als „Intelligenz-Aufgaben“ klassifiziert sind, wenn es keine alternativen Möglichkeiten der Selbstwerterhöhung gibt; wenn es eine alternative Möglichkeit gibt, sinkt die Ausdauer (Wallace et al., 2009),
   - **starke Tendenzen, eher extrinsisch als intrinsisch motiviert zu sein (Kasser & Ryan, 1996),**
   - ausgeprägte Fantasien über eigenen Erfolg und eigene Macht (Raskin & Novacek, 1991).
5. Suche nach Anerkennung
   - **ein Gefühl, anerkannt zu werden (Rhodewalt & Morf, 1995),**
   - **ein starkes Bedürfnis, bewundert zu werden (Campbell, 1999),**
   - **starke Tendenzen, andere zu beeindrucken (Buss & Chiodo, 1991),**
   - **die Neigung, mit den eigenen Leistungen zu prahlen und sich arrogant zu verhalten (Paulhus, 1998),**
   - **ein starkes kompetitives Verhalten (Rhodewalt & Morf, 1995),**
   - **die Neigung, ein teures Outfit zu tragen, teure Uhren und auffällige Kleidung (Vazire et al., 2008),**
   - **starker Zusammenhang von Narzissmus und Workaholism (Clark et al., 2010),**

- eine Tendenz, bei Leistungstests zu betrügen (Brunell et al., 2011; Brown et al., 2009; von Hippel et al., 2005).

6. Egozentrik
   - **ein erhöhtes Maß an Egoismus (Campbell et al., 2000; Farwell & Wohlwend-Lloyd, 1998),**
   - **Selbstbezogenheit (Emmons, 1987; Raskin & Shaw, 1988).**
7. Soziale Wahrnehmung
   - Erfolgreiche Narzissten (wir übersetzen hier den Begriff „grandiose narcissism" mit „erfolgreiche Narzissten", da wir denken, dass dies gemeint ist) werden von Interaktionspartnern schnell erkannt, auch wenn sie nur wenige narzisstische Verhaltensweisen zeigen (Giacomin & Rule, 2019; Holtzman, 2011; Holtzman & Strube, 2010, 2013; Naumann et al., 2009; Vazire et al., 2008).
   - Erfolgreiche Narzissten werden oft schon aufgrund ihrer physischen Erscheinung identifiziert (Kleidungsstil, teure Kleidung, gepflegtes Aussehen; Back et al., 2010; Vazire et al., 2008).
   - Personen schätzen erfolgreiche Narzissten vom ersten Eindruck her positiver ein als Nicht-Narzissten. Kennen die Personen die Narzissten allerdings näher, werden sie negativer eingeschätzt (Giacomin & Jordan, 2019; Judge et al., 2006; Paulhus, 1998; Wurst et al., 2016).
   - Vor allem das hohe Selbstvertrauen, das erfolgreiche Narzissten demonstrieren, führt zu einer initial positiven Einschätzung (Back et al., 2010; Küfner et al., 2013; Leckelt et al., 2015).
8. Interaktionsaspekte
   - **hohe Dominanz (Brown & Zeigler-Hill, 2004; Dickinson & Pincus, 2003; Ogrodniczuk et al., 2009; Emmons, 1984; Raskin et al., 1991),**
   - ausgeprägte Phantasien über eigenen Erfolg und eigene Macht (Raskin & Novacek, 1991),
   - erhöhte Impulsivität (Vazire & Funder, 2006),
   - erhöhte Feindseligkeit (Bushman & Baumeister, 1998; Raskin et al., 1991; Rhodewalt & Morf, 1995), erhöhtes Ärger-Potential (Twenge & Campbell, 2003; Stucke & Sporer, 2002) und erhöhte Aggressivität (Bushman & Baumeister, 1998; Reidy et al., 2008),
   - ein erhöhtes Aggressionspotential liegt anscheinend vor allem bei erfolglosen („vulnerable") Narzissten vor (Du et al., 2021),
   - Annahme, dass sie als weniger liebenswert eingeschätzt werden (Kasser & Ryan, 1996),
   - **reagieren stärker mit Aggressionen im Straßenverkehr, wenn sie sich über das Verhalten anderer Fahrer ärgern (Lustman et al., 2010),**
   - Extraversion (Bradlee & Emmons, 1992; Emmons, 1984; Paulhus & Williams, 2002; Saulsman & Page, 2004; Vazire et al., 2008),
   - erhöhte Kontaktfreudigkeit und Aufgeschlossenheit (Bradlee & Emmons, 1992),
   - **hohe Unabhängigkeit (Emmons, 1987; Stolorow, 1975),**
   - **eine erhöhte Tendenz, eher „spielerisch" mit Liebesbeziehungen umzugehen (Campbell et al., 2002; Foster, 2008; Foster et al., 2006),**

- fühlen sich sicher in engen, nahestehenden Beziehungen (Emmons, 1984; Foster & Campbell, 2005),
- eine erhöhte Tendenz, sich in Beziehungen weniger stark zu binden und mehr Alternativen zur bestehenden Beziehung wahrzunehmen (Campbell & Foster, 2002; Neumann & Bierhoff, 2004),
- eine Tendenz, Liebesbeziehungen zu Partnern einzugehen, von denen sie bewundert werden (Campbell, 1999; Farwell & Wohlwend-Lloyd, 1998),
- eine Tendenz, berufliche Beziehungsprobleme und Ehe-Probleme aufzuweisen (Pulay et al., 2008; Ronningstam, 2009; vgl. Weinberg & Ronningstam, 2020).

9. Ausnutzen von Interaktionspartnern
   - Tendenz, Interaktionspartner auszunutzen (Krizan & Herlache, 2018; Morf & Rhodewalt, 2001).
10. Status
   - **starke Tendenz, hohen sozialen Status zu erreichen (Buss & Chiodo, 1991).**
   - **sie reagieren bedroht oder aggressiv, wenn ihr Status in Frage gestellt wird (Baumeister et al., 2000; Bushman & Baumeister, 1998; Bushman & Thomaes, 2012; Campbell et al., 2000; Grapsas et al., 2019; Jones & Paulhus, 2010),**
   - **sie versuchen, in Hierarchien aufzusteigen, Führungspositionen zu erreichen und neigen auch dazu, Beziehungen zu Status-höheren Personen zu unterhalten (Brunell et al., 2008; Buss & Chiado, 1991; Grijalva et al., 2015; Zeigler-Hill et al. 2010),**
   - **sie versuchen, Erfolgssymbole zu erlangen (Sedikides et al., 2007).**
11. Macht
   - erhöhtes Machtbedürfnis (Carroll, 1987),
   - erhöhtes Macht-Motiv (Carroll, 1987; Grapsas et al., 2022; Grove et al., 2019; Raskin & Novacek, 1991; Zeigler-Hill et al., 2018). Unsere Therapie-Erfahrungen machen jedoch sehr deutlich, dass keineswegs alle Narzissten ein erhöhtes Macht-Motiv zeigen: Damit gibt es zwar eine deutliche Tendenz, jedoch ist ein hohes Macht-Motiv kein Definitionskriterium von Narzissmus!
12. Bindung und Sexualität
   - Narzisstische Männer **berichten** in höherem Maße davon, außereheliche Affären zu haben als andere Männer (Hurlbert et al., 1994).
   - Eine empirische Untersuchung zeigt jedoch, dass narzisstische Männer **keine** höhere Untreue-Rate aufweisen als andere Männer (Wilms, 2006). Man kann daher vermuten, dass die Behauptungen, mehr Affären zu haben, eine Image-Frage ist, d.h. narzisstische Männer neigen dazu, mit Affären anzugeben, die sie nicht hatten.
13. Empathie

   Was Empathie betrifft, so muss man zwischen kognitiver und emotionaler Empathie unterscheiden: *Kognitive Empathie* ist die Fähigkeit, einen Interaktionspartner (IP) zu verstehen, zu rekonstruieren, was er meint, welche Absichten er hat usw. Im Modell der Doppelten Handlungsregulation haben wir dies als „*Verarbeitungskompetenz*“ bezeichnet. *Emotionale Empathie* bezieht sich auf die Fähigkeit zum „Mitfühlen“, also darauf, sich in eine andere Person „einzufühlen“, ihren emotionalen Zustand zu erfassen u. ä.

Aufgrund unserer Theorie des Narzissmus hatten wir folgende Hypothesen entwickelt:

- Die Fähigkeit von kognitiver Empathie sollte bei Narzissmus nicht beeinträchtigt sein, denn eine Person kann *nur dann* erfolgreich manipulieren, wenn sie über Verarbeitungskompetenz verfügt (di Giacomo et al., 2023).
- Die Fähigkeit zur emotionalen Empathie könnte bei einigen Narzissten eingeschränkt sein.
- Bei Personen mit Psychopathie konnte man neuropsychologisch nachweisen, dass sie Empathie *„abschalten"* können, wenn sie das wollen (Meffert et al., 2013). Es gibt empirische Daten, die zeigen, dass Narzissten ebenfalls über eine solche Fähigkeit verfügen (Hepper et al., 2014), d.h. dass fehlende Empathie *kein Fähigkeitsmangel, sondern ein Motivationsmangel ist.*
- **Empirisch konnte durchweg in objektiven Verhaltensmaßen bei Narzissmus kein Mangel an kognitiver Empathie-Fähigkeit festgestellt werden (was unsere erste Hypothese bestätigt; Dziobek et al., 2008; Ritter et al., 2011; Ronningstam & Gunderson, 1990; Watson et al., 1984; vgl. auch Ropke & Vater, 2014; Ronningstam, 2016).**
- **Es ergeben sich tatsächlich Hinweise auf eine „Empathie-Abschalt-Fähigkeit" (Baskin-Sommers et al., 2014; Hepper et al., 2014) und eine Tendenz zur „Empathie-Abschaltung", wenn die Person dazu motiviert ist (z.B. wenn sich prosoziales Verhalten für sie selbst ungünstig auswirken würde (Stolz et al., 2021).**
- **Dagegen gibt es empirische Hinweise auf Probleme von Narzissten mit emotionaler Empathie (Ritter et al., 2011; Wai & Tiliopoulos, 2012; Watson et al., 1984). Allerdings ist hier z.T. nicht geklärt, ob es sich um einen Fähigkeitsmangel oder um einen Motivationsmangel handelt (Ames & Kammrath, 2004; Stone, 1998).**
- Deutlich wird allerdings auch, dass das tatsächliche Ausmaß von Empathie noch von einer Reihe von Moderator-Variablen abhängt (Simard et al., 2023).

Man kann die aktuelle Befundlage wie folgt zusammenfassen:

- Erfolgreiche Narzissten zeigen keinen Mangel an kognitiver Empathie-*Fähigkeit*.
- Sie zeigen doch durchaus manchmal einen *Mangel an Motivation*, Empathie anzuwenden (Lee & Kang, 2020).
- Sie zeigen manchmal weniger emotionale Empathie als Nicht-Narzissten.
- Dabei ist es jedoch sinnvoll anzunehmen, dass Narzissten in der Lage sind, bei Bedarf *beide* Empathie-Fähigkeiten „abzuschalten".
- Therapeutische Daten legen eine weitere Hypothese nahe: Klienten, die in realen Machtpositionen sind (z.B. Chefärzte, Direktoren), müssen nicht manipulieren, um ihre Vorstellungen durchzusetzen. Sie geben schlicht Anweisungen. Sie scheinen damit dann möglicherweise Empathie (beide Formen) zu „verlieren". Diesen Effekt konnten wir des Öfteren bei entsprechenden Personen beobachten.

14. Emotionalität
    - Erhöhte Affekt-Labilität (Bogart et al., 2004; Emmons, 1987),
    - „Sensation seeking" (Lasch, 1979),

- Tagträume (Raskin & Novacek, 1991),
- erhöhtes Suizidrisiko (Bronisch, 2000; Götze, 2004; Heisel et al., 2007; Links et al., 2003; Pompili et al., 2004; Ronningstam et al., 2008; Ronningstam & Maltsberger, 1998; Stone et al., 1987).

15. Alkohol und Drogen
    - Eine erhöhte Tendenz zu Alkoholabhängigkeit und zu Spielsucht (wahrscheinlich eher bei erfolglosen NAR; Lakey et al., 2006; Luhtanen & Crocker, 2005; Vaglum, 1999).
16. Therapie
    - In Therapiegesprächen zeigen sie vermehrt das Gefühl, von anderen ausgeschlossen und verletzt zu werden, und ein erhöhtes Misstrauen (Dimaggio et al., 2008); der Aufbau einer tragfähigen Therapeut-Klient-Beziehung gilt als schwierig (Ronningstam, 2012).
17. Stabilität
    - **Das Merkmal „Narzissmus" erweist sich als relativ zeitstabil (Vater et al., 2014; McGlashan & Heinssen, 1989; Plakun, 1989).**
18. Komorbiditäten und Epidemiologie
    - Die Komorbiditätsrate von Narzissmus und Psychopathie beträgt 21 % (Blackburn et al., 2003).
    - In unserer eigenen Studie (M. Sachse et al., 2019) haben wir die Komorbiditäten der drei Narzissmus-Formen mit anderen Persönlichkeitsstörungen erhoben. Dabei ergaben sich für *erfolgreiche Narzissten* folgende Komorbiditäten:
      - Erfolgreiche Histrioniker 17,7 %
      - Selbstunsichere Persönlichkeitsstörung 6,5 %
      - Zwanghafte Persönlichkeitsstörung 1,6 %
      - Dependente Persönlichkeitsstörung 1,6 %

      Bei gescheiterten Narzissten ergaben sich folgende Komorbiditäten:
      - Selbstunsichere Persönlichkeitsstörung 16,1 %
      - Erfolglose Histrionik 6,5 %
      - Dependente Persönlichkeitsstörung 3,2 %

      Für erfolglose Narzissten zeigten sich die folgenden Komorbiditäten:
      - Erfolglose Histrioniker 12,5 %
      - Erfolgreiche Histrioniker 10 %
      - Zwanghafte Persönlichkeitsstörung 6,3 %
      - Dependente Persönlichkeitsstörung 3,8 %
      - Paranoide Persönlichkeitsstörung 2,5 %
      - Selbstunsichere Persönlichkeitsstörung 2,5 %
    - Die Prävalenz in einer klinischen Population wurde mit 1,3–20 % angegeben und die Prävalenz in privaten Praxen mit 8,5–20 % (Lenzenweger et al., 2007; Torgersen, 2012; Zimmermann et al., 2008).
    - Die Lebenszeitprävalenz des Narzissmus wird auf 6,2 % geschätzt (Stinson et al., 2008).
    - **Narzissten weisen z. T. ähnliche Merkmale auf wie manisch-depressive Klienten (Umschwünge von positiver zu negativer Stimmung), was zu Fehldiagnosen führen kann (Akiskal, 1992; Fulford et al., 2008).**

19. Geschlechtsbias
    - NAR ist unter Männern in den meisten Studien ausgeprägter als unter Frauen (Bushman & Baumeister, 1998; Farwell & Wohlwend-Lloyd, 1998; Foster et al., 2003; Herpertz & Sass, 2003; Joubert, 1998; Grijalva et al., 2015; Green et al., 2022; Ladd et al., 1997; Ritter et al., 2008; Stinson et al., 2008; Tschanz et al., 1998). Dieser Unterschied nimmt in neueren Untersuchungen deutlich ab (Twenge et al., 2008).
    - In unserer eigenen Studie (M. Sachse et al., 2019) ergaben sich folgende Geschlechtsverteilungen:
        - Erfolgreiche Narzissten: 62 % männlich, 38 % weiblich
        - Gescheiterte Narzissten: 80 % männlich, 20 % weiblich
        - Erfolglose Narzissten: 77 % männlich, 33 % weiblich
20. Weitere Merkmale
    - Mittlere Ausprägungen von „Narzissmus“ korrelieren mit Maßen des Wohlbefindens, geringer Depressivität, geringer Einsamkeit, geringer Ängstlichkeit und geringem Neurotizismus.
    - In mäßiger Ausprägung scheint „Narzissmus“ ein eher „protektiver Faktor“ zu sein (Baumeister et al., 2003; Campbell, 2001; Kohut, 1977; Ronningstam, 2005; Russ et al., 2008; Sedikides et al., 2004; Stone, 1998; Wink et al., 2005).

> Im Hinblick auf die von uns in diesem Buch vertretene Theorie der Doppelten Handlungsregulation des Narzissmus kann man sagen, dass eine sehr große Zahl von empirischen Befunden unsere Theorie bestätigt und dass die Befunde, die dies nicht direkt tun, zumindest nicht mit unserer Theorie inkompatibel sind. Unser Modell steht damit in hohem Einklang mit der empirischen Befundlage.

4 Das Modell der Doppelten Handlungsregulation: Eine spezifische Theorie der narzisstischen Störung

4.1 Das Modell der Doppelten Handlungsregulation

Das Modell der Doppelten Handlungsregulation wurde von Sachse (1997) als eine allgemeine Theorie von Persönlichkeitsstörungen entwickelt und in weiteren Publikationen ausgearbeitet (vgl. Sachse & Kramer, 2023).

Auf der Grundlage dieses allgemeinen Modells wurden dann für die einzelnen Persönlichkeitsstörungen *störungsspezifische* Theorien entwickelt. Für die Theorie des Narzissmus siehe Sachse (2004a, 2004c, 2006d, 2007, 2008a, 2014a, 2016e, 2016f, 2019c, 2023a, 2023b; Sachse, Sachse & Fasbender, 2011; Sachse & Schirm, 2015a; Sachse & Walburg, 2017a).

4.2 Ziele und Vorteile des Modells der Doppelten Handlungsregulation als Theorie der Persönlichkeitsstörungen

An dieser Stelle möchten wir auf die Ziele hinweisen, die mit dem Modell der Doppelten Handlungsregulation (MDHR) angestrebt wurden und die Vorteile deutlich machen, die dieses Modell (im Vergleich zu anderen Theorien) aufweist.

1. Das Modell ist gut in der empirischen *Psychologie* verankert, z. B. in Motivationspsychologie, Emotionspsychologie, Sprachpsychologie, Kognitionspsychologie, Lernpsychologie, Kommunikationspsychologie u. a. Das Modell stützt sich so weit wie möglich auf empirische Forschung (vgl. Kapitel 3).
2. Das MDHR ist jedoch *vor allem hochgradig praxis- und anwendungsorientiert*. Das bedeutet
   - es enthält hoch relevante Inhalte,
   - es erlaubt relevante Schlüsse,
   - es dient als Heuristik.

   Die Anwendungsorientierung ist für uns der zentrale Aspekt des Modells.
3. Das Modell bildet die notwendige Komplexität des Feldes „Persönlichkeitsstörung" ab, um den Anforderungen gerecht zu werden. Es enthält jedoch keine „unnötige

Komplexität", also möglichst nur Annahmen, die auch relevant sind. Daher berücksichtigen wir bewusst theoretische Annahmen nicht, die diagnostische oder therapeutische Entscheidungen nicht beeinflussen.

4. Das Modell der Doppelten Handlungsregulation stellt ein psychologisches Funktionsmodell sowohl für Persönlichkeitsstörungen im Allgemeinen als auch für spezifische Persönlichkeitsstörungen im Besonderen dar. Das bedeutet, es führt aus
   - welche psychologischen Variablen und Prozesse für Persönlichkeitsstörungen eine zentrale Rolle spielen
   - *und* wie diese Variablen und Prozesse interagieren.

   Daher stellt das Modell eine Theorie über das *„psychologische Funktionieren"* der Störungen dar. Es macht deutlich, wie und unter welchen Bedingungen Informationen verarbeitet werden, welche Schlussfolgerungen und Interpretationen zustande kommen, welche Handlungen initiiert werden, welche Konsequenzen diese Handlungen haben und wie diese wiederum verarbeitet werden. Dabei werden viele Variablen und Bedingungen berücksichtigt, sodass deutlich wird, unter welchen Bedingungen welche Handlungen resultieren und unter welchen nicht, unter welchen Bedingungen welche Verarbeitungen stattfinden und welche nicht.
5. Als psychologisches Funktionsmodell liefert es auch Informationen darüber, welche Veränderungen im System welche (konstruktiven) Folgen nach sich ziehen sollten. Das heißt aus dem Modell lassen sich Hypothesen darüber ableiten, was relevante therapeutische Ansatzpunkte sind, Hypothesen über therapeutische Ziele, Strategien und Interventionen. Eine zentrale Funktion des MDHR ist es daher, als Heuristik für therapeutische Informationsverarbeitungen, Entscheidungen und Schlussfolgerungen zu dienen. Das MDHR ist die theoretische Grundlage zur Ableitung von Therapie!
6. Da das Modell die relevanten Variablen einer spezifischen Persönlichkeitsstörung *definiert*, definiert es theoretisch damit auch, welche Variablen diagnostisch erfasst werden müssen und welche Variablen vorliegen müssen, damit eine Diagnose gestellt werden kann.
7. Das Modell liefert damit eine schlüssige theoretische Grundlage für eine relevante Diagnostik. Es spezifiziert aber auch im Einzelfall, welche Informationen ein Therapeut erfassen muss, um z. B. aus dem allgemeinen Narzissmus-Modell ein valides individuelles Klienten-Modell oder ein Fallkonzept abzuleiten. Damit wird deutlich, dass das Modell im Therapieprozess in hohem Maße die Rolle einer therapeutischen Heuristik annehmen soll und kann.

   Es ist allerdings wichtig zu sehen, dass das MDHR diese Funktionen als Grundlage für Therapie, Diagnostik und Verarbeitungsheuristik nur deshalb spielen kann, weil es sehr viel hoch relevantes, störungsspezifisches *Wissen* enthält, also z. B. Wissen über die Störung Narzissmus, und nicht nur Informationen über bestimmte „Dimensionen" o. ä. Ohne ein solches hoch störungsspezifisches Wissen kann kein Modell solche Funktionen erfüllen.
8. Daher stellt das MDHR
   - sowohl ein theoretisches Rahmenkonzept dar für Persönlichkeitsstörungen allgemein,
   - als auch theoretische Rahmenkonzepte für spezifische Persönlichkeitsstörungen.

Es stellt den theoretischen Rahmen
- für Therapie,
- für therapeutische Informationsverarbeitung,
- für Klienten-Modelle,
- für Diagnostik dar.

Das MDHR geht damit sehr weit über ein „Trait"- oder ein „Symptom-Modell" hinaus. Seine diagnostische Funktion ist auch nicht im Wesentlichen die, kategoriale oder dimensionale Diagnostik zu betreiben, sondern funktionale, also unmittelbar therapeutisch handlungsrelevante Informationen zu liefern.

9. Das Modell soll damit auch in erheblichem Maße zu einer Entpathologisierung der Störungen beitragen, indem es zeigt, dass die den Störungen unterliegenden Prozesse sich prinzipiell gar nicht von „ungestörten" Prozessen unterscheiden, d.h. dass es überhaupt keine Veranlassung geben kann, von so etwas wie „Psychopathologie" zu sprechen.

> Wir wollen nun anhand des Modells der Doppelten Handlungsregulation Kriterien für das Konzept „Narzissmus" sowie Kriterien für die Unter-Typen der erfolgreichen, gescheiterten und erfolglosen Narzissten darstellen.

4.3 Definitionskriterien von Narzissmus nach dem Modell der Doppelten Handlungsregulation

Als Erstes wollen wir im Rahmen des Modells der Doppelten Handlungsregulation Definitionskriterien für die Störung „Narzissmus" formulierem, bevor wir die drei Unterformen des NAR definieren können. Denn will man unterschiedliche Typen von „Narzissmus" definieren, dann ist es nicht nur erforderlich, *differenzierende Merkmale* zu definieren, also Merkmale, in denen sich die Typen voneinander unterscheiden (was trivial ist); vielmehr muss man auch übergreifende *Gemeinsamkeiten definieren*, also Charakteristika, die für alle Typen von NAR zutreffen (was deutlich schwieriger ist).

Wir versuchen, auch der Überlegung Rechnung zu tragen, dass bei der Definition einer Störung zwischen *zentralen* Definitionsmerkmalen und *peripheren* Aspekten unterschieden werden sollte (Campbell & Miller, 2011; Miller et al., 2017). Letzteres ist schwierig, da man nun all die Aspekte, die speziell erfolgreiche Narzissten auszeichnen, *nicht mehr als allgemeine Definitionskriterien verwenden kann*; schon die DSM-Definition macht aber deutlich, dass die meisten dieser Kriterien nur auf erfolgreiche Narzissten zutreffen, nicht aber auf Erfolglose. Daher kann man sich nicht am DSM orientieren. Eine gute Alternative liefert hier aber das Modell der Doppelten Handlungsregulation (vgl. Sachse, 2001a, 2002, 2004b, 2006a, 2019a, 2019b, 2019d; Sachse et al., 2010; Sachse & Kramer, 2023), das hier im Wesentlichen herangezogen wird.

Die folgenden Kriterien sind u. E. geeignet, ein übergreifendes Konzept von Narzissmus zu definieren, denn alle diese Kriterien treffen sowohl für erfolgreiche, für gescheiterte *und* für erfolglose Narzissten zu.

1. Beziehungsmotive

Alle NAR weisen ein *starkes Anerkennungsmotiv* (im impliziten Motivsystem) auf: Es geht den Personen darum, von anderen Personen Anerkennung zu erhalten. Das Beziehungsmotiv *Anerkennung* ist und bleibt bei Narzissmus hoch in der Motivhierarchie.

> *Damit geht es Narzissten in ihrem Beziehungshandeln zentral um Anerkennung* (auch wenn vielen Narzissten dies nicht mehr bewusst ist).

Neben Anerkennung gibt es oft noch weitere Motive, die wichtig sind, jedoch nicht so wichtig wie Anerkennung, und die bei erfolglosen und gescheiterten NAR z. T. deutlich geringer ausgeprägt sind als bei erfolgreichen NAR:
- Wichtigkeit
- Solidarität
- Erfolgreiche NAR weisen fast immer auch ein hohes Autonomie-Motiv auf.

Wichtigkeit ist das Motiv, im Leben einer anderen Person eine wichtige Rolle zu spielen.

Solidarität ist das Motiv, sich darauf verlassen zu können, dass die Person von anderen Hilfe und Unterstützung erhält, wenn sie diese benötigt.

Autonomie ist das Motiv, über bestimmte Lebensbereiche selbst entscheiden zu dürfen und dass dies von Interaktionspartnern akzeptiert wird.

Wir möchten hier noch etwas sagen über die Ausprägung des Macht-Motivs bei NAR: Aus unserer therapeutischen Erfahrung, wie auch aufgrund empirischer Daten, gehen wir davon aus, dass NAR, ebenso wie alle anderen Personen, ein Macht-Motiv aufweisen *können* und, wenn sie beruflich erfolgreich sind, auch des Öfteren hohe Machtmotive aufweisen.

Aber wir nehmen an, dass ein Machtmotiv *keineswegs* notwendigerweise vorhanden sein muss! In der Psychotherapie sieht man auch NAR, die erfolgreich und z. T. sehr erfolgreich sind, die aber nur ein geringes Machtmotiv aufweisen. Ein Machtmotiv ist *kein* Definitionskriterium von NAR. Weisen dagegen NAR eine Komorbidität mit Psychopathie auf, *dann* zeigen sie hohe Ausprägungen des Machtmotivs.

2. Negatives und positives Selbstschema

Selbst-Schemata sind Schemata, die sich auf Aspekte des Selbst beziehen, bei NAR insbesondere auf eigene Kompetenzen, Fähigkeiten, Eigenschaften usw.

Selbst-Schemata sind *Schemata*, also psychische Komponenten, die durch Stimuli automatisch aktiviert werden. Das heißt wenn sie aktiviert sind, bestimmen sie in hohem Maße Denken, Fühlen und Handeln einer Person, z. B. durch die Erzeugung „automatischer Gedanken". Die *Inhalte* von Schemata bezeichnen wir als Selbst-Konzepte. Selbst-Schemata haben die Form von „ich bin (nicht)" oder „ich kann (nicht)" (vgl. Sachse, 2008b, 2016a, 2016b, 2016c, 2016d; Sachse & Fasbender, 2010; Sachse & Sachse, 2011; Sachse, Sachse & Fasbender, 2016; Sachse, Sachse & Kramer, 2021; Sachse, Sachse & Kuderer, 2023a, 2023b).

Äußerst charakteristisch für Personen mit narzisstischer Persönlichkeitsstörung ist es, dass sie *zwei parallele Selbstschemata* aufweisen, die sich nicht zu einem verbinden, die durch unterschiedliche Stimuli aktiviert werden und bei denen die Aktivierung des einen Schemas das jeweils andere Schema hemmt: Ein negatives, aus der älteren Biographie stammendes Schema (SK-), das negative Annahmen über das Selbst enthält, und ein aus der neueren Biographie stammendes Schema, das positive Annahmen über die Person enthält (SK+).

Die Narzissten haben durch negatives Feedback im Hinblick auf das Anerkennungsmotiv in ihrer Biographie ein *negatives Selbstschema entwickelt.* Dieses kann rangieren *von stark negativ bis leicht negativ.*

Es enthält aber in der Regel Annahmen der Art:
- Ich bin (als Person) nicht ok.
- Ich bin nicht liebenswert.
- Ich bin nicht kompetent.
- Ich bin nicht intelligent (genug).
- Ich bin nicht leistungsfähig.
- Ich bin ein Versager.
- Ich werde den Erwartungen wichtiger Personen nicht gerecht u. a.

Teil des negativen Selbstschemas ist aber auf jeden Fall die Annahme: *Aufgrund meiner Defizite kann ich als Person nicht (ausreichend) anerkannt werden.* Diese „Defizit"-Annahme ist ein zentraler Kern des negativen Selbstschemas.

Unserer Erfahrung nach weisen *alle* NAR, auch die erfolgreichen (!), ein negatives Selbst-Schema (neben und parallel zu einem positiven Selbst-Schema!) auf (vgl. dazu Fossati et al., 2005; Jordan et al., 2003; Zeigler-Hill, 2006): Daher ist dies u. E. nach auch ein Definitionskriterium von Narzissmus (nicht nur von erfolglosen NAR).

Da Kritik das negative Selbstschema „triggert" und zu einem negativen „state of mind" führt (falls die Narzissten diesen Zustand nicht intentional kontrollieren), *reagieren alle Narzissten empfindlich auf Kritik*: Kritik „trifft sie persönlich", erschüttert sie, lässt sie nicht „kalt". Schon geringfügige Kritik kann den Klienten (durch die Aktivierung des negativen Schemas) psychisch stark „aufwühlen". Das negative Schema kann dabei „leicht negativ" sein, kann aber auch „massiv negativ" sein: Ist es das, dann reagieren die Personen sehr stark auf Kritik. Sie können stark verletzt, erschüttert, gekränkt o. ä. sein, d. h. sie sind „vulnerabel". Das negative Schema kann aber auch nur „leicht" negativ sein: In dem Fall sind sie weniger kritik-empfindlich und weitaus weniger „vulnerabel" (Bushman & Baumeister, 1998; Grubbs & Exline, 2016; Morf & Rhodewalt, 2001; Nook et al., 2022).

Tatsächlich reagieren aber *alle* NAR negativ auf Kritik, je nach Negativität des Schemas mehr oder weniger stark (d.h. im Grunde sind *alle* NAR in gewissem Sinne „vulnerabel").

Dies impliziert auch, dass Narzissten in der Regel sachliche von persönlicher Kritik oft nicht trennen können: Denn *jede* Form der Kritik triggert das Schema und wirkt aversiv, egal ob die Kritik „persönlich gemeint" war oder nicht.

> Alle drei Typen von Narzissten, auch Erfolgreiche, weisen ein (mehr oder weniger) *negatives Selbstschema* auf, das negative Annahmen über Kompetenz, Fähigkeiten und/oder Akzeptabilität enthält und das starke Selbstzweifel generiert und auf deren Aktivierung die hohe Kritikempfindlichkeit zurückgeht.

3. Schwanken zwischen positivem und negativem Schema

NAR schwanken zwischen positivem und negativem Selbstschema hin und her: Ist durch bestimmte Stimuli (z.B. positives Feedback, Erfolge) das positive Selbstschema aktiviert, dann befindet sich die Person in einem positiven „state of mind": Sie denkt an andere Erfolge, ist in einem positiven, affektiven Zustand, ist annäherungsmotiviert usw. Ist jedoch durch bestimmte Stimuli das negative Selbstschema aktiviert, dann befindet sich die Person in einem negativen „state of mind": Sie denkt über Misserfolge nach, ist in einem negativen „state of mind", ist vermeidungsmotiviert usw.

Personen mit NAR schwanken häufig zwischen diesen Zuständen hin und her: Sie weisen damit auch Stimmungsschwankungen (abhängig von der Schemaaktivierung) auf (vgl. dazu Bogart et al., 2004; Emmons, 1987). (Unserer Erfahrung nach führt dieses Schwanken zwischen eher depressiver und eher hypo-manischer Stimmungslage dazu, dass NAR manchmal fälschlicherweise als Bipolar diagnostiziert werden (vgl. Akiskal, 1992; Fulford et al., 2008)!)

> Alle Typen von Narzissten schwanken zwischen der Aktivierung des negativen und des positiven Selbstschemas, wodurch unterschiedliche Modi eines „state of mind" entstehen.

4. Andauernde Selbstzweifel

Das negative Selbstschema ist, so kann man annehmen, nur dann völlig gehemmt, wenn das positive massiv aktiviert ist. Im Alltag dürfte das positive Schema in der Regel aber nur mittelmäßig aktiviert sein. Und damit wird dann das negative Schema auch nicht vollständig gehemmt. Die Folge davon ist, dass das negative Schema *kontinuierlich Selbstzweifel „ins System sendet"*: Die Person wird damit ständig, oft unterschwellig, von Selbstzweifeln behelligt: „Bin ich wirklich gut genug? Erfülle ich die Erwartungen wirklich? Bin ich wirklich kompetent genug? Schaffe ich es? Werde ich scheitern?" usw.

So können auch sehr erfolgreiche NAR, die einen Vortrag halten sollen und die rational wissen, dass sie dies gut können, durch die Aktivierung des negativen Schemas automatische Gedanken aufweisen wie „das schaffst du nicht", „du wirst dich blamieren", „die Leute werden sich unendlich langweilen" o.ä. Sie „wissen", dass die Gedanken „Unsinn" sind, können sie aber dennoch nicht kontrollieren.

Alle Narzissten, auch Erfolgreiche, weisen (phasenweise stark, meist aber unterschwellig) mäßige bis starke Selbstzweifel auf.

5. Kompensations-Bemühungen

Die anhaltende Diskrepanz zwischen dem starken Anerkennungsmotiv und dem negativen Selbstschema *schafft eine starke motivationale Tendenz zur Kompensation*. Dabei bedeutet Kompensation bei Narzissten, etwas zu finden, *das die Person aufwertet*, das also die Annahmen des negativen Schemas herunterregelt oder „falsifiziert“: Die Person muss etwas finden, das es ihr ermöglicht, ein positives Schema aufrecht zu erhalten.

Dazu können Personen ganz unterschiedliche Strategien verwenden: Erfolgreiche Narzissten verwenden als Kompensationsstrategie hohe Leistung, um reale Erfolge vorweisen zu können; erfolglose Narzissten bauen dagegen ein unrealistisch positives Selbstbild auf, das sie zeigt, wie sie sein „könnten“.

Aufgrund des negativen Selbstschemas und der Selbstzweifel weisen NAR kompensatorische Aktivitäten auf. In der Art dieser Kompensationen unterscheiden sich allerdings die Typen der NAR stark.

6. Negative Beziehungsschemata

Narzissten entwickeln in der Biographie auch ein negatives Beziehungsschema.

Dies enthält Annahmen darüber, dass man in Beziehungen
- grundsätzlich *bewertet* wird,
- abgewertet wird,
- kritisiert wird,
- keine Anerkennung erhält usw.

Die Annahmen des Beziehungsschemas implizieren also, dass „Beziehungen prinzipiell mit Bewertungen und potentiell mit Abwertungen“ verbunden und damit auch potentiell gefährlich sind.

Das negative Beziehungsschema ist verantwortlich für *„interaktionelles Misstrauen“*: Der NAR geht bei Personen, die er nicht gut kennt, aufgrund seiner Schemata davon aus, dass er abgewertet, defizitär eingeschätzt, nicht respektiert usw. wird: Daraus ergibt sich eine starke Tendenz, „so wenig über sich selbst preiszugeben wie möglich“.

Und daraus resultiert bei Narzissten eine starke Tendenz zu *persönlicher Distanz*: Man versucht, in Beziehungen (aus „Sicherheitsgründen“) *ein hohes Ausmaß an Autonomie* aufrecht zu erhalten, man lässt andere nicht „in die Karten gucken“, man prüft andere Personen erst, bevor man sie an sich heranlässt. Narzissten halten andere persönlich auf Distanz (vgl. dazu Campbell et al., 2002; Campbell & Foster, 2002; Foster, 2008; Foster et al., 2006 Neumann & Bierhoff, 2004). Ein Interaktionspartner weiß von einem Narzissten nach einer halben Stunde, wie erfolgreich, toll usw. er ist, aber er weiß nach einem Jahr noch nichts über dessen Probleme und Schwächen.

Theoretisch schaffen negative Beziehungsschemata immer *interaktionelles Misstrauen* (bei *allen* PD): Obwohl die Person möglicherweise rational weiß, dass ein Interaktionspartner (z. B. Therapeut) sie nicht abwerten wird, besagt das aktivierte Schema etwas anderes und *dies* steuert Verarbeitung und Handlung!

Und das führt bei *allen* PD auch dazu, dass Klienten die Therapeuten zu Therapie-Beginn „nicht in die Karten gucken lassen": Das heißt die Klienten geben auch den Therapeuten, solange sie kein Vertrauen zum Therapeuten haben, so gut wie keine relevanten, persönlichen Informationen (explizit verbal), z. B. über „Probleme".

Vielmehr versuchen viele NAR ein Gegen-Image aufzubauen, indem sie sich als „toll", „hoch kompetent", „völlig problemlos" u. a. darstellen: Diese Images sind alle nicht zutreffend, dienen aber dem Selbstschutz.

> Alle NAR weisen negative Beziehungsschemata auf: Zentral ist dabei die Annahme, bewertet zu werden und abgewertet werden zu können.

7. Regelsetzer-Verhalten

NAR nehmen (zu Recht oder zu Unrecht) an, dass sie etwas Besonderes seien: Daraus leisten sie die Annahme ab, dass ihnen etwas Besonderes zusteht. Sie leiten daraus auch das Recht ab, bestimmen zu können, wie andere Personen mit ihnen umzugehen haben. Das heißt NAR setzen *Regeln* für den Umgang mit ihnen, z. B.
- die Regel, dass andere auszuweichen haben, wenn man selbst schnell fahren will;
- die Regel, dass andere einen nicht zu behindern haben;
- die Regel, dass andere den eigenen Anweisungen zu folgen haben usw.

> NAR zeigen mehr oder weniger ausgeprägtes Regel-Setzer-Verhalten: Die Regeln sind dabei stark ich-zentriert und flexibel.

8. Einspannen von Interaktionspartnern für eigene Ziele

NAR weisen (mehr oder weniger elaborierte und kompetente) manipulative Strategien auf, die darauf abzielen, andere Personen für eigene Zwecke und Ziele „einzuspannen".

> NAR ist eine hoch manipulative Störung: Dabei bezieht sich die Manipulation im Wesentlichen auf die Ausnutzung von Interaktionspartnern für das Erreichen eigener Ziele.

9. Egozentrik

NAR ist die egozentrischste aller „reinen" Persönlichkeitsstörungen: Die Personen sehen die Welt extrem stark „vom Ich aus", sie haben den Eindruck, alles habe sich um sie zu drehen und alle haben auf sie zentriert zu sein. Subjektiv sehen sich NAR als „das Zentrum des Universums". Obwohl im Grunde alle Persönlichkeitsstörungen hoch ich-zentriert sind, sind die NAR am oberen Rand der Skala (vgl. dazu Campbell et al., 2000; Farwell & Wohlwend-Lloyd, 1998). Nur Klienten mit Psychopathie weisen eine noch höhere Egozentrik auf (Sachse & von Franqué, 2019). Diese Egozentrik wird in verschiedenen Handlungen erkennbar, z. B. in dem sehr häufigen Gebrauch des Wortes „ich".

4.4 Erfolgreiche Narzissten

4.4.1 Motive

Nach der allgemeinen Definition von Narzissmus wollen wir nun im Rahmen des Modells der Doppelten Handlungsregulation die „erfolgreichen Narzissten" definieren.

Die „erfolgreichen NAR" sind diejenigen, die (in unserer Kultur!) üblicherweise über Leistung kompensieren und dadurch reale Kompetenzen, reale Ressourcen und (je nach ihren intellektuellen Möglichkeiten) reale Erfolge schaffen. Ihr Selbstschema ist zumindest zu einem großen Teil realistisch und ihre Ansprüche sind meist sozial angemessen. Sie sind damit der westlichen Gesellschaft gut angepasst und damit sozial wenig auffällig. Sie weichen damit in keiner Weise von sozialen Normen ab, sondern sie *definieren* sie in hohem Maße (Vater et al., 2018)!

1. Beziehungsmotive

Bei erfolgreichen NAR stehen vier Beziehungsmotive hoch in der Motivhierarchie:

- Das Motiv nach *Anerkennung:* Das Motiv, positives Feedback über die eigene Person zu erhalten, als Person anerkannt zu werden, Rückmeldungen zu erhalten, liebenswert zu sein, positive Eigenschaften zu haben usw.
- Das Motiv nach *Autonomie:* Das Motiv, eigene Entscheidungen über das eigene Leben treffen zu können, als Person unabhängig bleiben zu können.
- Das Motiv nach *Wichtigkeit:* Das Motiv danach, im Leben anderer Personen eine wesentliche Rolle zu spielen, gebraucht zu werden u. a.
- Das Motiv nach *Solidarität:* Das Motiv danach, dass andere an der eigenen Seite stehen, dass sie „da" sind, wenn man sie benötigt, u. a.

2. Hohe Autonomie

Erfolgreiche Narzissten weisen ein hohes Bedürfnis nach *Autonomie* auf (entweder als Autonomie-Motiv oder, wie ausgeführt, als „Flucht in die Autonomie"): Sie wollen zwar Lob und wollen Erfolge und sind in diesen Aspekten auf andere angewiesen. *Wie* sie Erfolge erzielen oder in *welchen Bereichen* oder durch welche Strategien, das bestimmen sie aber in hohem Maße selbst.

Und dies ist ihnen auch wichtig: *Sich möglichst nichts vorschreiben zu lassen, selbst Entscheidungen zu treffen und damit auch: Selbst Verantwortung zu übernehmen!*

Und dies ist sicher ein Aspekt, der viel zum Erfolg der erfolgreichen Narzissten beiträgt. Sie verlassen sich nicht darauf, dass andere sie „erlösen“ oder „retten“; was sie wollen, das nehmen sie auch aktiv in Angriff!

Damit sind erfolgreiche Narzissten auch *hochgradig handlungsorientiert* (vgl. Kuhl, 1983, 1994a, 1994b)! Sie sind hochgradig entscheidungsfreudig und wägen nur so lange ab, wie es unbedingt nötig ist. Daher ist die „persönliche Hymne“ von ERNAR auch „I did it my way“.

> Erfolgreiche Narzissten sind hoch autonom und hochgradig handlungsorientiert.

4.4.2 Schemata

1. Negative Selbst-Schemata

Auch erfolgreiche Narzissten weisen *immer* ein negatives Selbst-Schema auf: Dieses Schema variiert bei verschiedenen NAR aber von leicht negativ bis stark negativ. In jedem Fall ist das negative Schema aber die Grundlage von Selbstzweifeln und von hoher Kritikempfindlichkeit.

Das negative Selbstschema (SK-) weist Annahmen auf wie:
- „Ich bin nicht ok!“
- „Ich bin ein Versager!“
- „Ich bin inkompetent!“
- „Ich bin unintelligent!“
- „Ich scheitere an schwierigen Aufgaben!“
- „Ich kann Erwartungen nicht erfüllen!“
- u.ä.

Dabei können die Annahmen mehr oder weniger negativ sein (je nach Erfahrungen bzw. Schlussfolgerungen aus Erfahrungen).

> Wesentlich ist die theoretische Annahme, dass *auch erfolgreiche NAR* immer ein negatives Selbst-Schema aufweisen und dass dieses Schema verantwortlich ist für (leichte bis starke) Selbstzweifel, für (leichte bis sehr hohe) Kritikempfindlichkeit, für (leichte bis sehr hohe) Bewertungsängste. Deutlich wird aber auch, dass das negative Selbst-Schema ebenfalls wie ein starker Motivator wirkt, der die Person zu (leichtem bis extremem) Kompensations-Leistungs-Verhalten antreibt!

2. Positive Selbst-Schemata

Aufgrund einsetzender Kompensationsstrategien entwickeln Narzissten dann *ein positives Selbstschema*, das mehr oder weniger positive Annahmen über die eigene Person enthält; in der Regel sind die Annahmen dieses Schemas Negationen der Annahmen des negativen Schemas. (Es ist dabei möglich, *aber nicht zwingend*, dass diese positiven Annahmen übertrieben positiv formuliert sind!).

Das positive Selbstschema (SK+) weist Annahmen auf wie:
- „Ich bin kompetent!"
- „Ich bin toll!"
- „Ich bin hoch leistungsfähig!"
- „Ich kann jede Herausforderung annehmen!"
- u ä.

Auch hier kann das Schema mehr oder weniger positiv sein, aber noch wichtiger ist hier die Frage, wie *realistisch* die Selbstannahme der Person ist. Das Schema kann relativ realistische Selbstannahmen enthalten („realistisch" meint hier, dass die Annahmen der Person, z. B. über die eigene Intelligenz oder Kompetenz, den tatsächlichen Fähigkeitsausprägungen weitgehend entsprechen, jedenfalls soweit ein Therapeut dies beurteilen kann) oder (bei manchen NAR) auch völlig übersteigerte Selbstannahmen. *Bei erfolgreichen NAR weist das SK+ jedoch immer einen sehr großen Teil realistischer, valider Annahmen auf.*

3. Parallelität der Selbst-Schemata

Die beiden Selbst-Schemata *existieren dabei immer parallel*: Positive Erfahrungen „triggern" das SK+ und erzeugen bei der Person einen *positiven* „state of mind": Die Person aktiviert die positiven Annahmen, fühlt sich toll, ist annäherungsmotiviert, nimmt Herausforderungen an usw. Je nach Ausmaß, in dem das positive Schema aktiviert ist, ist die Person insgesamt in einem mehr oder weniger positiven Gesamtzustand: Dieser kann reichen von einer leicht positiven Stimmung (z. B. bei kleinen Erfolgen) bis zu einem fast hypomanischen Zustand (bei extrem positiver Rückmeldung). Damit hat die Schema-Aktivierung nicht nur einen leichten, sondern einen sehr starken Einfluss auf den Gesamtzustand der Person.

Daher ist ein *(parallel zu dem negativen Selbstschema)* existierendes positives Schema ein Definitionskriterium für NAR; da sie aber auch das leicht zu triggernde negative Schema aufweisen, charakterisiert sie trotz des positiven Schemas, dass sie (hoch) empfindlich auf Kritik reagieren und dass sie persönliche und sachliche Kritik kaum trennen können. Kritik oder Misserfolge triggern jedoch das SK- und erzeugen damit einen negativen „state of mind": Die Person aktiviert die negativen Annahmen, fühlt sich depressiv, vermeidet Herausforderungen usw. Auch hier kann der Zustand von leichter Missstimmung bis zu einem depressiven Zustandsbild reichen: Im Ernstfall kann eine Person bei einer massiven Schema-Aktivierung akut suizidal werden.

Je nach situativen Auslösern schwanken die Klienten zwischen diesen Zuständen hin und her: Im Extremfall hat dies schon zu der falschen Diagnose „bipolare Störung" geführt!

Die beiden Schemata *hemmen sich gegenseitig:* Ist SK+ stark aktiviert, dann ist SK- gehemmt. Der Person sind dann die negativen Annahmen nicht zugänglich. Ist aber

SK- aktiviert, dann ist SK+ gehemmt: Die Person hat dann keinen Zugang mehr zu ihren Ressourcen, Erfolgen usw. und hält sich für einen völligen Versager.

Das kann auch einem Therapeuten in der Therapie passieren: In einer Stunde kann beim Klienten das SK+ aktiviert sein und der Klient berichtet dem Therapeuten von seinen Erfolgen und stellt sich selbst als völlig großartig dar. In der Woche drauf hat dann ein Misserfolg das SK- getriggert und der Klient ist in dieser Stunde völlig davon überzeugt, der letzte Versager zu sein: Alle Erfolge und positiven Eigenschaften sind dann völlig unzugänglich!

Ist SK+ nur mittelmäßig aktiviert, dann ist SK- auch nicht völlig gehemmt: Dieses schickt dann ständig *Selbstzweifel* ins System: Die Klienten zweifeln daran, dass sie Aufgaben gewachsen sind (obwohl sie es sind und es schon oft bewiesen haben), dass sie kompetent genug sind usw. Sie denken oft auch, dass sie „eigentlich" inkompetent sind und dass dies irgendwann herauskommen wird („Mogelpackungs-Syndrom"). Oft beschreiben die Klienten dies wie einen „zweiten Film", der ständig mitläuft: Der Klient will einen Vortrag halten und weiß „eigentlich" genau, dass er das gut kann und trotzdem hat er Gedanken wie: „Schaffe ich das?", „Vielleicht werde ich den Erwartungen nicht gerecht?" u. ä. Die Gedanken sind im Sinne von Beck (1979) und Beck et al. (1981) „automatische Gedanken", sie „drängen sich dem Klienten auf", er kann sie nicht abstellen und nicht kontrollieren.

4. Beziehungs-Schemata

Beziehungsschemata sind solche, die Annahmen darüber enthalten, wie Beziehungen funktionieren, was man in Beziehungen zu erwarten hat und wie man in Beziehungen behandelt wird.

Auch erfolgreiche NAR weisen negative Beziehungsschemata auf, wie z. B.:
- In Beziehungen wird man abgelehnt, kritisiert, abgewertet.
- In Beziehungen wird man kontrolliert.

Diese Schemata haben zur Folge, dass Klienten „Vorbehalte" in Beziehungen haben und sich oft nicht wirklich binden: Sie möchten in Beziehungen autonom bleiben, um diese „notfalls" verlassen zu können.

Problematisch sind auch Annahmen aus dem Solidaritätsmotiv, wie:
- Beziehungen sind nicht solidarisch.
- Man kann sich nicht auf andere verlassen.

Diese Annahmen sind die Grundlagen für entsprechende kompensatorische, normative Schemata der Art: „Verlass Dich nur auf Dich selbst!"

5. Kompensation

Bei erfolgreichen NAR setzt meist schon früh in der Biographie ein starkes Kompensationsbemühen ein: Eine Tendenz, durch Leistung (manchmal auch über andere Kompensationsstrategien wie „Macht" oder später „Erfolg bei Frauen") positives Feedback zu erlangen und damit das negative Selbstschema „in Schach zu halten". In der Regel nimmt dann in der Biographie diese Kompensationstendenz zu, in dem Maße, wie sie erfolgreich ist. Die Leistungstendenz ist aber keine intrinsische Leistungsmotivation, sondern *extrinsisch*, also eine Vermeidungsmotivation, da sie primär dazu dient, Scheitern und Kritik (und die resultierenden negativen Folgen) abzuwenden (vgl. Deci, 1975; Deci & Ryan, 1980, 2000; Ebner & Freund, 2009; Elliot, 1999; Elliot & Covington, 2001; Elliot & Sheldon, 1998; Ryan & Deci, 1999, 2000).

6. Normative Schemata

Zur Kompensation des negativen Selbstschemas entwickelt die Person *normative Schemata*, also Schemata, die eigene Ziele und „Verhaltensregeln für sich selbst" enthalten. Dabei sind, motivationstheoretisch gesehen, Normen immer *Vermeidungsziele*: Man will den Standard einer Norm erreichen, um damit das Eintreten negativer Effekte zu verhindern.

Normen sind Ziele, die Anweisungen an die Person enthalten, etwas zu tun, um negative Konsequenzen zu vermeiden. Erfolgreiche NAR weisen hier Annahmen auf wie:
- Sei der Beste!
- Gewinne immer!
- Zeige Deine Erfolge!
- Mach allen deutlich, wie toll Du bist!
- Nimm jede Herausforderung an!

> Normative Leistungsziele sind bei Narzissten *Vermeidungsziele*; deshalb sind Narzissten zu einem großen Teil nicht intrinsisch leistungsmotiviert, sondern extrinsisch motiviert (vgl. Deci, 1975; Deci & Ryan, 1991, 2000). Sie können jedoch darüber hinaus auch intrinsische Motivation aufweisen.

Weitere normative Schemata sind:
- Vermeide Kritik und Abwertung!
- Vermeide es zu scheitern!
- Vermeide es, angreifbar zu sein!
- Vermeide es, kontrolliert zu werden!

Auf dieser Ebene kann es „Autonomie-Ziele" geben wie:
- Bleibe unabhängig!
- Binde Dich nie zu stark!
- Behalte immer Kontrolle!
- Sieh zu, dass Du Dich auf Dich selbst verlassen kannst!

Hier sind die Autonomie-Ziele jedoch nicht Ausdruck des Autonomiemotivs, sondern es sind *Vermeidungsziele*: Die Person möchte nicht autonom sein, sondern sie hat den Eindruck, dass sie autonom sein muss. Daher sprechen wir hier auch von „Flucht in die Autonomie".

Aufgrund unserer bisherigen Analysen nehmen wir an, dass gerade diese *„Flucht in die Autonomie“* eine starke Tendenz ist, die einer *Bindung* in hohem Maße entgegensteht: Klienten mit einer solchen Tendenz können sich nicht vorbehaltlos auf eine Beziehung einlassen, sondern brauchen immer das Gefühl, jederzeit alleine klarkommen zu können; sie pflegen deshalb ihre Autonomie und reagieren (oft hoch) allergisch auf jede Autonomie-Einschränkung.

7. Regel-Setzer-Schema

Erfolgreiche NAR entwickeln neben dem normativen Schema meist noch andere kompensatorische Schemata: Regel-Schemata.

Regel-Schemata enthalten Regeln für Interaktionspartner darüber, wie die NAR von anderen behandelt werden wollen, welches Verhalten anderer ihnen zusteht und was sie demnach erwarten dürfen.

Regeln sind, psychologisch gesehen, *Erwartungen*: Und emotionstheoretisch bedeutet das, dass die Frustration von Erwartungen zur Emotion Ärger führt. Dies ist auch tatsächlich zu beobachten, denn verletzt ein Interaktionspartner eine Regel, dann hat das in fast allen Fällen bei der Person eine Ärger-Reaktion zur Folge. Diese ist dann umso stärker, je drastischer und absoluter die Regel formuliert ist (Sachse & Langens, 2014).

Die Regeln der NAR sind dabei
- ich-zentriert: Es geht in den Regeln immer um die Person des Narzissten (man hat *mich* nicht zu behindern);
- flexibel: Sie werden den jeweiligen Bedürfnissen des Klienten angepasst (die Person kann die Regel nach Bedarf jederzeit ändern);
- für den Klienten selbst u. U. auch gar nicht verbindlich: Der Klient selbst steht „über den Regeln“ und kann sie für sich selbst außer Kraft setzen. Die Person kann von Interaktionspartnern etwas erwarten, das für sie selbst gar nicht verpflichtend ist. (Beachte, dass dagegen die Regeln einer Person mit zwanghafter Persönlichkeitsstörung „man-bezogen“, rigide und unveränderlich sind und der Klient der Regel auch selbst unterliegt!)

Auf der Kontingenzebene dieser Schemata stehen dann Strafen: Was die NAR annehmen, wie sie Interaktionspartner strafen dürfen, wenn diese sich nicht an die Regeln halten. Dabei strafen die Personen die Interaktionspartner manchmal nur in der Phantasie, manchmal aber auch in der Realität, was bei Interaktionspartnern meist gar nicht gut ankommt. Die NAR machen immer die Annahme, dass sie *berechtigt* sind, andere zu strafen, wenn diese sich nicht an die Regeln halten. Diese Annahme ist ihnen selbst aber meist nicht klar. Wir sprechen daher von *„impliziter Legitimationsannahme“*.

Interessant ist es zu überlegen, wie die NAR zu der Annahme solcher Regeln kommen. Die NAR nehmen an, in ihrer Biographie sehr viel geleistet zu haben und auch gegen große Widerstände erfolgreich gewesen zu sein. Das ist in der Regel auch korrekt.

Nur leiten die NAR (unnachvollziehbarerweise) daraus ab, dass ihnen nun aufgrund der besonderen Leistungen besondere Rechte zustünden: VIP-Behandlung und das Recht, soziale Regeln zu definieren, wie man mit ihnen umzugehen hat.

- Das Recht zu verlangen, dass Bedienungen *sofort* kommen, wenn man bezahlen will;
- das Recht, an Kassen vorgelassen zu werden, weil die eigene Zeit viel kostbarer ist als die Zeit aller anderen;
- das Recht zu erwarten, dass langsame Autofahrer an die Seite fahren, wenn man (mit einem Audi, BMW oder Mercedes bewaffnet) ankommt, usw.

Natürlich nimmt man auch an, dass man nicht nur das Recht hat, dies alles zu *fordern*, sondern auch das Recht hat, „Regelverletzer" zu strafen: Bedienungen, die nicht sofort kommen, zu beschimpfen, Leute, die einen nicht vorbeilassen, zu beleidigen und langsame Fahrer zu bedrängen.

Dieses Interaktionsverhalten ist es, was NAR im Alltag viele *Kosten* einbringt: Denn andere Interaktionspartner lassen sich das nicht ohne Weiteres bieten und lassen sich dann durchaus auf Konflikte ein!

Die Regel-Schemata von NAR unterscheiden sich in charakteristischer Weise von den Regel-Schemata von Klienten mit zwanghafter Persönlichkeitsstörung (ZWA):

- Die Regeln der NAR sind hochgradig ich-bezogen: Die Regeln beziehen sich darauf, dass es dem *Klienten* gut geht, dass der *Klient* nicht behindert wird usw. Die Regeln haben keine allgemeingültige Formulierung wie bei ZWA. (Sie lauten daher „Ich will ..." und nicht „man tut ...")
- Der Klient steht über der Regel: Die Regel kann vom Klienten jederzeit „flexibel" geändert werden, der Klient ist der „Souverän".
- Daher muss sich der Klient selbst nicht an seine Regeln halten (der ZWA ist dagegen der „erste Regelbefolger").
- Die Regel des Klienten gilt immer da, wo der Klient jeweils ist (Regeln der ZWA gelten überall und immer).

4.4.3 Manipulatives Handeln

Erfolgreiche NAR entwickeln in hohem Ausmaß manipulatives Verhalten: *Dies dient im Wesentlichen dazu, Interaktionspartner für die Erreichung der eigenen Ziele einzuspannen.*

Man spannt andere z. B. dafür ein, zuzuhören und einer Geschichte darüber zu lauschen, wie toll man ist, was man alles kann, was man schon alles erreicht hat, wo man schon überall war usw., um dann Bewunderung und Anerkennung auszusprechen („Mords-Molly-Spiel"). Oder man spannt Leute dafür ein, für einen Arbeiten zu übernehmen, einem selbst lästige Pflichten abzunehmen, einem „den Rücken freizuhalten" u. a.

Die von NAR vor allem verwendeten Spiele sind (zu den Spielstrukturen siehe: Sachse, 2007, 2014b, 2020a sowie Band 1 der Reihe (Sachse & Kramer, 2023)):

- Mords-Molly: Zur Demonstration von Erfolgen, Kompetenzen, allgemein zum Angeben.
- Regel-Setzer: Zur Manipulation anderer und zur Erreichung eigener Ziele.
- Blöd-Spiel: Um sich den Rücken von unangenehmen Verpflichtungen freizuhalten.

Erfolglose NAR spielen auch:

- Opfer-Spiel: Zur Exkulpierung („Ent-Schuldung") und um Intentionen durchzusetzen, um Verantwortung abzugeben.
- Immer-ich: Um Intentionen durchzusetzen und Aufgaben abzugeben.

Im Rahmen der manipulativen Strategien senden erfolgreiche NAR vor allem selbstaufwertende, selbstwerterhöhende Images. Um dies zu tun, gibt es zwei Strategien: Man kann erstens die eigene Kompetenz, Intelligenz, Leistungsfähigkeit, Ausdauer usw. übertrieben positiv darstellen. Dann senden NAR charakteristische Images der Art:

- Ich bin toll.
- Ich bin kompetent.
- Ich kann (fast) alles.
- Ich bewältige alle Aufgaben.
- Ich bin (hoch) intelligent.
- Ich bin (sehr) erfolgreich.
- Ich bin der Beste.
- etc.

Man kann jedoch auch und gleichzeitig seine eigene Leistungsfähigkeit dadurch aufwerten, indem man Images über den Kontext aufmacht. So kann man z. B. das Bild aufmachen,

- dass die bewältigte Aufgabe ungewöhnlich schwierig, anspruchsvoll, herausfordernd usw. war;
- dass man sie ohne jede Hilfestellung bewältigt hat;
- dass man sie bewältigt hat, obwohl Prüfer „gegen einen waren" o. ä.

Denn natürlich gilt: Je schwieriger und anspruchsvoller die Aufgabe war, je schwieriger der gesamte Kontext war, umso außergewöhnlicher war die Leistung!

Daher neigen NAR stark dazu, auch Images über den Kontext zu vermitteln, um so die bewältigten Probleme „aufzuplustern". Und sie senden auch entsprechende Appelle:

- Lobe mich!
- Anerkenne mich!
- Finde mich toll!
- Bestätige mich!
- Stellt mich auf keinen Fall in Frage!
- Kritisiere mich nicht!

Das Zusammenspiel von Images und Appellen in komplexen Spielen bezeichnen wir als „Spiel-Struktur" (vgl. Sachse, 1997, 2000, 2001b, 2002, 2004a, 2004b, 2005, 2007).

4.4.4 Reale Kompensation

Erfolgreiche Narzissten weisen durch das negative Selbstschema eine hohe Motivation auf und trauen sich dann, aufgrund ihrer positiven Selbst-Schemata, eine Kompensation auch zu, wodurch eine *reale* Kompensation entsteht. Sie wollen die Annahmen des negativen Selbstschemas falsifizieren durch reale Erfolge. Diese „Kompensationstendenz" ist, so kann man annehmen, eine sehr starke Kraft, die wahrscheinlich noch weitaus stärker ist, als es das Anerkennungsmotiv allein wäre. Möglicherweise ist es gerade diese Kraft, die erfolgreiche Narzissten dazu bringt, Höchstleistungen zu vollbringen und vor allem dazu, Ziele über viele Jahre und gegen massive Schwierigkeiten zu verfolgen!

Dazu kommt, dass erfolgreiche NAR darüber hinaus auch noch ein hohes *Leistungsmotiv* aufweisen, wodurch sie „doppelt" motiviert (extrinsisch und intrinsisch) sind!

Damit stellt sich die (auch gesellschaftlich) interessante Frage, ob man, um *wirklich* erfolgreich zu sein, nicht auch narzisstisch sein muss: Kann man ohne die „Power" eines Narzissten überhaupt so lange Durststrecken einer Karriere wie die von Professoren, Chefärzten, Managern u.a. durchstehen?

Erfolgreiche Narzissten trauen sich (vor allem durch eine hohe Selbst-Effizienz-Erwartung in ihrem positiven Selbst-Schema; vgl. Bandura, 1991, 1992a, 1992b, 1997) zu, durch ihr Handeln solche Kompensationen zu schaffen und sie sind anstrengungsbereit: Dadurch kommt es zu hohem Leistungshandeln, das, bei entsprechenden Kompetenzen, zu realen Erfolgen führt. Und man kann annehmen, dass das Zutrauen der Personen in ihre Kompensationsfähigkeit wächst, je länger sie schon erfolgreich waren.

4.4.5 Ziele

Erfolgreiche NAR verfolgen meist große, weitgesteckte Ziele, sie verfolgen langfristige Ziele und sie verfolgen diese Ziele außerordentlich hartnäckig und ausdauernd.

Weisen die Personen dann noch ein hohes Intelligenz-/Kompetenzniveau auf, dann werden sie beruflich auch erfolgreich bis sehr erfolgreich sein.

4.4.6 Intrinsische Motivation

Aufgrund der hohen Autonomie und des hohen Ausmaßes an Selbstbestimmung erbringen erfolgreiche Narzissten Leistungen in Bereichen, die sie interessieren und die mit ihrem Motivsystem kompatibel sind. Und dadurch ist ihr Leistungshandeln nicht nur extrinsisch, sondern *auch intrinsisch* motiviert, d.h. sie weisen auch eine hohe Leistungsmotivation auf (im Sinne von „Hoffnung auf Erfolg"). Aus diesem Grunde halten sie ihr Leistungshandeln dann über sehr lange Zeitspannen durch. Denn Leistung dient nicht nur (extrinsischen) Erfolgen, sondern sie macht (zumindest zu einem Teil) auch Spaß und ist an sich befriedigend. Damit steht das Handeln aber nie stark in der Gefahr, wirklich aversiv, langweilig, „zu anstrengend" zu werden.

4.4.7 Alienation

Erfolgreiche NAR weisen im Leistungsbereich ein gewisses Maß an Alienation (Entfremdung vom eigenen Motivsystem; vgl. Beckmann, 2006; Kuhl & Beckmann, 1994; Kuhl & Kaschel, 2004) auf: Sie können oft nicht mehr gut entscheiden, welche Leistungsaspekte ihnen wirklich Spaß machen und welche sie nur machen, damit sie Erfolge haben, d. h. sie können Aspekte der intrinsischen nicht von Aspekten der extrinsischen Motivation unterscheiden. Dies ist aber wichtig, da intrinsische Motivation in aller Regel *keine* Probleme erzeugt („Selbstregulation"), während extrinsische Motivation aufgrund von Normen oft zu Überlastung führt.

In vielen anderen Lebensbereichen weisen sie aber oft eine sehr geringe Alienation auf: Sie wissen sehr gut, was sie wollen, sind oft hedonistisch und können ihr Leben durchaus genießen.

4.4.8 Kosten

Allerdings können die erfolgreichen Narzissten (vor allem aufgrund ihrer Normen) dazu neigen, sich „auszupowern": Sie ignorieren ihre Leistungsgrenzen, ihre Erschöpfung und können so desolate körperliche Zustände erreichen und bei hoher Regelsetzer-Struktur dazu neigen, sich ständig aufzuregen und damit eine koronare Herzerkrankung zu entwickeln (siehe hier die Studien zum Typ-A-Verhalten, insbesondere zur Relevanz „offener Aggressivität").

Ein anderer relevanter Kostenfaktor sind interaktionelle Probleme, insbesondere aufgrund der ausgeprägten Regel-Setzer-Struktur: Probleme mit Partnern, Freunden, Arbeitskollegen, Chefs.

4.4.9 Ich-Syntonie

Die Ich-Syntonie bei erfolgreichen NAR ist im Schnitt eher hoch, *jedoch schwankt sie*: Befinden sich die NAR in einem state of mind, welcher durch das positive Selbst-Schema determiniert ist, ist die Ich-Syntonie meist *sehr* hoch: Die Klienten haben dann den Eindruck, dass „im Grunde genommen" alles in Ordnung ist und dass nur wenig bis kein Handlungsbedarf besteht.

Befinden sich die Klienten jedoch in dem state of mind, der durch das negative Selbst-Schema determiniert ist, dann ist die Ich-Syntonie gering, das System kann dann sogar hoch ich-dyston sein: Die Klienten haben den Eindruck, dass eigentlich nichts in Ordnung ist und Handlungsbedarf besteht. In diesem Zustand kann es durchaus eine deutliche Änderungsmotivation geben.

4.4.10 Perspektive

NAR sind in der Regel durchaus in der Lage, eine internale Perspektive einzunehmen, also internalisierenden Interventionen von Therapeuten zu folgen. Das hat im Therapieprozess zur Folge, dass sich NAR meist recht gut auf Klärungsprozesse einlassen können.

Haben sie damit Probleme, sollte ein Therapeut die Einnahme der Perspektive durch immer wieder realisierte internalisierende Interventionen trainieren oder in Betracht ziehen, dass es sich um Vermeidung handeln könnte.

4.4.11 Vermeidung

NAR zeigen oft eine recht starke Vermeidung: Sie wollen aufgrund des (durch die negativen Beziehungsschemas ausgelösten) interaktionellen Misstrauens nicht zugeben, dass sie Probleme haben, sie wollen nicht anerkennen, dass sie mit manchen Anforderungen nicht zurechtkommen, und vor allem wollen sie sich nicht mit negativen Selbst-Schemata konfrontieren.

Hilfreich sind hier Normalisierungen von Therapeuten: Dem Klienten muss klar und deutlich werden,

- dass Probleme aus der Sicht des Therapeuten keineswegs ehrenrührig sind,
- dass es klug ist (und nicht von Schwäche zeugt), wenn man sich professionelle Hilfe holt,
- dass der Therapeut dem Klienten die Lösung von „Problemen“ (oder wie auch immer der Klient diese Aspekte nennen mag!) zutraut („Wenn nicht ihnen, wem sonst?“),
- dass man aber, um ein „Problem“ zu lösen, sich zunächst einmal mit ihm konfrontieren und es erst einmal verstehen muss („Einem Klienten wie Ihnen, mit Ihrer Intelligenz, muss man dies wohl nicht sagen.“).

Man kann Klienten oft dazu motivieren, sich dem negativen Selbst-Schema zu stellen, wenn man dies wie folgt einleitet: „Ich (Therapeut) habe den Eindruck, dass Sie sehr viel im Leben erreicht und geleistet haben. Ich habe aber auch den Eindruck, dass Sie in Ihrer Biographie viele Selbstzweifel erworben haben. Und eigentlich haben Sie längst bewiesen, dass diese Selbstzweifel falsch und völlig unbegründet sind. Wir wissen aber aus der Psychologie, dass man Selbstzweifel nicht ‚löscht', wenn man sie einmal erworben hat; obwohl man längst das Gegenteil bewiesen hat, beeinträchtigen sie einen im Leben. Und mein Eindruck ist, dass dies bei Ihnen auch so ist. Deshalb möchte ich Ihnen vorschlagen, dass wir uns Ihre Selbstzweifel mal gründlich anschauen und sie endgültig ausräumen."

Macht man eine solche Intervention in Phase 2, also wenn man sowohl Beziehungskredit, als auch einen Arbeitsauftrag hat, lassen sich unserer Erfahrung nach die meisten Klienten auf eine Klärung negativer Schema-Anteile ein.

4.4.12 Charakteristika erfolgreicher Narzissten

Erfolgreiche Narzissten sind solche, die zwar negatives Feedback von wichtigen Bezugspersonen erhalten haben und die deshalb auch negative Selbst- oder Beziehungsschemata entwickelt haben, *die sich jedoch erfolgreiche Kompensationen zutrauen und die bereit sind, die damit verbundenen Anstrengungen zu leisten*: Sie entscheiden sich meist schon recht früh in ihrer Biographie dafür, über Leistung (als Strategie) Anerkennung zu bekommen.

Sie beginnen etwas zu leisten, haben damit Erfolge und setzen diese Strategien fort: Sie werden für diese Strategien ständig bekräftigt und entwickeln aufgrund der positiven Rückmeldungen ein positives Selbstschema, was durchaus realistische Annahmen über eigene Fähigkeiten, Kompetenzen, Erfolge u.a. enthält. Denn durch diese Leistungen

- haben sie reale Erfolge,
- gewinnen sie reale Fähigkeiten und Kompetenzen,
- interagieren sie meist viel mit anderen Personen und entwickeln in der Regel so auch hohe soziale Kompetenzen,
- schaffen sie sich ein hohes Ausmaß an persönlichen Ressourcen.

Die weitere Entwicklung hängt nun stark davon ab, wie stark negativ das negative Selbstschema ist. Und dies bestimmt, welcher Typ von erfolgreichem Narzissmus sich herausbildet.

Realistischer, erfolgreicher Narzisst

Ist das negative Selbstschema leicht bis mittelstark negativ, dann genügen „normale" Erfolge zur Kompensation: Die Person muss zwar „gut" sein und sie muss so viele positive Rückmeldungen erhalten, dass sich ein wirklich positives Selbstschema entwickelt. Sie muss aber nicht unbedingt „supergut" sein: Damit steht die Person auch nicht in der Gefahr, sich leistungsmäßig zu verausgaben und sie steht nicht in der Gefahr, ein unrealistisch positives Selbstschema auszubilden (denn ein solches benötigt sie nicht, um das negative Schema „in Schach zu halten").

Sie entwickelt sich zu einem *realistischen, erfolgreichen Narzissten.*

Personen mit einer solchen Struktur

- haben durchaus auch Selbstzweifel,
- weisen eine hohe (kompensatorische) Leistungsbereitschaft auf,
- sind erfolgreich,
- können aber ihr Leistungshandeln begrenzen
- und werden meist nicht psychosomatisch.

Sie sind auch nur mäßig arrogant und meist keine ausgeprägten Regelsetzer.

Unrealistischer, erfolgreicher Narzisst

Ist das negative Selbstschema jedoch *sehr bis extrem negativ,* dann wird die Person dazu neigen, sich in extremer Weise anzustrengen; sie wird versuchen, *extrem erfolgreich* zu sein. Und damit steht sie stark in der Gefahr, sich leistungsmäßig zu überfordern, „auf einen Herzinfarkt zuzusteuern".

Sie wird aber auch dazu neigen, aus kompensatorischen Gründen *ihr positives Selbstschema zu übertreiben, also unrealistisch positive Selbstannahmen zu entwickeln.* Sie wird außerdem dazu neigen, ihre Erfolge sehr stark nach außen zu demonstrieren, anzugeben usw.

Damit entwickelt sich der Typ des *unrealistisch erfolgreichen Narzissten.* Diese Kategorie überlappt sich stark mit der der „vulnerablen NAR", also denen, deren negatives Selbst-Schema schnell und leicht aktivierbar ist.

Personen mit dieser Struktur

- zeigen eine extreme Leistungsbereitschaft,
- zeigen trotz großer Erfolge ständig massive Selbstzweifel,
- sind nie mit ihren Leistungen zufrieden,
- ignorieren ihre Grenzen, ihre Erschöpfung usw.,
- zeigen ein ausgeprägtes Regelsetzer-Verhalten,
- reagieren auf „Regel-Verletzungen" meist (extrem) aggressiv,
- bereiten durch diese ständige „offene Feindseligkeit" den Boden für die Entwicklung einer koronaren Herzerkrankung,
- weisen ein unrealistisch positives Selbstschema auf,
- neigen dazu, massiv anzugeben und dominant zu sein,
- sind (manchmal extrem) arrogant,
- sind ständig mit sich und ihrem Zustand unzufrieden.

4.4.13 Drei „Typen" erfolgreicher Narzissten

Wenn man will, kann man bei erfolgreichen NAR noch drei „Unter-Typen" unterscheiden (vgl. Sachse, 2016a): Diese Unterscheidung kann sinnvoll sein, um bestimmte Arten von Diagnostik-Fehlern zu vermeiden. Die drei Typen sind:

- Die „Mainstreamer".
- Die „Individualisten".
- Die „Exzentriker".

Die „Mainstreamer" sind NAR, die ihre Erfolge (nach sozialen Standards) stark demonstrieren: Sie demonstrieren damit ihren Erfolg offen *und* sie realisieren damit gleichzeitig eine „symbolische Selbst-Ergänzung" (Gollwitzer, 1987). Sie tragen eine Rolex-Uhr, fahren ein teures Auto, sind elegant gekleidet, haben immer den neuesten, teuersten Laptop u.ä. Sie *demonstrieren* ihre Erfolge (mehr oder weniger subtil) und ihren sozialen Status.

Die „Individualisten" demonstrieren ihre Einzigartigkeit dadurch, dass sie demonstrativ deutlich machen, dass sie „derartige Symbole" gar nicht benötigen: Sie fahren einen Fiat 500, tragen einfache Uhren, lässige Klamotten usw. und machen damit deutlich, „ich bin so gut, ich benötige diesen Symbol-Unsinn nicht". Damit signalisieren sie im Grunde: „Man erkennt meine Großartigkeit auch so." Auf den ersten Blick kann man den NAR übersehen, aber ein genauer Blick macht deutlich, wie demonstrativ angeberisch diese Aktion tatsächlich ist.

Die „Exzentriker" machen ihren Sonderstatus dadurch deutlich, dass sie genau das Gegenteil der „Mainstreamer" tun: Sie „steigen aus", züchten in Norddeutschland Schafe mit dem Statement: „Dieser ganze Erfolgsquatsch ist nur was für Schwachköpfe." Damit „verweigern" sie im Grunde die Demonstration von Erfolg, aber genau daraus „saugen sie Honig": Sie sind deshalb etwas Besonderes, weil sie die „Selbstergänzungen" gar nicht benötigen, und damit zeigen sie, dass sie schon als Person „vollkommen" sind. Genau das demonstrieren sie dann aber sehr deutlich und erzählen es jedem, der es nicht hören will.

Daher sollte man sich nicht vom äußeren Eindruck täuschen lassen: Entscheidend ist, dass die Person mit jeder dieser Strategien demonstriert, „etwas ganz Besonderes zu sein", und *das* ist *deutlich* narzisstisch.

4.5 Gescheiterte Narzissten

4.5.1 Das Phänomen

Gescheiterte Narzissten (GENAR) sind Personen, die sich in ihrer Biographie relativ lange so verhalten wie erfolgreiche Narzissten, die dann aber an einen Punkt kommen, wo sie sich zwar in einem Umfeld bewegen, in dem Leistung erforderlich ist und dieses Umfeld auch freiwillig nicht verlassen, *in dem sie aber den entsprechenden Leistungsanforderungen nicht mehr nachkommen*: An diesem Punkte scheitern sie.

Ein typischer gescheiterter Narzisst ist als Schüler (sehr) erfolgreich; er hat gute Noten, akzeptiert die Anforderungen und hat damit Erfolge. Er schafft sich dadurch auch Kompetenzen und Ressourcen: Er lernt, hat *reale* Erfolge, bekommt positives Feedback, hat soziale Kontakte und erwirbt so soziale Kompetenzen. Damit entwickelt er auch ein positives Selbstschema, das auf *realen* Kompetenzen und Erfolgen basiert: Er hat gute Noten, weil er intelligent ist und seine Erfolge sind real vorhanden.

Doch dann, meist im Studium, gibt es die Wende: Die Person vermeidet Prüfungen, geht nicht mehr zu Seminaren, schreibt keine Klausuren mehr, hat massive „Konzentrationsschwierigkeiten", kann nicht mehr arbeiten, setzt sich aber trotzdem an den Schreibtisch oder, wenn nicht, hat sie ein massiv schlechtes Gewissen und denkt, dass sie jetzt eigentlich „am Schreibtisch sitzen müsste". Die Person entwickelt oft starke Prüfungsängste und drückt sich vor Prüfungen; sie entwickelt auch massive Bewertungsängste und hält deshalb keine Referate mehr. Letztlich betreibt sie eine systematische Leistungsverweigerung, denkt aber in keiner Weise ernsthaft darüber nach, „aus dem Feld zu gehen", also z.B. das Studium abzubrechen, einen anderen beruflichen Weg einzuschlagen o.ä. Man hat deutlich den Eindruck, „dass die Person festsitzt": Sie kann nicht nach vorn, denn sie kann nicht mehr arbeiten, kann keine Prüfungen machen usw. Sie kann die Situation aber auch nicht verlassen, andere Perspektiven entwickeln und einfach „damit aufhören".

Bringt man die Personen nicht aus dieser Situation heraus, *dann scheitern sie:* Sie fallen durch Prüfungen oder werden vom Studium ausgeschlossen, weil sie Anforderungen nicht erfüllen. Dann bleiben sie zeitlebens deutlich hinter ihren Möglichkeiten: Sie machen Jobs, für die sie eigentlich überqualifiziert sind, gehen in der Regel aber nicht mehr in Berufe, die ihren Möglichkeiten entsprechen. Sie suchen sich Anforderungen, die deutlich unter ihren Kompetenzen liegen und bleiben somit auch in ihrem sozialen Status unter dem Niveau, das sie eigentlich erreichen könnten. Beruflich machen sie an dieser Stelle einen „Karriere-Knick": Sie steigen aus einem höheren Leistungsbereich aus und wechseln in einen niedrigeren Leistungsbereich.

4.5.2 Charakteristika gescheiterter Narzissten

Analysiert man solche Klienten genauer, dann wird Folgendes deutlich.

1. Beziehungsmotive

Auch gescheiterte Narzissten weisen zentral das Motiv Anerkennung auf und darüber hinaus die Motive Wichtigkeit und Solidarität. *Autonomie spielt jedoch eine untergeordnete Rolle* (s.o.).

2. Hohe Erwartungsorientierung

Die Klienten richten sich in sehr starkem Ausmaß nach den *Erwartungen* wichtiger Bezugspersonen (meist dem Vater) aus: Papa will, dass ich Anwalt werde, also werde ich Anwalt. Anders als bei erfolgreichen Narzissten versuchen diese Personen, nicht nur die Erwartungen insoweit zu erfüllen, dass sie *erfolgreich* sind, sondern sie versuchen auch noch, *spezielle inhaltliche Erwartungen* („Werde Jurist!", „Werde Arzt!") zu erfüllen. Sie haben damit in sehr hohem Maße *explizite* Ziele von Bezugspersonen übernommen und richten ihr Handeln danach aus. Und sie halten diese übernommenen Ziele in hohem Maße für ihre eigenen.

Das hat zur Folge, dass sie versuchen, auch die Erwartungen ihres Vaters zu erfüllen, wenn der sagt, sie sollen Jura studieren. Und das erschwert es ihnen auch, aus dem Studium auszusteigen, da sie dann in hohem Maße die Erwartungen ihres Vaters „brechen" würden.

3. Hohe Alienation

Die extreme Ausrichtung an Erwartungen anderer und die Verwechslung fremder Ziele mit eigenen begründen ein hohes Ausmaß an Alienation (Beckmann, 2006; Kuhl & Beckmann, 1994). Die Person hat einen schlechten Zugang zu ihrem eigenen Motivsystem, weiß damit schlecht über ihre Präferenzen Bescheid und neigt dazu, Ziele zu verfolgen, die nicht mit ihrem Motivsystem kompatibel sind. Die GENAR wissen nicht, was sie wirklich wollen, und sie können das (aufgrund ihrer hohen Außenorientierung) auch gar nicht feststellen. Sie leben hochgradig an ihrem eigenen Motivsystem vorbei und verfolgen (mit hohem Leistungsaufwand) Ziele, die gar nicht ihre eigenen sind und die u. U. mit ihrem Motivsystem auch gar nicht kompatibel sind. Das ist auch der Grund dafür, dass sie selbst nicht wissen, welcher Beruf oder welches Studium „ihnen liegt" und der Grund dafür, dass sie „Papa fragen".

4. Verpflichtung gegenüber Erwartungen

Die Klienten fühlen sich diesen spezifischen, inhaltlichen Erwartungen in sehr hohem Maße verpflichtet und es fällt ihnen extrem schwer, sich davon zu lösen; wenn sie diese Erwartungen nicht erfüllen würden, hätten sie den Eindruck, *sie seien gescheitert*. Und „scheitern" in diesem Sinne muss unter allen Umständen vermieden werden. Deshalb gelingt es Klienten (ohne therapeutische Hilfe) nicht, die Erwartungen auch nur zu hinterfragen: Sie können sich gar nicht fragen, ob sie die Erwartungen überhaupt erfüllen wollen oder ob es für sie eine Alternative geben könnte. Ja, in vielen Fällen ist ihnen ihre hohe Erwartungsorientierung nicht einmal klar, da sie ja die übernommenen Ziele für die eigenen halten.

5. Geringe Autonomie

Damit sind sie *deutlich weniger autonom* als erfolgreiche Narzissten: Sie lassen sich *in hohem Maße inhaltlich bestimmen* und folgen in hohem Maße den Regeln von „Autoritätspersonen"; sie trauen sich nicht, sich gegen diese Regeln zu stellen, sie zu „brechen" oder gar dagegen zu rebellieren. Dieses hohe Maß an „Abhängigkeit von Autoritäten" ist typisch für gescheiterte Narzissten.

Wenn ihr Vater ihnen den „dringenden Rat" gibt, Jura zu studieren, reagieren sie (anders als Personen mit hoher Autonomie) *nicht* reaktant, sondern lassen sich determinieren.

6. Falsche Berufswahl

Die Tendenz, inhaltliche Erwartungen zu erfüllen, verbunden mit geringer Autonomie und damit einer geringen „Rebellionsneigung", führt nun oft dazu, dass die GENAR berufliche oder Studien-Entscheidungen treffen, hinter denen sie nicht stehen: Sie studieren Jura oder Medizin, weil der Vater das so will (der will, dass sein Sohn „sehr erfolgreich" wird und einen hohen Status erlangt), obwohl sie nie wirklich für sich geprüft haben, ob sie das auch wollen, ob das Studium ihren Interessen und Fähigkeiten auch wirklich entspricht und ob sie den entsprechenden Beruf auch wirklich ausüben wollen. Dadurch treffen viele GENAR hier eine (völlig) falsche Studienentscheidung: Die Studieninhalte interessieren sie nicht, überfordern sie, sie sind nicht intrinsisch motiviert, sich wirklich damit auseinanderzusetzen.

Meist beginnt das Problem noch nicht in der Schulzeit: Solange sie auf der Schule sind und die Anforderungen noch relativ gut meistern können, wirkt sich das noch nicht weiter aus: Sie leisten, erhalten Anerkennung, kommen mit den Anforderungen klar: Alles läuft easy. Sobald sie aber etwas studieren, was sie eigentlich gar nicht wollen und was möglicherweise ihren Kompetenzen auch nicht wirklich entspricht, beginnen die Probleme: Die Anforderungen steigen stark und die Klienten müssen nun, um den Anforderungen gerecht werden zu können, sehr viel leisten, sie müssen ein hohes Maß an Anstrengung realisieren.

Da die Tätigkeiten, die die Personen ausführen, aber nicht motivkompatibel sind, sind die Klienten gar nicht intrinsisch motiviert: Die Tätigkeiten machen keinen Spaß, schaffen keine Befriedigung. *Die Person muss viel Anstrengung aufwenden, ohne dass es sich irgendwie lohnt:* Das hat zur Folge, dass die Tätigkeit zunehmend aversiv wird. Unangenehm, lästig, langweilig. Eine *Vermeidungstendenz* setzt ein und wird mit der Zeit immer stärker. Dadurch vermeidet die Person, sich mit dem Stoff auseinanderzusetzen, entwickelt Konzentrationsstörungen usw.

Die Person bemerkt, dass ihr das Studium keinen Spaß macht. Da sie aber nicht weiß, *was* ihr Spaß macht, kann sie hier gar keine Alternative entwickeln: Sie hat keine Ahnung, welcher Beruf bzw. welches Studium mit ihrem Motivsystem kompatibel wäre. Dennoch wird ihr deutlich, dass sie im Grunde aus dem Studium aussteigen muss, denn der aversive Zustand verschlechtert sich zunehmend. Genau das kann sie aber nicht, da sie damit massiv gegen die Erwartungen ihres Vaters verstoßen würde: Also bleibt sie „in ihrem System gefangen". Sie hat keine Lust zu arbeiten, hat aber auch immer ein „schlechtes Gewissen", wenn sie es nicht tut. Und da sie faktisch nicht mehr leistet, wird sie im Studium immer mehr „abgehängt" und entwickelt *realistische* Prüfungsängste.

7. Festsitzen am Konfliktpunkt

Diese Probleme führen nun dazu, sich nicht mehr ausreichend mit den Studieninhalten zu befassen; dies steigert natürlich die Befürchtung zu scheitern und dies steigert schließlich die Vermeidungstendenzen weiter: Ein Teufelskreis, in dessen Folge die Person schließlich nicht mehr in der Lage ist, konstruktiv zu arbeiten.

Sie sitzt massiv in einem Konflikt fest: Einerseits gibt es aufgrund der starken Erwartungsorientierung und aufgrund der starken Versagensängste eine starke Tendenz, sich mit den Studieninhalten zu beschäftigen, zu lesen, zu lernen, Seminare zu besuchen usw.

Andererseits gibt es aber wegen der inhaltlichen Aversion und der starken Angst, sich durch Versagen zu blamieren, eine starke Tendenz, das Studium, alle Studieninhalte, Klausuren, Prüfungen usw. zu vermeiden.

Und in diesem Konflikt „pendelt" die Person: Ist die Annäherungstendenz massiv, setzt sie sich an den Schreibtisch und versucht zu arbeiten: Durch die unmittelbare Konfrontation mit den aversiven Inhalten wird jedoch die Vermeidungstendenz größer und es resultieren „Konzentrationsschwierigkeiten", die so lange zunehmen, bis die Person den Schreibtisch verlässt, im Park spazieren geht und dabei ein massiv schlechtes Gewissen hat.

8. Die Unmöglichkeit, den Konflikt zu verlassen

Gleichzeitig ist die Person aber so „autoritätsfixiert" und glaubt zu scheitern, wenn sie die Erwartungen nicht erfüllt: Deshalb kann sie das Studium nicht „hinschmeißen"; sie ist nicht in der Lage, sich aus der Situation zu befreien.

Vielmehr versucht sie, sich „durchzuwuseln":
- Sie verschiebt Prüfungen,
- holt sich Atteste,
- verlängert die Studienzeit,
- sagt den Eltern über die Situation nicht die Wahrheit und hofft, dass es gut geht.

Manche GENAR halten dies relativ lange durch und konstruieren für ihre Eltern geradezu horrende Phantasiegebilde: So hatten wir einen Klienten, der vor dem Physikum saß und seinen Eltern weisgemacht hatte, er habe das Hauptexamen bereits bestanden und arbeite als Assistenzarzt im Krankenhaus. Dadurch wird es natürlich immer schwieriger, „aus der Story auszusteigen".

Tatsächlich verhält sich die Person jedoch wie der Mann, der vom Hochhaus fällt und bei jedem Stockwerk, an dem er vorbeifällt, denkt: „Bis jetzt ging's gut!" Genau wie dieser Mann wird die Person mit dieser Strategie unweigerlich aufschlagen!

9. Exkulpierende Strategien

Wenn sie dann wirklich scheitert, dann neigt die Person stark dazu, exkulpierende Strategien zu verwenden, wie:
- „Ich bin an meiner Prüfungsangst gescheitert",
- „In den Uni-Strukturen wird man ja auch völlig allein gelassen" o. Ä.,

denn sie kann das Scheitern vor sich selbst, aber insbesondere vor der „Autoritätsperson" nicht eingestehen.

4.5.3 Fremdbestimmung

Auch gescheiterte Narzissten weisen aufgrund ihres negativen Selbstschemas eine hohe Motivation auf, die Annahmen dieses Schemas zu falsifizieren. Sie zeigen auch die Annahme, dass sie die Kompetenz aufweisen, dies zu erreichen, und zeigen die nötige Leistungsbereitschaft. Damit haben sie von daher gesehen „das Zeug zum erfolgreichen Narzissten".

Dann allerdings gibt es einen gravierenden Unterschied: Anders als erfolgreiche Narzissten sind sie nicht in hohem Maße autonom, sondern sie lassen sich (meist) durch eine wichtige Bezugsperson in hohem Ausmaß determinieren. Und damit lassen sie sich nicht nur vorschreiben, *dass* sie erfolgreich zu sein haben, sondern auch noch in welchen Bereichen und wie.

Dies führt aber oft dazu, dass sie Leistungsbereiche wählen, die ihnen nicht liegen, die nicht mit ihrem Motivsystem kompatibel sind. Und das bedeutet, dass sie Dinge tun *müssen*, die sie eigentlich gar nicht tun *wollen*: Damit erzeugen sie jedoch mit der Zeit starke Tendenzen *gegen* das Leistungshandeln. Bedauerlicherweise sind sie dann auch nicht autonom genug, einfach anders zu entscheiden und sich aus dem Dilemma zu befreien.

Das Hauptproblem der gescheiterten Narzissten ist damit, dass sie in extremer Weise *fremdbestimmt* sind und sich aus dieser Fremdbestimmung nicht lösen können. Wer fremdbestimmt ist, kann aber in aller Regel nicht erfolgreich sein, denn erfolgreich ist man nur, wenn man etwas tut, was man auch tun will; tut man nur, was man tun muss, wird man – früher oder später – scheitern.

Was gescheiterte Narzissten somit besonders auszeichnet ist:

- eine hohe Orientierung an den Erwartungen wichtiger Bezugspersonen,
- ein Gefühl, diesen Erwartungen verpflichtet zu sein,
- ein geringes Maß an Autonomie und
- ein hohes Maß an Alienation.

Damit treffen die GENAR ungünstige Lebens- und Berufsentscheidungen, die sie nicht durchhalten, von denen sie sich aber auch nicht lösen können. Diese Variablen sind die entscheidenden Aspekte, die GENAR und NAR unterscheiden: Und genau an diesen Aspekten muss dann die Therapie gezielt ansetzen.

4.6 Erfolglose Narzissten

4.6.1 Das Phänomen

Erfolglose Narzissten (ELNAR) sind Personen, die die eingangs definierten Merkmale von Narzissten aufweisen: Sie zeigen ein negatives Selbstschema, ein kompensatorisch-positives Selbstschema, ein starkes Anerkennungsmotiv sowie ein (mehr oder weniger ausgeprägtes) Regel-Setzer-Verhalten.

Was sie jedoch zentral von erfolgreichen NAR unterscheidet, ist ihr Leistungsverhalten: ELNAR zeigen entweder gar kein Leistungsverhalten, realisieren also keinerlei kompensatorische Leistungsbemühungen. (Wir bezeichnen diese Variante als *Typ 1* des erfolglosen NAR.) Oder sie bleiben in ihrem Leistungsverhalten deutlich hinter ihren (intellektuellen) Möglichkeiten zurück. (Wir bezeichnen diese Variante als den *Typ 2* des erfolglosen NAR; sogenannte „under-achiever").

Aus diesem Grunde sind sie auch nicht erfolgreich (oder sie sind weitaus weniger erfolgreich, als sie sein könnten): Sie sind schlechte Schüler, brechen eine oder mehrere Lehren ab, haben einen relativ schlechten Job oder sie sind arbeitslos und machen gar nichts.

Da sie aber, wie alle NAR, eine Kompensation für ihr negatives Selbstschema brauchen, jedoch keine realen Kompensationen über Erfolg schaffen, bauen sie ein mehr oder weniger illusionär-positives Selbstschema auf: Dieses enthält dann Annahmen darüber, wie fähig, intelligent, leistungsfähig u. ä. sie „eigentlich" sind und was sie alles Großes erreichen „könnten".

Aufgrund des geringen Leistungshandelns bauen sie dann auch keine realen Fähigkeiten und Fertigkeiten auf und schaffen sich auch keine realen Ressourcen; aufgrund ihres eher geringen sozialen Status interagieren sie meist wenig mit anderen und entwickeln damit auch keine hohe soziale Kompetenz.

Sie weisen auch viele sogenannte „exkulpierende („entschuldigende") Strategien" auf, also Begründungen und Rechtfertigungen dafür, warum sie in der Realität tatsächlich nicht so erfolgreich sind, wie sie „eigentlich sein könnten": Sie sind dies nicht, weil sie „nicht genügend gefördert" wurden, weil sie „von Lehrern sabotiert" und „von Mitschülern gemobbt" wurden.

Obwohl sie keinen hohen Status, keine realen Erfolge und damit im Grunde „nichts vorzuweisen" haben, entwickeln viele ELNAR dennoch ein starkes Regel-Setzer-Verhalten: Sie schreiben anderen in hohem Maße vor, wie man sie zu behandeln hat, dass man sie als VIP zu behandeln hat u. a.

Das Spektrum ELNAR reicht von den völlig Erfolglosen bis zu den relativ Erfolglosen.

Die *„völlig Erfolglosen" (Typ 1)* sind meist solche, die die Schule abbrechen oder gerade knapp schaffen, eine bis drei Lehren abbrechen, aus mehreren Jobs fliegen, arbeitslos sind, zuhause sitzen und Computerspiele spielen, sehr wenig soziale Kontakte und keinen Partner haben. Viele leben mit 30 oder 40 noch bei den Eltern und werden von denen versorgt. Man hat den Eindruck, dass diese Personen „sich in ihrem Elend einigermaßen gut eingerichtet haben": Sie sitzen (drastisch formuliert) zwar in der Scheiße, und die riecht auch etwas streng, ist aber warm. Und es wäre vor allem äußerst anstrengend, sie zu verlassen.

Die *„relativ Erfolglosen" (Typ 2)* haben Abschlüsse, haben diese aber trotz ausreichender Intelligenz nur knapp geschafft, sind nicht wirklich erfolgsorientiert, leisten *so wenig wie möglich,* nehmen keine Herausforderungen an oder vermeiden sie systematisch, vermeiden Anstrengungen und bleiben (weit) in ihren Leistungen und Erfolgen hinter ihren Möglichkeiten zurück. Sie leben eigenständig und sind auf den ersten Blick auch nicht erfolglos: Sie gehen einem Job nach, haben ein Einkommen, Partner, ein eher „normales" Leben. Sieht man aber genauer hin, dann wird erkennbar, dass sie Jobs machen, für die sie eigentlich überqualifiziert sind, dass sie keine Möglichkeit ergreifen, Karriere zu machen, dass sie *nur so viel leisten, wie unbedingt erforderlich ist,* dass sie größere Anstrengungen systematisch vermeiden, dass sie Herausforderungen nicht suchen und nicht annehmen. Sie werden „gerade so eben" den an sie gerichteten Anforderungen gerecht.

Natürlich wird sofort ersichtlich, dass die völlig Erfolglosen das deutlich größere Problem darstellen, und deshalb wollen wir uns hier vorrangig mit dieser Gruppe beschäftigen.

4.6.2 Charakteristika erfolgloser Narzissten

1. Motive

ELNAR weisen ein starkes Anerkennungsmotiv auf sowie oft ein Wichtigkeits- und Solidaritätsmotiv. Autonomie spielt keine Rolle.

2. Negatives Selbstschema

Das negative Selbstschema ist sehr stark ausgeprägt und die *Klienten weisen eine sehr geringe Selbst-Effizienz-Erwartung auf.*

Im Durchschnitt ist das Selbst-Schema der ELNAR deutlich negativer als das der NAR (was, soweit wir sehen, auf stärkere Abwertungen in der Biographie zurückgeht). Wesentlich ist aber vor allem die *geringe Selbst-Effizienz-Erwartung*: Die Klienten haben Annahmen, dass sie nichts oder nur sehr wenig bewirken werden, dass ihnen nichts oder nur sehr wenig gelingt oder dass sie sich aufgrund ihrer mangelnden Kompetenzen extrem würden anstrengen müssen, um doch etwas Nennenswertes zu erreichen. Diesen Aspekt halten wir für das zentrale Problem der ELNAR: Da geringe Selbst-Effizienz-Erwartung jede Art von Motivation „schreddert", ist ELNAR im Wesentlichen ein *Motivationsproblem*, kein Kompetenzproblem.

3. Illusionäres, positives Selbstschema

Das positive Selbstschema ist illusionär positiv und enthält Annahmen darüber, was die Klienten alles hätten erreichen können oder welche Fähigkeiten sie (vermutlich) aufweisen.

Die Klienten haben hier Annahmen wie:
- „Im Grunde bin ich intelligent."
- „Wenn ich von meinen Eltern mehr gefördert und von meinen Lehrern weniger gemobbt worden wäre, dann wäre ich heute Anwalt."
- „Also bin ich im Grunde Anwalt."

Die Annahmen der Klienten können hier *extrem stark* von der realen Situation abweichen. Die Klienten weisen ja keine realen Kompensationen auf, die zu realen Erfolgen und real positivem Feedback führen. Daher kann sich kein realistisches Schema bilden. Andererseits benötigen die Personen aufgrund ihres extrem negativen Schemas eine *sehr starke Kompensation*: Daher *kann* die Kompensation nur illusionär sein!

4. Unrealistische Ziele

Erfolglose NAR geben meist an, dass sie Ziele verfolgen, jedoch sind diese Ziele gemessen an ihren Fähigkeiten und vor allem, gemessen an ihrem geringen Ausbildungs- und Kenntnisstand völlig unrealistisch. Die Ziele entstammen den Normen, und diese müssen, um das negative Selbstschema zu kompensieren, auch sehr hoch sein: Aufgrund der mangelnden Kompetenz sind aber auch die Ziele hochgradig unrealistisch:
- So will ein Klient ohne Schulbildung und Ausbildung „Anlage-Berater" werden.
- Ein Klient ohne Ausbildung hat sich als Immobilien-Makler versucht (und ist daran gescheitert).
- Ein Klient ohne Schulbildung und Ausbildung sagt: „Ich will einen Job, in dem man mindestens 4.000 € verdient."
- Ein Klient ohne Schulabschluss sagt zum Therapeuten: „In drei Jahren gehe ich nach Hollywood und da komme ich ganz groß raus."
- Ein Klient ohne Ausbildung sagt zu einem Therapeuten: „Ich weiß, dass ich nicht mehr Bundeskanzler werden kann; aber Bundesminister werde ich bestimmt noch."

Es ist klar, dass die Personen immer wieder scheitern und dass jedes Scheitern das negative Selbstschema vergrößert: Damit kommt ein Teufelskreis in Gang, der die dysfunktionalen Strukturen ständig verstärkt.

5. Anstrengungsvermeidung

Erfolglose NAR zeigen ein hohes bis extrem hohes Ausmaß an Anstrengungsvermeidung: Sie vermeiden alle Aktivitäten, die Anstrengung erfordern, die längeres und höheres Engagement erfordern, bei denen es erforderlich wäre, Ausdauer zu zeigen, sich zu engagieren, etwas zu leisten.

Diese Anstrengungsvermeidung geht im Wesentlichen auf die negative Selbst-Effizienz-Erwartung zurück: Wenn ich überzeugt bin, nicht effektiv handeln zu können, *und* wenn ich überzeugt bin, dass mein Handeln nichts bewirken kann, macht es absolut keinen Sinn, sich auch nur im Mindesten anzustrengen.

6. Exkulpierendes Verhalten

ELNAR benutzen in hohem Maße exkulpierende (entschuldigende) Annahmen, die „erklären", warum sie keine realen Erfolge aufweisen. Hier haben sie Annahmen wie:
- „Niemand hat mich gefördert."
- „Alle waren gegen mich."
- „Das Schulsystem ist unfair."
- „Man hat mir keine Chance gegeben."
- „Lehrer haben mich sabotiert."
- „Das Leben ist ungerecht." usw.

Wie zu erwarten, geht dieses Handeln mit einer *extremen Vermeidungstendenz* einher: Sich mit Misserfolgen, Defiziten u.a. zu befassen ist *extrem aversiv* und aktiviert das SK-! Und damit realisieren die Personen auch in der Therapie ein extremes Vermeidungshandeln.

7. Regel-Setzer-Verhalten

ELNAR weisen oft in hohem Maße Regel-Setzer-Verhalten auf, das ihnen (massive) interaktionelle Probleme einbringt. Interessanterweise erwarten ELNAR manchmal einen ähnlichen VIP-Status wie Erfolgreiche („Da ich eigentlich Anwalt bin, will ich auch wie einer behandelt werden!"). Während Interaktionspartner erfolgreichen Personen dieses Verhalten noch durchgehen lassen, finden sie es jedoch bei erfolglosen meist hochgradig unangemessen – was dann entsprechend negative soziale Reaktionen provoziert.

8. Erfolglosigkeit

ELNAR sind entweder beruflich völlig erfolglos und haben keinen Schulabschluss, keine Ausbildung o.Ä. oder sie bleiben in ihren beruflichen Erfolgen (weit) hinter ihren realen Möglichkeiten zurück.

4.6.3 Wie wird man erfolgloser Narzisst?

Unseren therapeutischen Analysen nach erhalten ELNAR in ihrer Biographie meist zwei sich stark widersprechende Botschaften:
1. Die Botschaft: Sei erfolgreich, erfülle unsere hohen Erwartungen.
2. Die Botschaft: Das schaffst Du sowieso nicht, Du bist sowieso ein Versager, bei Dir „sind Hopfen und Malz verloren".

Daraus resultiert
- zum einen der starke Wunsch, erfolgreich zu sein und die Notwendigkeit, Erwartungen zu erfüllen *und gleichzeitig*

- zum anderen die Einschätzung, die hohen Erwartungen gar nicht erfüllen zu können oder
- die Annahme, diese Erwartungen nur mit extrem hoher Anstrengung erfüllen zu können.

Dies trifft sich dann bei den ELNAR mit einer nur mittleren bis eher geringen Anstrengungsbereitschaft, sodass die erwartete nötige Anstrengung größer ist als das Ausmaß an Anstrengung, das man zu leisten bereit ist.

Daher folgern die Personen,
- dass sie (aufgrund mangelnder Fähigkeiten) sowieso nicht in der Lage sind, die Erwartungen zu erfüllen *oder*
- dass sie die Erwartungen zwar mit maximaler Anstrengung erfüllen könnten, dass sie zu einer solchen Anstrengung aber nicht bereit sind.

In diesem Fall startet die Person zu keiner Zeit ein kompensatorisches Leistungsverhalten (oder, im Falle eines relativ erfolglosen NAR vom Typ 2: Sie startet nur so viel kompensatorisches Verhalten, wie eben nötig, um ein Mindestmaß an Erfolg zu haben): Sie strengt sich *nicht* an, ein guter Schüler zu werden, sie strengt sich nicht an, positives Feedback zu erhalten, sie nimmt Herausforderungen nicht an.

Und damit
- baut sie auch keine realen Erfolge auf: Sie hat keinen Schulabschluss oder keine Lehre, erreicht keinen hohen sozialen Status, hat kein Geld und kein Ansehen,
- baut sie auch keine Kompetenzen auf: Keine schulischen Kompetenzen, meist auch keine sozialen Kompetenzen, sie bleibt damit auf einem geringen Kompensationsniveau „stehen“,
- schafft sie sich auch keine realen Ressourcen, auf denen sie aufbauen oder auf die sie real stolz sein könnte.

4.6.4 Unrealistisch-positives Selbstkonzept

Da die Person keine Leistungskompensationen einleitet und damit auch keine Kompetenzen erwirbt, keine Erfolge schafft, kann sich auch *kein realistisches, positives Selbstschema* ausbilden, das auf realen Erfolgen oder realen Kompetenzen basiert. Da die Person jedoch ein negatives Selbstschema aufweist und meist auch weiterhin negatives Feedback erhält, benötigt sie *dringend* eine Kompensation: Reale Kompensationen stehen jedoch nicht zur Verfügung.

Daher entwickelt die Person *zwei illusionäre Kompensationsstrategien*, die eng miteinander verbunden und verwoben sind. *Es sind die Strategien:*
- Annehmen verborgener Kompetenzen und Fähigkeiten *und*
- Exkulpierung.

Die Klienten behaupten sich selbst und anderen gegenüber, dass sie eine Reihe *verborgener Fähigkeiten* und Kompetenzen haben: Dass sie „eigentlich“ hoch intelligent sind, dass sie „eigentlich“ hohe allgemeine und spezifische Kompetenzen aufweisen, dass sie „eigentlich“ recht fleißig seien usw. Oder sie behaupten, dass diese Kompetenzen sie in der Zukunft weit bringen werden. Diese „verborgenen Kompetenzen“ und diese „Wechsel auf die Zukunft“ können sich bei ELNAR mehr oder weniger stark von der Realität ablösen: In der Regel sind sie illusionär, aber oft werden sie utopisch: Ein erfolgloser NAR sagte einem Therapeuten mal: „In drei Jahren gehe ich nach Hollywood und dann komme ich ganz groß raus!“.

Eine zweite wichtige Strategie ist *Exkulpierung*: Die Klienten machen deutlich, dass sie die Intelligenz und diese Kompetenzen nur deshalb nicht in Erfolge und Leistungen umgesetzt haben, weil sie

- nicht genügend von anderen gefördert worden sind,
- von Eltern, Lehrern u.a. behindert, „gemobbt“ u.a. worden sind und deshalb für ihre Misserfolge nichts können (daher „exkulpierende“ Strategien).

Mit Hilfe dieser Strategien bauen sie ein illusionäres Selbstschema auf, das besagt:

- Ich bin eigentlich im Grunde hoch intelligent.
- Ich bin eigentlich im Grunde ein verkanntes Genie.
- Ich bin eigentlich im Grunde sehr erfolgreich usw. Oder:
- Wenn ich stärker gefördert und weniger behindert worden wäre, wäre ich heute Nobelpreisträger.

Und so sind auch ihre Aussagen, z.B. in Therapien: So sagen Klienten mit über 30, ohne Schulabschluss mit abgebrochener Lehre, z.B. zum Therapeuten derartige Sätze, wie die oben zitierten.

Das Selbstschema ist damit deutlich ein positives, kompensatorisches Selbstschema und es ist deutlich illusionär, da es auf keinen realen Erfolgen/Leistungen/Kompetenzen beruht. Und es ist auch – mehr oder weniger – stark *realitätsabgehoben*: Die Klienten machen sich und anderen etwas vor, z.T. in einer geradezu absurden Weise, die gar nicht mehr mit der Realität vereinbar ist. Aber gerade das Ausmaß an Absurdität zeigt auch, in welch hohem Maße eine Kompensation *notwendig* ist!

Mit Hilfe dieser Strategien können die Personen aber auch versuchen, sich „Kritik vom Hals“ (also aktuell negatives Feedback, z.B. von Eltern, von Partnern u.a.) zu halten: Denn sie können ja für das bisherige Scheitern offenbar nicht verantwortlich gemacht werden, denn wären andere nicht schuld, dann wären sie ja erfolgreich! Und deshalb kann man sie ja auch im Grunde nicht kritisieren. Die Klienten übernehmen aber durch die exkulpierenden Strategien auch keine Verantwortung für ihr Scheitern und damit gilt auch das Prinzip (vgl. Sachse, 2009): *Wer keine Verantwortung für sein Handeln* übernimmt, *kann seinen Zustand auch nicht verändern.*

4.6.5 Verantwortungsübergabe und Lageorientierung

Aufgrund dieser exkulpierenden Strategien neigen die Personen mit erfolglosem Narzissmus in extrem hohem Maße dazu, jede Art von *Verantwortung* für ihr Scheitern und für ihre desolate Situation external zu attribuieren: Sie selbst können für gar nichts etwas! Denn sie hatten ja nie eine Wahl, alles war zwangsläufig und sie sind in hohem Maße das Opfer der Umstände und das Opfer anderer Personen! Und Opfer der Umstände sind sie ja auch immer noch, denn heute ist die Situation ja so verfahren, dass „niemand“ sich daraus wieder befreien könnte: Also sind sie nicht nur nicht verantwortlich dafür, dass sie jetzt in dieser desolaten Situation sind, sie sind auch nicht verantwortlich dafür, dass sie die Situation aktuell nicht ändern können!

Diese Verantwortungsabgabe ist etwas, was die ELNAR stark von den Erfolgreichen unterscheidet: Erfolgreiche NAR übernehmen stark Verantwortung: Wenn sie scheitern, dann attribuieren sie das Scheitern auf sich und strengen sich stärker an, machen einen neuen Anlauf, versuchen es erneut!

Damit wird auch deutlich, dass die erfolgreichen NAR sehr stark (manchmal extrem) handlungsorientiert sind: Sie machen sehr schnell einen neuen Versuch, sie denken nicht lange rum, sondern *tun* etwas. Dagegen sind die ELNAR stark *lageorientiert*: Sie denken darüber nach, was sie tun könnten, analysieren und grübeln – kommen aber nicht ins Handeln!

4.6.6 Unrealistische Ziele

Analysiert man die psychische Situation des erfolglosen Narzissten noch etwas genauer, dann erkennt man auch, *dass die Personen sehr große Schwierigkeiten damit haben, für sich realistische Ziele zu setzen.* Denn realistische Ziele wären solche, die ihren geringen tatsächlichen Fähigkeiten und Kompetenzen entsprechen würden: Da sie keinen Schulabschluss haben, müssten sie einen machen, da sie keine abgeschlossene Lehre aufweisen, müssten sie eine abschließen, da sie keine beruflichen Qualifikationen aufweisen, müssten sie welche erwerben; sie müssten sich Ziele setzen, die von ihrer Ausgangslage aus gesehen realistisch erreichbar sind und müssten langfristige Perspektiven entwickeln, in denen Ziele langsam aufeinander aufbauen! Nur dann, wenn sie Ziele verfolgen, die im Hinblick auf ihre augenblicklichen Fähigkeiten und Kompetenzen realistisch sind, können sie die Anforderungen auch jeweils bewältigen und nur dann können sie erfolgreich sein und langsam Fuß fassen.

Genau das können sie aber nicht. Und damit behindern sie sich ständig selbst. Denn wenn sie einem realistischen Ziel folgen würden, müssten sie (sich und anderen) eingestehen, dass sie ganz unten auf der Erfolgsleiter stehen und dass sie bisher tatsächlich so gut wie nichts erreicht haben, denn die realistischen Ziele wären logischerweise auch ziemlich bescheidene Ziele. Damit würden sie aber das negative Selbstschema praktisch bestätigen und hätten keine Kompensationsmöglichkeiten mehr. Dies ist für die Klienten aber extrem aversiv, ja ängstigend. Deshalb wehren sich die Personen mit erfolglosem Narzissmus „mit Händen und Füßen“ gegen realistische Ziele; stattdessen verfolgen sie Ziele, an denen sie fast mit Sicherheit scheitern: So will ein Klient ohne Berufsausbildung „Unternehmensberater“ werden (ELNAR bringen Therapeuten oft an die Grenze der Sprachlosigkeit!), ein Klient macht sich als Immobilienmakler selbständig und scheitert, ein Klient macht sich mit einem Copyshop selbständig, scheitert aber an Buchführung und Steuer usw. usw. usw. Klienten verfolgen Ziele, für deren Erreichung sie ganz deutlich nicht die Voraussetzungen haben (vom Ziel „Bundesminister“ zu werden, mal ganz abgesehen!). Durch diese unrealistischen Aktionen bringen die Klienten sich aber immer und immer wieder zum Scheitern und verstärken damit noch die Notwendigkeit einer Kompensation: Sie kommen aber von dem Trip nicht ab, denn bescheidene Ziele betrachten sie als „beschämend“, „entwürdigend“, „unter ihrem Niveau“. So geraten sie in einen Teufelskreis (vgl. Abbildung 1):

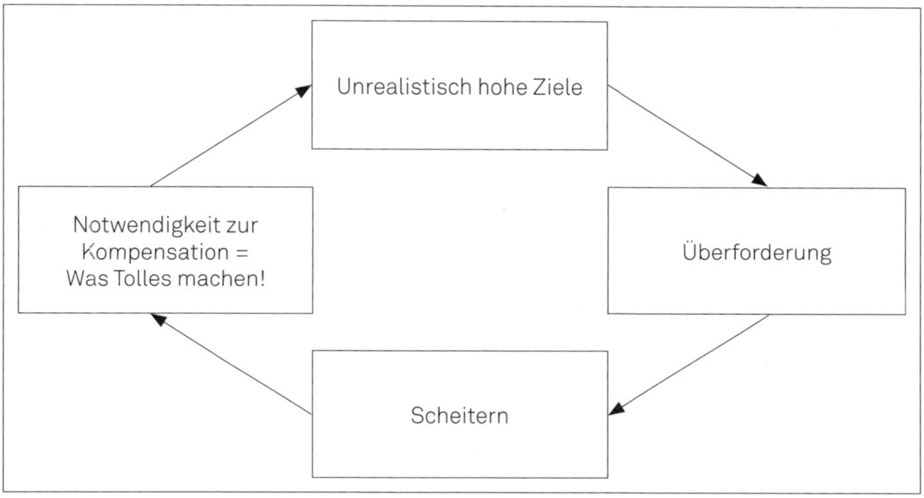

Abbildung 1: Teufelskreis von unrealistischen Zielen und Scheitern

4.6.7 Regelsetzen und VIP-Status

Interessanterweise entwickeln aber auch erfolglose Narzissten ein Bedürfnis nach VIP-Status und eine Regelsetzer-Struktur wie erfolgreiche Narzissten.

Ansprüche auf einen VIP-Status entwickeln sie aus der Annahme, sie seien ja „eigentlich“ genauso gut und kompetent wie die Erfolgreichen und deshalb stehe ihnen schlicht auch die gleiche Behandlung zu! Wenn man „eigentlich Manager“ oder „Nobelpreisträger“ ist, dann hat man auch das Recht, so behandelt zu werden. Und wenn man dieses Recht hat, dann darf man es auch einfordern. Dummerweise reagieren Interaktionspartner bei Personen, die nichts vorzuweisen haben, auf solche Forderungen noch negativer als bei Personen mit realen Erfolgen: Die Klienten machen sich durch solche Strategien hochgradig unbeliebt.

Regeln setzen darf man, aus Sicht der erfolglosen Narzissten, deshalb,

- weil man ja („im Grunde“) etwas Besonderes ist und, vor allem,
- weil man ja „von der Gesellschaft“ ungerecht behandelt worden ist und „die Gesellschaft“ einem nun etwas schuldet.

Und deshalb darf man nun ich-zentrierte Regeln definieren, die eindeutig bestimmen, wie man mit der Person umzugehen hat: Man darf erwarten, dass man in Restaurants *sofort* bedient wird, sonst darf man rumpöbeln; man darf in Beziehungen Sonderrechte reklamieren und wenn man sie nicht bekommt, darf man beleidigt sein usw.

Durch solche Regelsetzer-Strukturen tragen die Klienten ebenfalls in hohem Maße zu ihrem ständigen Scheitern bei: Denn schon hoch erfolgreiche Klienten ecken mit solchem Verhalten bei anderen an; „Versagern" lässt man aber meist solche Frechheiten nicht durchgehen. Realisiert man sie trotzdem, dann „schlägt das Imperium zurück": Ein Klient eines unserer Therapeuten war als Hausmeister an einer Schule tätig. Der Direktor kam und sagte ihm: „Bitte kehren Sie mal den Hof." Daraufhin sagte er zum Direktor: „Hofkehren mache ich nicht, das ist unter meiner Würde." Daraufhin verlor er die Stelle. Und dies ist offenbar recht häufig: Dass Klienten Stellen verlieren,

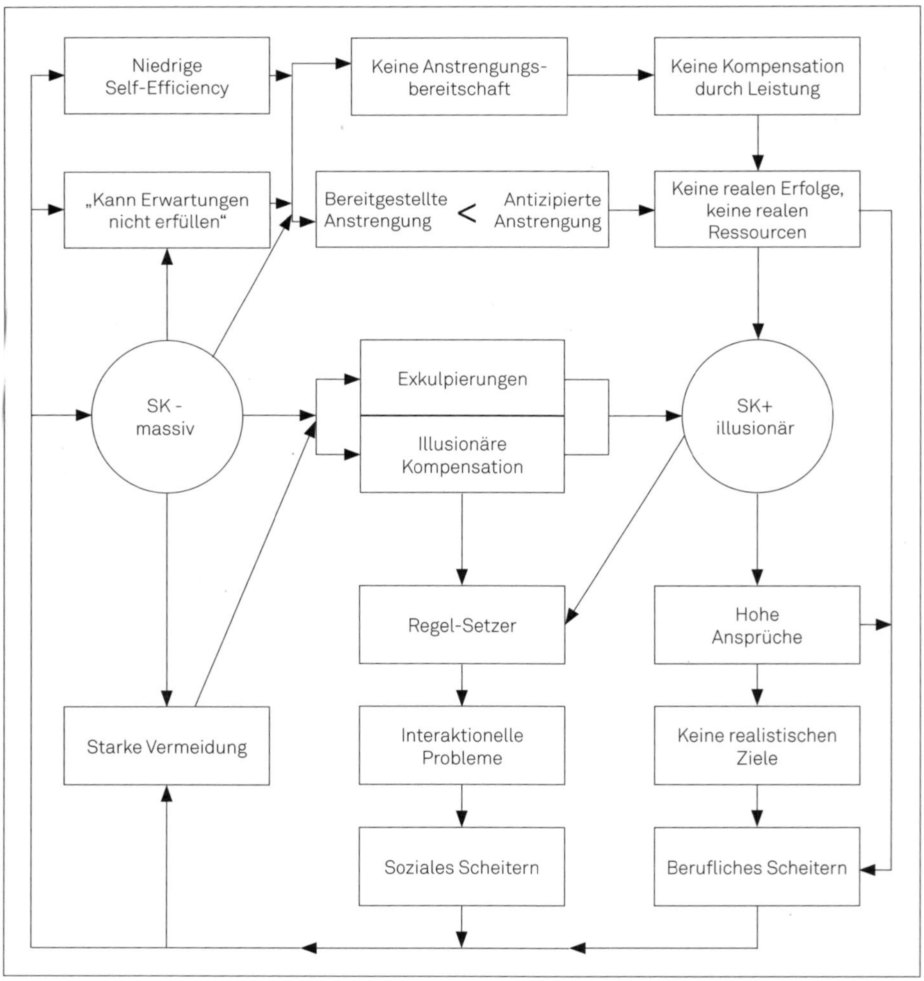

Abbildung 2: Ein psychologisches Funktionsmodell erfolgloser Narzissten vom Typ 1

weil sie glauben, sie müssten sich nicht an soziale Regeln oder an Arbeitsregeln oder an Anweisungen von Chefs halten, nicht pünktlich kommen, Routinearbeiten nicht erledigen oder sie seien berechtigt, „sich die Rosinen aus dem Kuchen zu picken". Dies ist bei erfolglosen Narzissten eine gut etablierte Strategie des „Self-Handicapping". Die Abbildung 2 auf der vorherigen Seite fasst die theoretischen Überlegungen zum erfolglosen Narzissten vom Typ 1 zusammen.

4.6.8 Die drei Typen von Narzissten im Vergleich

Tabelle 1 zeigt als Übersicht noch einmal die zentralen Unterschiede in psychologischen Variablen zwischen erfolgreichen, gescheiterten und erfolglosen NAR. Dabei wird deutlich, dass ein zentrales Merkmal von gescheiterten NAR (verglichen mit Erfolgreichen) die hohe Erwartungsorientierung, geringe Autonomie und hohe Alienation ist. Und das zentrale Merkmal von erfolglosen NAR (verglichen mit Erfolgreichen) ist die geringe Selbst-Effizienz-Erwartung und die (z. T. daraus resultierenden) geringen realen Kompensationsbemühungen.

Tabelle 1: Vergleich psychologischer Variablen zwischen erfolgreichen, gescheiterten und erfolglosen NAR

	erfolgreich	gescheitert	erfolglos
Positives Selbstschema	realistisch, manchmal überhöht	realistisch, manchmal überhöht	unrealistisch, enthält z.T. völlig unrealistische Annahmen über Fähigkeiten und Möglichkeiten
Negatives Selbstschema	leicht bis stark negativ	leicht bis stark negativ	stark bis extrem negativ
Reale Kompensations-bemühungen	stark bis extrem stark ausgeprägt	stark ausgeprägt	schwach bis nicht vorhanden
Selbsteffizienz-erwartung	hoch bis sehr hoch	hoch bis mittel	sehr niedrig
Autonomie	hoch	niedrig	sehr niedrig
Alienation	nur im Leistungs-bereich, sonst niedrig	hoch	sehr hoch

Tabelle 1: Fortsetzung

	erfolgreich	gescheitert	erfolglos
Erwartungs-orientierung	niedrig	hoch bis sehr hoch	niedrig
Exkulpierende Strategien	niedrig, manchmal bei Scheitern	relativ hoch	sehr bis extrem hoch

Fazit: Erfolglose vs. erfolgreiche Narzissten

1. Erfolglose Narzissten haben wegen ihres (stark) negativen Selbstschemas ebenfalls eine starke Motivation, die Annahmen des negativen Schemas zu falsifizieren. Vom negativen Selbstschema her besteht damit die gleiche Ausgangsbedingung wie bei erfolgreichen Narzissten.
2. Der entscheidende Unterschied zu erfolgreichen Narzissten liegt allerdings darin, dass sie sich entweder nicht wirklich zutrauen, Anerkennung über Leistung zu erreichen oder (was wahrscheinlich häufig der Fall ist) nicht bereit sind, für dieses Leistungshandeln ein hohes Maß an Anstrengung zu investieren. Dies manifestiert sich meist schon relativ früh in der Biographie: Leistungsverweigerung in der Schule, abgebrochene Lehren, negative Rückmeldungen für Leistungen u. a. Oft hat es bei erfolglosen Narzissten nie in der Biographie einen erkennbaren Versuch gegeben, über Anstrengungen gute Ergebnisse und damit Anerkennung zu erreichen; manchmal hat es über Zeiträume solche Versuche auch gegeben, diese sind dann aber eingestellt worden.
3. Damit ist es aber nicht getan: Entscheidend für die Entwicklung eines erfolglosen Narzissmus ist die Idee, durch illusionäre Strategien doch noch Kompensationen zu erreichen, also ein irreales, positives Selbstbild zu basteln und, was letztlich noch absurder ist, hohe soziale Ansprüche zu entwickeln. Dadurch entwickelt sich ein „Narzissmus ohne Fundament“: Auf den ersten Blick mag ein erfolgreicher von einem erfolglosen Narzissten kaum zu unterscheiden sein! Er kann Images aufmachen, aufgrund derer man ihn für durchaus erfolgreich halten kann und er kann mit seiner „sozialen Unverschämtheit“ viele Leute bluffen. Aber es ist ein Bluff; Annahmen und Ansprüche bauen auf Sand. Viele erfolglose Narzissten sind aber auch derart inkompetent, dass sie nicht einmal erfolgreich bluffen können; und dann erzeugen sie bei vielen Interaktionspartnern durch die massive Diskrepanz zwischen Anspruch und Wirklichkeit massive Ablehnung.

5 Allgemeine therapeutische Strategien bei narzisstischen Klienten

In diesem Kapitel werden die allgemeinen therapeutischen Prinzipien und Strategien zum Umgang mit narzisstischen Klienten dargestellt, die für alle drei Typen von NAR gelten. Besonders wesentlich sind dabei Strategien der Komplementarität und der Konfrontation.

5.1 Allgemeine therapeutische Grundhaltungen

Für jede Art von Persönlichkeitsstil oder Persönlichkeitsstörung gibt es wichtige therapeutische Grundhaltungen, die ein Therapeut einnehmen können sollte, wenn er mit diesen Klienten effektiv arbeiten können will.

Da Therapeuten oft selbst zu einem narzisstischen Stil neigen, ist es wesentlich, dass Therapeuten ihre eigenen Schemata und Handlungen in *Selbsterfahrung* gut kennen und ausreichend unter Kontrolle haben.

Insbesondere sollten Therapeuten

- nicht dazu neigen, mit narzisstischen Klienten in Konkurrenz zu treten und nicht einer Tendenz folgen, dem Klienten zeigen zu müssen, wie gut, erfolgreich oder kompetent sie sind;
- nicht mit NAR in Machtkämpfe geraten, wenn Klienten z. B. versuchen, therapeutische Regeln zu verhandeln oder den Therapeuten testen;
- in der Lage sein, das Angeben der Klienten, die übertriebene Selbstdarstellung eher als Teil des Klienten-Problems wahrzunehmen und es positiv zu konnotieren;
- in der Lage sein, die starke Vermeidung, das negative Selbst-Schema zu betrachten, nicht als „Widerstand“ zu sehen, sondern als eine normale Prozessphase der Therapie;
- in der Lage sein, die Klienten auf einer persönlichen Ebene als einen „peer“ wahrzunehmen und anzuerkennen und dem Klienten Respekt entgegenzubringen.

Therapeuten sollten in der Regel in der Lage sein, sich in ELNAR hineinzuversetzen, wenn sie mit diesen Klienten arbeiten wollen. Sie sollten in der Lage sein, auch diesen Klienten respektvoll zu begegnen. Das kann für erfolgreich-narzisstische Therapeuten ein Problem sein: Auch das sollte man durch Selbsterfahrung klären.

Die wesentlichste Grundhaltung des Therapeuten einem narzisstischen Klienten gegenüber ist *Respekt:* Man respektiert den Klienten als Person, erkennt dessen Erfolge an und „holt den Klienten da ab, wo er ist". Der Therapeut respektiert auch die Autonomie des Klienten (sowohl Autonomie als Motiv als auch „Flucht in die Autonomie" als Vermeidungsziel) und versucht nie, den Klienten zu bevormunden. Wesentlich ist es, durch Interventionen Kooperation und keine Reaktanz zu erzeugen: Der Klient muss eine Veränderung wollen, er muss sie als sinnvoll und erstrebenswert ansehen. Daher muss der Therapeut den Klienten so steuern, dass es gelingt, Interventionen immer *„am System des Klienten anzudocken"*: Veränderungen müssen immer von dem ausgehen, was der Klient aufweist, und müssen aus der Sicht des Klienten nachvollziehbar und sinnvoll sein. Um das zu erreichen, braucht ein Therapeut manchmal viel Vorarbeit, aber auch Geduld: Wenn ein Klient noch nicht zu einem Schritt motiviert ist, muss er motiviert werden; den Klienten zu etwas zu zwingen, ist hochgradig kontraindiziert.

5.2 Therapiephasen

Für die Therapie mit narzisstischen Klienten gilt die gleiche Abfolge von Phasen wie für alle Persönlichkeitsstörungen.

Phase 1: Beziehungsaufbau

Diese Phase dient der Schaffung von Beziehungskredit: Der Klient muss dem Therapeuten vertrauen, damit der Therapeut wichtige Interventionen wie Konfrontationen überhaupt realisieren kann.

In diese Phase fallen die therapeutischen Strategien
- Komplementarität zur Motivebene,
- Explizierung der Beziehungsmotive,
- Umgang mit Tests
- und eventuell bereits Anfänge von Klärung.

Phase 2: Entwicklung eines Arbeitsauftrages

Verfügt der Therapeut über ausreichenden Beziehungskredit, dann kann er damit beginnen, den Klienten mit Aspekten der Spielebene zu konfrontieren: Dadurch soll der Klient erkennen, dass er nicht nur Kosten *hat*, sondern dass er Kosten *erzeugt*. Er soll verstehen, dass seine Schemata und intransparenten Handlungen die Ursache seiner Kosten sind und dass er, wenn er seine Kosten reduzieren will, an diesen Aspekten therapeutisch arbeiten muss. Durch diese Erkenntnis soll aus der ich-syntonen eine ich-dystone Störung werden und der Klient soll eine Änderungsmotivation entwickeln. Zu dieser Phase gehören therapeutische Strategien wie:
- Transparent machen der Spielstruktur,
- Konfrontation mit Kosten,

- Konfrontation mit Intentionen,
- Konfrontation mit Spielstruktur und Manipulationen,
- eventuell finden hier auch schon Aspekte von Klärung statt.

Phase 3: Klärung

In dieser Phase geht es um die Herausarbeitung und Explizierung der relevanten Schemata: Sowohl dysfunktionale als auch kompensatorische Schemata müssen herausgearbeitet werden. In diese Phase gehören die Strategien:
- Klärung,
- Explizierungen durch den Therapeuten,
- biographische Arbeit.

Phase 4: Bearbeitung der Schemata

In dieser Phase werden die problematischen Schemata der Person systematisch therapeutisch bearbeitet.

5.3 Komplementarität auf der Motivebene

Komplementäres Therapeuten-Verhalten auf der Motivebene ist bei Klienten mit narzisstischer Persönlichkeitsstörung von zentraler Bedeutung: hne komplementäres Handeln hat ein Therapeut nicht die geringste Chance, eine Therapeut-Klient-Beziehung zu etablieren und beim Klienten Beziehungskredit aufzubauen (vgl. Sachse, 2000, 2001a, 2004b, 2006c).

Dies liegt zum einen an der außerordentlich hohen Beziehungsorientierung der Klienten: Die Klienten *wollen „gefüttert" werden*. Zum anderen führen aber die negativen Beziehungsschemata zu hohem interaktionellen Misstrauen, und der Therapeut muss nachweisen (!), dass die Annahmen der Schemata *nicht* auf ihn zutreffen. Das heißt die Schemata müssen im Hinblick auf den Therapeuten gehemmt werden: Ohne diesen Effekt wird es keine Selbstöffnung des Klienten geben.

Die Therapie beginnt daher immer mit Komplementarität: Sie holt den Klienten da ab, wo er ist, und führt ihn schrittweise zur Erarbeitung eines Arbeitsauftrages. Komplementäres Handeln hat dabei mehrere Aspekte, die im Folgenden behandelt werden.

Wir möchten hier einige allgemeine Regeln vorstellen, die das komplementäre Verhalten von Therapeuten leisten können.

1. Den Klienten niemals defizitär definieren!

Therapeuten müssen immer bedenken, dass Klienten mit NAR einerseits extrem anerkennungsmotiviert sind, andererseits aber befürchten, in Beziehungen abgewertet zu werden. Diesen beiden Aspekten muss die Beziehungsgestaltung zentral Rechnung tragen.

> Das zentrale Prinzip komplementären Handelns bei narzisstischer Persönlichkeitsstörung ist dies: *Der Therapeut darf den Klienten niemals auch nur ansatzweise defizitär definieren!*

Narzisstische Klienten haben massive Angst vor Abwertung, davor, als Mogelpackung identifiziert zu werden. Deshalb: *Ein narzisstischer Klient wird erst dann bereit sein, mit dem Therapeuten zu arbeiten, wenn er völlig sicher ist, dass er vom Therapeuten nicht defizitär definiert wird.* Dies ist der wichtigste Aspekt beim Aufbau einer therapeutischen Allianz. Der Klient muss dem Therapeuten vertrauen, und das bedeutet, dass er davon überzeugt ist, dass der Therapeut

- trotz den negativen Aspekten, die der Klient zeigt, immer davon überzeugt ist, dass der Klient eine Menge positive Aspekte aufweist;
- den Klienten immer als Person respektiert und anerkennt;
- immer davon ausgeht, dass der Klient ok ist;
- niemals eine Information über den Klienten gegen den Klienten verwendet;
- den Klienten nie wegen negativer Selbstaspekte abwertet, als unnormal betrachtet, als schwach, als wertlos, als defizitär.

Daher ist es wesentlich, dass ein Therapeut

- immer die positiven Selbst-Definitionen des Klienten wahrnimmt, anerkennt und lobt;
- immer Problemaspekte normalisiert, als nicht so relevant einschätzt;
- immer deutlich macht, dass die Problemaspekte, gemessen an den Ressourcen, vernachlässigbar sind.

Der Therapeut macht jedoch auch klar, dass er versteht, dass der Klient an den Problemaspekten arbeiten will und dass der Therapeut das sehr gut findet: Der Klient will sich weiterentwickeln, arbeitet an sich, nimmt Zustände nicht einfach hin. Das spricht sehr *für* den Klienten.

Aus diesem allgemeinen Prinzip resultieren noch weitere Vorgehensweisen der komplementären Beziehungsgestaltung.

2. Der Therapeut folgt der Auftragsdefinition des Klienten, führt den Klienten dann aber zu den therapeutisch relevanten Aspekten.

Der Therapeut muss den narzisstischen Klienten unbedingt dort abholen, wo er ist: Widerspricht er dem Klienten, konfrontiert er ihn mit Problemen oder macht er deutlich, dass der Klient ein „Problem" definieren oder die Regeln des Therapeuten gutheißen muss, um Therapie bekommen zu können, dann erzeugt der Therapeut sofort Reaktanz. Die Folge davon ist ein unerquicklicher Machtkampf zwischen Therapeut und Klient. Einen solchen Machtkampf sollte der Therapeut jedoch *auf jeden Fall vermeiden!* Daher: keine Reaktanz auslösen! Der Therapeut sollte vielmehr die Aufträge und Definitionen des Klienten zunächst einmal annehmen und gutheißen; dann bringt er den Klienten aber Stück für Stück dazu, therapeutisch sinnvolle Themen zu bearbeiten.

Wenn der Klient z. B. sagt, er habe kein Problem, er wolle sich durch Therapie lediglich persönlich weiterentwickeln, dann sagt der Therapeut, dass er dieses Ziel sehr gut und sehr sinnvoll findet, aber: um zu wissen, wo und wohin man sich weiterentwickeln will, müsse man zunächst mal darüber sprechen, was einen denn etwas unzufrieden macht. Und damit leitet der Therapeut die Analyse der Probleme ein. Allerdings nennt der Therapeut das Problem nicht „Problem": es ist auch völlig egal, wie es benannt wird; wenn der Klient will, dass es „Trallala" heißt, dann heißt es eben „Trallala". Tatsächlich arbeitet der Therapeut dann aber - vorsichtig - genauso weiter, wie mit einem normalen Problem: es wird geklärt, expliziert und bearbeitet. Aber so, dass der Klient niemals sein Gesicht verliert (es ist eben, offiziell, kein „Problem").

Wenn der Klient sagt, er komme, um Coaching zu erhalten, dann bekommt er Coaching: aber der Therapeut macht deutlich, dass man auch dazu zunächst mal verstehen muss, worum es dem Klienten geht.

Der Therapeut benutzt also immer eine Art „Judo-Technik": Er nutzt den Schwung des Klienten und leitet ihn vorsichtig in eine konstruktive Bahn. Nicht gegen den Klienten argumentieren! Keine Reaktanz provozieren! Immer Kooperation schaffen! Den Klienten steuern, aber nie blockieren!

3. Der Therapeut füttert den Klienten, so gut er kann.

Der Therapeut bestätigt den Klienten in allen Inhalten, an denen dies möglich ist, z.B.
- lobt der Therapeut die Leistungen des Klienten und zeigt sich beeindruckt;
- respektiert er die besonderen Anstrengungen des Klienten und zeigt sich erstaunt;
- wenn der Klient theoretisiert, lobt der Therapeut die hohe Reflexivität des Klienten;
- wenn der Klient den Therapeuten kritisiert, lobt der Therapeut die Eigenständigkeit und Kritikfähigkeit.

Tatsächlich baut der Klient, wenn er z.B. angibt oder deutlich macht, wie toll er ist usw., Images auf und sendet Appelle: All das sind Aspekte interaktioneller Spiele, d.h. ein narzisstischer Klient interagiert zu Therapiebeginn massiv auf Spielebene.

Ob ein Therapeut sich *dazu* komplementär verhalten darf, hängt dann aber davon ab, *was* genau der Klient mit dem Spiel vom Interaktionspartner will: Hier gibt es zwei Möglichkeiten:
1. Der Klient will durch die Images und Appelle, dass der Interaktionspartner bzw. Therapeut sein Anerkennungsmotiv (massiv) füttert. Er will hier mit dysfunktionalen Mitteln echte Motiv-Befriedigung, die er auch durch authentisches Handeln erhalten könnte.
2. Der Klient *funktionalisiert* durch Images und Appelle Interaktionspartner bzw. den Therapeuten: Das heißt er spannt sie für andere Zwecke ein und *nicht* (primär) für die Befriedigung des zentralen Beziehungsmotivs. Der Interaktionspartner/Therapeut soll Arbeit übernehmen, den Klienten entlasten, Verantwortung übernehmen u.ä. In diesem Fall strebt der Klient Ziele an, die er *nicht* durch authentisches Handeln erreichen könnte, und es geht auch nicht um die Befriedigung des Anerkennungsmotivs.

Motivationstheoretisch kann man sagen, dass bei einer Befriedigung des zentralen Motivs *dieses* gesättigt wird, d.h. das Handeln des Klienten *nimmt ab*: Und dies ist bei Spielverhalten dann der Fall, wenn der Klient es zur Befriedigung zentraler Motive einsetzt. Daher darf sich ein Therapeut (und muss sich) im Fall 1 komplementär verhalten.

Wird der Therapeut jedoch für andere Ziele funktionalisiert, dann bekräftigt der Therapeut dieses Handeln, wenn er sich *dazu* komplementär verhält, d.h. das Handeln nimmt zu, die Problematik verschlimmert sich. Daher darf sich ein Therapeut im Fall 2 *niemals komplementär* verhalten!

Bei NAR handelt es sich zu Therapie-Beginn mit an Sicherheit grenzender Wahrscheinlichkeit um Fall 1: Das heißt der Therapeut kann und sollte sich zu den Images und Appellen des Klienten komplementär verhalten. Alle Ergebnisse zeigen dann auch, dass sich das dysfunktionale Handeln *stark reduziert*, sodass Therapie möglich wird!

Der Therapeut sollte daher diese Images bestätigen, und zwar immer aus der subjektiven Sicht des Therapeuten, d.h. der Therapeut signalisiert, dass *er* die Einschätzung des Klienten teilt: Niemals äußert sich ein Therapeut dazu, dass die Einschätzung „real zutreffend“ sei. Therapeuten bestätigen *niemals* Realitätseinschätzungen der Klienten.

Das bedeutet, dass der Therapeut dem Klienten signalisiert,
- dass der Therapeut die besonderen Leistungen o.Ä. des Klienten auch erkennt und anerkennt,
- dass der Klient sicher sein kann, dass der Therapeut diese Ressourcen wahrnimmt und nie vergisst,
- dass der Klient auch bemerkt, dass er nicht darum kämpfen muss, dass der Therapeut ihn anerkennt, sondern dass dies für den Therapeuten „selbstverständlich“ ist.

Daher kann sich der Therapeut auch zu Images des Klienten komplementär verhalten (vorausgesetzt, deren Bestätigung sabotiert nicht andere Therapieziele!).

> Der Therapeut folgt der Regel: *Füttern, füttern, füttern!* Der Klient muss sich bestätigt, angenommen, respektiert, geachtet und geschätzt fühlen. Denken Sie nicht, dass Sie es mit dem Lob übertreiben können: Man kann NAR-Klienten nicht „überfüttern“.

Der Therapeut sollte buchstäblich jede Gelegenheit nutzen, um dem Klienten deutlich zu machen,
- dass er ihn für kompetent hält;
- dass er ihn für erfolgreich hält;
- dass er ihn für klug und gebildet hält.

Und es ist meist bei Narzissten einfach, Ressourcen zu finden, die man als Therapeut auch tatsächlich achten und respektieren kann. Es ist nicht nötig, dem Klienten etwas vorzumachen! Bestätigen Sie als Therapeut dabei nie Realitätsaussagen, sondern machen Sie als Therapeut immer deutlich, dass *Sie als Person* den Klienten positiv sehen.

4. Der Therapeut akzentuiert alle Ressourcen des Klienten.

Der Therapeut macht deutlich, dass er den Eindruck hat,
- dass der Klient in seinem Leben viel erreicht hat;
- dass der Klient in seinem Leben viel geleistet hat;

- dass diese Leistungen etwas Besonderes sind;
- dass er ganz viel Anerkennung dafür verdient;
- und dass er ganz viel Anerkennung dafür bekommt, usw.

Damit macht der Therapeut einerseits positive Aspekte des Klienten salient, er geht aber auch auf das Bedürfnis des Klienten nach Bestätigung ein. Diese Bestätigungen führen dazu, dass der Therapeut Beziehungskredit gewinnt, da der Klient bemerkt, dass er vom Therapeuten nicht ab-, sondern aufgewertet wird.

Wichtig ist aber auch, bestehende Ressourcen salient zu machen, um dem Klienten zu vermitteln: „Sie *haben* bereits ganz viel erreicht, Sie *sind* schon ganz toll, Sie *werden* bereits respektiert" usw.

Und folglich müssen sie nicht unbedingt noch mehr leisten, sich noch mehr beweisen, noch mehr Anerkennung gewinnen. Klienten mit narzisstischer Persönlichkeitsstörung schauen immer in die Zukunft (wie Yoda von Luke Skywalker sagt: „Stets auf den Horizont gerichtet war sein Blick, nie nahm er wahr, was ihn umgab!") und sehen damit gar nicht, wie die Gegenwart eigentlich aussieht; sie erkennen gar nicht, was sie schon alles erreicht haben, und schätzen das Erreichte gering. Dem sollte der Therapeut entgegenwirken.

Ein Therapeut sollte auch beachten, dass ein salient-machen von Fähigkeiten, Kompetenzen usw. die Selbst-Effiienz-Erwartung erhöht und damit das SK+ realistisch stärkt.

5. Normalisieren!

Der Therapeut sollte eventuelle Probleme und Schwierigkeiten des Klienten herunterspielen. Es ist *normal*, mal etwas nicht zu können; es ist verständlich, in so schwierigen Situationen mal nicht weiterzuwissen; der Therapeut kann das Problem gut nachvollziehen. Der Klient braucht eigentlich nur jemanden, mit dem zusammen er etwas „brainstormen" kann; und das ist, wie man allgemein weiß, eine sehr gute Idee. Der Therapeut macht deutlich, dass er es gut findet, wenn eine Person an eigenen Aspekten arbeitet und dass dies keinesfalls ein Zeichen von Schwäche ist.

Normalisieren impliziert auch, dass der Therapeut sich bemüht, den Klienten *nie sein Gesicht verlieren* zu lassen. Sollte der Klient bisher das Image vermittelt haben, er habe eine Sache im Griff, und nun zugeben wollen, dass das wohl doch nicht ganz stimmt, dann sollte der Therapeut ihm das erleichtern. Er sollte deutlich machen, dass der Klient ja nun daran arbeitet, einige Dinge *zu verbessern*, sich weiterentwickelt, sehr einsichtig ist u.a.m. Auf keinen Fall sollte der Therapeut den Klienten mit seinem Irrtum konfrontieren o.ä. Der Therapeut sollte verhindern, dass der Klient sich in der Therapie

- beschämt fühlt;
- bloßgestellt fühlt;
- „entlarvt" fühlt, o.Ä.

6. Raum für Selbstdarstellungen lassen.

Ein narzisstischer Klient, der ein Problem im therapeutischen Gespräch angetastet hat, muss dem Therapeuten ganz schnell klarmachen, dass er keineswegs nur aus diesem Problem besteht, also defizitär ist, sondern eigentlich ganz toll: Einer kurzen Problembearbeitung wird daher eine lange Schilderung dessen folgen, was der Klient alles Tolles macht und kann. Und hierbei sollte der Therapeut den Klienten unbedingt gewähren lassen: Der Klient muss auf alle Fälle die Möglichkeit erhalten, sich als kompetent usw. darzustellen. Also: Unterbrechen Sie den Klienten nicht! Lassen Sie ihm Raum! Er muss diese Information loswerden. Dann steuern Sie ihn nach einiger Zeit wieder auf relevante Bereiche zurück.

7. Bedingungslose Wertschätzung

Ein weiteres wichtiges Motiv der komplementären Beziehungsgestaltung ist es, dem Klienten auch zu vermitteln, dass der Therapeut ihn *als Person* anerkennt, auch *dann*, wenn er schwach ist, wenn er nicht perfekt ist, wenn er wenig leistet, wenn er nicht erfolgreich ist. Dies kann der Therapeut dem Klienten in aller Regel erst nach einiger Zeit zeigen; der Therapeut kann dies erst im Verlauf der therapeutischen Interaktion deutlich machen. Dennoch ist das Signal wichtig. Es heißt: „Ich akzeptiere Sie so, wie Sie sind und Sie brauchen sich bei mir nicht anzustrengen, um von mir respektiert zu werden!“ Der Therapeut bleibt damit zugewandt und völlig respektvoll, wenn der Klient Schwächen beschreibt; der Therapeut macht deutlich, dass man Schwächen völlig selbstverständlich akzeptieren kann und dass man selbstverständlich eine Person akzeptieren kann, die Schwächen zugibt.

8. Kooperation schaffen

Wenn man mit Narzissten therapeutisch arbeiten will, muss man für jeden Aspekt der therapeutischen Arbeit, jedes Ziel usw. *Kooperation schaffen: Der Klient muss einverstanden sein, er muss die therapeutische Maßnahme als sinnvoll ansehen, er muss ihr folgen wollen*. Gegen den Klienten und gegen seine Reaktanz kann man nicht arbeiten. Daher: So weit wie möglich vermeiden, Reaktanz des Klienten herauszufordern. Unbedingt Machtkämpfe, Statuskämpfe, Streits u. a. vermeiden! Das belastet die Beziehung oft nachhaltig, und es behindert in extremer Weise die therapeutische Arbeit.

Am besten bewirkt man Kooperation, *indem man sich in das „System“ des Klienten hineinbegibt*. Man macht dem Klienten deutlich, dass

- er diese Kosten auch nicht will;
- diese Effekte dem Klienten nicht recht sind;
- ein Klient wie er doch sicher eine gründliche Therapie will;
- man einem Klienten wie ihm doch nicht klarmachen muss, dass eine gute Lösung eine gute Analyse des Problems voraussetzt u. ä.

Alle Ziele und Interventionen „sollten am System des Klienten *andocken*“: Der Klient muss sie verstehen, sie akzeptieren, sie auch wollen. Daher ist ein wesentlicher Aspekt einer komplementären Beziehungsgestaltung mit Narzissten das Herstellen von Kooperation: Immer und immer wieder. Akzeptiert ein Klient ein Ziel oder ein Vorgehen nicht, wird dies vom Therapeuten auf Eis gelegt: Der Klient wird *niemals* zu etwas gezwungen, was er nicht will! (Er wird höchstens damit konfrontiert, welche Kosten es für ihn haben kann, wenn er bestimmte therapeutische Vorschläge ablehnt, z.B., dass das „Problem" dann u.U. nicht gelöst werden kann; die Entscheidung darüber, was er tun will, wird aber immer konsequent dem Klienten überlassen.)

5.4 Explizierung der Beziehungsmotive

Da Narzissten, wie ausgeführt, in der Regel keinen Zugang mehr aufweisen zu zentralen Beziehungsmotiven und auch nicht zu anderen Motiven, ist es eine wichtige therapeutische Strategie, zentrale Beziehungsmotive und andere relevante Motive zu explizieren und damit transparent zu machen. Erst, wenn dem Klienten wieder deutlich ist, dass es ihm um *Anerkennung als Person* geht, kann er wahrnehmen,
- dass seine augenblicklichen Strategien im Grunde wenig erfolgreich sind;
- dass er gar nicht so leistungsmotiviert ist, wie er immer gedacht hat;
- dass es andere zentrale Motive gibt, die es zu verfolgen gilt;
- dass es auch andere, authentische Verhaltensweisen gibt, um Anerkennung zu erreichen.

Und, sehr wahrscheinlich,
- dass sie bereits jetzt viel mehr Anerkennung als Person erhalten, als sie bisher erkennen konnten und
- dass sie diese Anerkennung gar nicht wertgeschätzt haben.

Daher sollte der Therapeut jede Gelegenheit nutzen, den Klienten auf Aspekte hinzuweisen, wie z.B.:
- „Im Grunde ist es Ihnen sehr wichtig, von anderen als Person anerkannt zu werden."
- „Sie wünschen, dass andere solidarisch sind, ganz zu Ihnen stehen."
- „Sie wünschen sich, sich auf andere Menschen verlassen zu können."

Explizierende Strategien sollen hier nicht weiter behandelt werden; zu ausführlichen Beschreibungen siehe Sachse (2003).

5.5 Klärung

In der Phase der Klärung geht es darum, relevante dysfunktionale und kompensatorische Schemata des Klienten explizit zu machen, also eine bewusste, kognitive Repräsentation dieser Schemata zu erarbeiten (zum Begriff der Schemata siehe Sachse, 1992, 1996, 2003, 2005, 2008b; Sachse, Breil & Fasbender, 2009; Sachse et al., 2008).

Der Prozess der Klärung von Schemata ist ein komplexer, zeitaufwendiger Prozess, der vom Klienten unter starker Steuerung durch den Therapeuten durchgeführt werden muss. Dabei muss ein Therapeut diesen Prozess sehr gut begleiten und hochgradig konstruktiv steuern. Der Klient muss, ausgehend von einer sogenannten Berichtebene, die Perspektive internalisieren, sich auf aktuelle, durch das Schema determinierte Verarbeitungsprozesse konzentrieren und aus diesen die relevanten Schema-Inhalte erschließen.

Am Ende des Klärungsprozesses steht eine valide Rekonstruktion von Aspekten eines Schemas. Durch diese Rekonstruktion kann der Klient sein Schema verstehen und er kann es, da es nun klar ist, mit dem Therapeuten therapeutisch bearbeiten.

Da sowohl der Klärungsprozess auf Seiten des Klienten als auch die prozesssteuernden Interventionen auf Seiten des Therapeuten an anderen Stellen ausführlich dargestellt wurden, möchten wir hier auf die entsprechenden Ausführungen verweisen (siehe besonders Sachse, 1992, 2003; Sachse, Fasbender & Breil, 2009).

5.6 Entwicklung von Änderungsmotivation

5.6.1 Allgemeines

Die Störung NAR ist hochgradig ich-synton: Die Klienten sehen viele ihrer Handlungen, ihrer Regeln usw. selbst nicht als problematisch an und weisen daher keine Änderungsmotivation im Hinblick auf diese Aspekte auf. Ohne Änderungsmotivation kann aber keine Psychotherapie stattfinden. Also „bringen die Klienten keine Änderungsmotivation in die Therapie mit", sondern die Änderungsmotivation muss (in der zweiten Phase) vom Therapeuten erarbeitet werden: Änderungsmotivation ist das zweite Therapieziel!

Der Aufbau von Änderungsmotivation ist schwierig, der schwierigste Teil der gesamten Therapie. Denn hier muss ein Therapeut *konfrontieren*, also er muss auf Aspekte aufmerksam machen, die ein Klient nicht erkennt bzw. die ein Klient gar nicht erkennen *will*. In dieser Phase gilt es, aus einer ich-syntonen, eine ich-dystone Störung zu machen. Der Klient muss erkennen, dass er nicht nur Kosten „hat", sondern dass er sie *aktiv erzeugt*, dass *er* die Verantwortung für seine Probleme hat und dass er die Verantwortung für eine Veränderung übernehmen muss, wenn er irgendwas ändern will.

Konfrontationen dienen also dazu, die problematischen Annahmen und Handlungen des Klienten dem Klienten deutlich zu machen, vor allem dazu, „die Spielebene transparent zu machen".

Das Transparent-Machen der interaktionellen Spiele ist bei allen Persönlichkeitsstörungen von großer therapeutischer Bedeutung. Die Klienten können sich erst dann dafür entscheiden, ihr Verhalten zu verändern, wenn sie überhaupt wissen,

- was sie tun;
- welche Konsequenzen ihr Handeln hat;
- dass sie selbst Urheber des Handelns und der Konsequenzen sind;
- dass sie Verantwortung für ihr Handeln und ihre Probleme und Kosten übernehmen müssen;
- dass sie ihr Handeln verändern können;
- dass dazu jedoch eine *Entscheidung* notwendig ist.

Daher muss ein Therapeut, wenn er will, dass ein Klient sein Verhalten ändert und sein System unter seine eigene Kontrolle bringen will, dem Klienten aufzeigen, was er tut, was sein Handeln bedeutet und *welche Konsequenzen sein Handeln hat*. Macht der Therapeut dem Klienten diese Aspekte transparent, dann wirken diese Interventionen in der Regel *konfrontativ*: Sie arbeiten gegen die Intention des Klienten. Der Klient möchte in der Regel nicht, dass diese Aspekte aufgedeckt werden und er möchte sich am liebsten mit diesen Aspekten gar nicht beschäftigen. Veranlasst der Therapeut den Klienten aber trotzdem, diese Aspekte zu bearbeiten, dann bucht der Klient dem Therapeuten Beziehungskredit vom Konto ab. Daher sollte der Therapeut derartige Interventionen erst dann realisieren, wenn er über ausreichenden Beziehungskredit verfügt.

5.6.2 Konfrontation mit Kosten

Eine Konfrontation mit den Kosten des Systems ist in der Regel die erste Konfrontation, die ein Therapeut realisiert: Er macht dabei im Wesentlichen die Kosten, die der Klient bereits selbst benennt, *salient*. Salient-Machen bedeutet, dass der Therapeut

- die vom Klienten kommenden Angaben zu Kosten aufgreift;
- die bestehenden Kosten weiter ausführt;
- „verdeckte" oder weitere Kosten explizit macht;
- die Kosten immer wieder anspricht;
- den Klienten aufmerksam macht, dass *sein Handeln* zu den Kosten führt.

Und ganz wichtig,

- immer wieder deutlich macht, dass *der Klient* die Kosten nicht will, zu hoch findet, nicht mehr akzeptieren will.

Auch hier sollte der Therapeut somit seine Interventionen im System des Klienten verankern: Es ist der *Klient*, der die Kosten angibt, nicht der Therapeut. Der Therapeut jedoch

- bringt dem Klienten die Kosten immer wieder ins Bewusstsein;
- stellt einen Zusammenhang her zwischen Zielen, Verhaltensweisen des Klienten einerseits und den Kosten andererseits.

Der Therapeut macht damit deutlich, dass der Klient nicht nur Kosten *hat,* sondern dass er Kosten *erzeugt,* d.h., dass er für seine Kosten verantwortlich ist.

5.6.3 Konfrontation mit Intentionen

Der Therapeut konfrontiert den Klienten hier mit seinen interaktionellen Intentionen auf der Spielebene. Zum Beispiel macht er dem Klienten deutlich,
- dass er Kontrolle ausüben will;
- dass er die Regeln bestimmt;
- dass er kritikempfindlich ist;
- dass er auf Kritik beleidigt reagiert;
- dass er gelobt und anerkannt werden will usw.

Diese Aspekte verbindet der Therapeut mit anderen Aspekten:
- z.B. macht der Therapeut darauf aufmerksam, dass der Klient um jeden Preis Erfolg haben will, damit aber seine Gesundheit aufs Spiel setzt;
- dass er die Regeln bestimmen will, dass er damit aber soziale Konflikte auslöst;
- dass er andere abwertet, dafür aber von Freunden getadelt wird;
- dass er auf Kritik beleidigt reagiert und dies ein Hinweis darauf ist, dass er eben nicht souverän ist, sondern an sich selbst zweifelt;
- dass er mehr von anderen verlangt, als er selbst gibt, und dass er damit Beziehungen nicht mehr reziprok gestaltet; dass nicht-reziproke Beziehungen jedoch zu Konflikten führen;
- dass er für sich Sonderrechte beansprucht, dass diese Rechte aber mit den Vorstellungen anderer kollidieren;
- dass er ständig bemüht ist, Leistungen zu erbringen, damit aber andere Interessen vernachlässigt.

Die Konfrontationen sollen dem Klienten einen Einblick in das *Funktionieren* seines Systems geben; der Therapeut will damit erreichen, dass der Klient sieht,
- dass seine Annahmen und Handlungen hinterfragbar sind;
- dass seine Annahmen und Handlungen nicht so unproblematisch sind, wie er angenommen hat;
- dass an seinen Annahmen und Handlungen therapeutisch gearbeitet werden kann und sollte.

Der Therapeut will damit also eine Ich-Dystonie der Störung *schaffen* und zusammen mit dem Klienten einen Arbeitsauftrag definieren.

5.6.4 Konfrontation mit Spielen und mit Manipulation

Der Therapeut konfrontiert den Klienten schließlich mit der Tatsache, dass der Klient manipulativ ist, andere einspannt und mit den Strategien und Spielen, die der Klient dazu verwendet. Diese Konfrontationen erfordern hohen Beziehungskredit: Hat ein Therapeut diesen jedoch und schafft er es, den Klienten empathisch, normalisierend, nicht abwertend, sondern verständnisvoll zu konfrontieren, dann kann der Klient diese Konfrontationen meist annehmen. Wichtig ist, dass der Therapeut hier ebenfalls Kosten salient macht und dem Klienten deutlich macht, dass er sich entscheiden muss:

- entweder belässt er alles beim Alten,

oder

- er versucht, zusammen mit dem Therapeuten, sein Verhalten zu verändern.

5.6.5 Konfrontationen mit Regeln

Die therapeutische Konfrontation mit Regeln und Regel-Setzer-Verhalten ist besonders wesentlich, da Regeln die Hauptursache für interaktionelle Kosten sind.

Man kann eine Regel in neun Komponenten aufgliedern, und ein Therapeut kann einen Klienten mit jeder Komponente konfrontieren.

1. Konfrontation mit der Regel
   Der Klient äußert die Regel implizit, der Therapeut kann sie aus einer Schilderung des Klienten erschließen. Der Therapeut sollte dann die Regel explizit formulieren, so kurz und präzise wie möglich.
   Das bedeutet, dem Klienten deutlich zu machen, dass er diese Regel hat und diese gegenüber Interaktionspartnern auch durchsetzt. Dabei ist wichtig, eine möglichst allgemeine Formulierung der Regel zu finden. Beispielsweise könnte man einem Klienten, der die Bedienung im Eiscafe anschnauzt, weil sie ihn „zu spät" bedient, mit der Regel konfrontieren: „Die Bedienung hat mich auf keinen Fall zu behindern." Oder: „Man hat mich nicht warten zu lassen."
2. Implizite Legitimation zur Regel
   Implizite Legitimation bedeutet, Klienten denken, sie seien berechtigt, gegenüber Interaktionspartnern diese Regel aufzustellen. Diese Annahme machen die Klienten implizit, oft ist ihnen gar nicht mehr bewusst, dass sie diese Annahme machen. Damit kann der Therapeut den Klienten konfrontieren: „Ich habe den Eindruck, Sie denken, es steht Ihnen zu, das von einer Bedienung erwarten zu dürfen, dass Sie sofort für Sie da ist. Was berechtigt Sie denn, Ihrer Meinung nach, das erwarten zu können?"
3. Tendenz zur Strafe
   Klienten zeigen eine Tendenz, eine Person, die sich nicht an ihre Regel hält, zu strafen, in der Realität oder in der Phantasie.
   Therapeut: „Wenn Sie nicht sofort bedient werden, dann werden sie unfreundlich

und abwertend." Das bedeutet, Sie strafen die Bedienung sofort dafür, dass die sich nicht an Ihre Regel hält.

4. Implizite Legitimation zur Strafe
   Die Klienten gehen fast immer davon aus, dass sie legitimiert sind, Personen, die sich nicht an die Regel halten, zu bestrafen: Auch diese Annahme ist implizit. Therapeut: „Sie haben die Vorstellung, dass es Ihnen zusteht, die Bedienung für die Ihnen enstandene Wartezeit zu bestrafen und dass es in Ordnung ist, sie deshalb herablassend zu behandeln. Bitte erläutern Sie mir, was Sie dazu berechtigt."
5. Unverhältnismäßigkeit der Strafe
   Oft haben Klienten aufgrund ihres Ärgers eine Tendenz, den „Regel-Brecher" massiv zu strafen, wobei das Ausmaß der Strafe in keinem Verhltnis zum „Vergehen" steht. Therapeut: „Ich habe den Eindruck, Ihre Reaktion ist sehr harsch. Sie halten eine derart massive Reaktion für angemessen?"
6. Die persönliche Betroffenheit
   Auch diese Konfrontation ist wieder besonders relevant, da sich Klienten sonst leicht hinter der Behauptung verstecken können, es sei gar keine allgemeine, sondern lediglich eine spezifische Regel, also sie hätte lediglich mit der Bedienungssituation oder mit der unmöglichen Bedienung als Person zu tun und gar nichts mit Ihnen: „Mein Einduck ist, es ärgert Sie persönlich. Wenn es jetzt allgemein um Bedienungen und Wartezeiten in Eiscafes geht, dann verstehe ich ehrlich gesagt nicht, warum Sie das persönlich so triggert. Ich habe sogar den Eindruck, Sie fassen das als eine Art persönliche Beleidigung auf, wenn die Bedienung nicht sofort kommt."
7. Implizite Telepathie-Annahme
   Mit Hilfe dieser Konfrontation kann man den Klienten darauf aufmerksam machen, dass er davon ausgeht, dass sich seine Regel von selbst erklärt, dass diese für Interaktionspartner aus seiner Sicht völlig selbstverständlich ist und man andere schließlich nicht noch extra darauf hinweisen muss:
   Therapeut: „Sie scheinen anzunehmen, dass Ihr Interaktionspartner Ihre Erwartungen telepathisch erfassen kann."
   Oder: „Sie haben also die Vorstellung, die Bedienung hat direkt zu erkennen, dass Sie einen VIP-Status und Vorrang vor allen anderen Gästen haben. Das klingt fast so, als hätten Sie die Vorstellung, Ihre Erwartung sei Ihnen für alle erkennbar auf die Stirn tätowiert."
8. Abschaltung von Empathie
   Klienten könnten sich oft dem „Regel-Brecher" gegenüber auch empathisch verhalten, d.h. Verständnis für dessen Handlungen aufbringen. Dies tun sie jedoch nicht, denn wenn sie Verständnis aufbringen, können sie ihre Regel nicht mehr legitimieren. Auch damit kann der Therapeut den Klienten konfrontieren: „Sie könnten Ihre Erwartung ja auch freundlich ausdrücken, aber mein Eindruck ist, das tun Sie nicht. Sie könnten sich ja alternativ auf einen Perspektivwechsel einlassen und die vermutlich stressige Situation aus Sicht der Bedienung betrachten und etwas nachsichtiger sein, aber mein Eindruck ist, dazu sehen Sie überhaupt keine Notwendigkeit. Helfen Sie mir bitte zu verstehen, weshalb Sie dazu überhaupt keine Notwendigkeit sehen."

9. Rechtfertigungstendenz des Klienten
   Rechtfertigung tritt dann auf, wenn Klienten hinsichtlich ihrer Regel einen Konflikt erleben: Entweder, weil ihr Umfeld negativ auf die Regel reagiert, oder weil sie eine Norm aufweisen, die die Regel „verbietet“.
   In dem Fall neigen die Klienten dazu, die Regel zu erläutern, zu begründen oder zu tarnen, z.B. dadurch, dass sie behaupten, die Regel sei gar nicht ihre eigene, persönlich relevante Regel, sondern sie zitierten lediglich eine allgemeingültige Regel. Das sollte ein Therapeut „nicht durchgehen lassen“, denn ansonsten kann die Regel nicht mehr therapeutisch bearbeitet werden.
   Therapeut: „Sie sagen, Sie folgen nur einer allgemeingültigen Regel. Aber es ist offensichtlich, dass Sie persönlich verärgert sind. Das heißt dann aber doch, dass die Person Ihre eigene, wesentliche Regel verletzt?“

5.6.6 Umgang mit Tests

Den Tests von Narzissten liegt die gleiche Logik zugrunde wie allen Tests. Da der Klient ein starkes Anerkennungsmotiv hat, erzeugt eine gute Beziehungsgestaltung des Therapeuten eine starke Tendenz, sich auf die Beziehung zum Therapeuten einzulassen. Das gleichzeitig aktivierte negative Beziehungsschema erzeugt jedoch Misstrauen und eine Tendenz, es nicht zu tun. Diese Diskrepanz kann der Klient lösen, indem er den Therapeuten testet: Der Klient will wissen, ob ein Therapeut vertrauenswürdig ist.

Der Klient macht den Test *nicht*, um den Therapeuten zu ärgern und er macht ihn *nicht*, um die Therapie zu sabotieren; das sollte sich ein Therapeut klarmachen. Dass der Klient den Test macht, ist ein Teil seines Problems, ist ein Aspekt der Störung: Der Klient muss einfach bestimmte Beziehungs-Konstellationen herstellen, um sich auf die Beziehung zum Therapeuten einlassen zu können.

Und deshalb sollte der Therapeut aufgrund des Klienten-Verhaltens keineswegs ärgerlich reagieren oder Statements abgeben wie:
- Den Klienten keineswegs darüber belehren, wer hier die Regeln bestimmt oder
- dem Klienten nicht so etwas sagen wie: „Wenn Sie mal auf meinem geistigen Niveau angekommen sind, können Sie mich gerne als Kollegen betrachten!“ o.Ä.

> Es macht absolut keinen Sinn, mit einem narzisstischen Klienten einen Machtkampf anzuzetteln; dies zerstört nur die therapeutische Allianz.

NAR realisieren zwei Arten von Tests:
- Kompetenz-Tests
- „Weichei“-Tests

Ein NAR hat die Vorstellung, etwas Besonderes zu sein und leitet daraus ab, dass ihm etwas Besonderes zusteht, also auch ein Therapeut,

- der hoch kompetent ist,
- der ihm persönlich „gewachsen“ ist, also ein „peer“ ist.

Auf diese beiden Aspekte hin testet der Klient den Therapeuten.

Der Therapeut sollte souverän mit einem Kompetenztest umgehen. Sagt der Klient z. B.: „Sie sehen noch so jung aus, haben Sie überhaupt schon mal Klienten wie mich gehabt?“, dann bleibt der Therapeut ganz gelassen und antwortet etwa: „Ja, ich habe schon oft mit Klienten gearbeitet, die Ihr Alter und Ihre Position hatten. Aber wenn Sie Zweifel haben, ob ich der richtige Therapeut für Sie bin, dann möchte ich Ihnen raten, probieren Sie mich aus; wir machen ein paar Probestunden und Sie können dann sehen, ob Sie mit mir zufrieden sind.“

Mit dieser Reaktion bleibt der Klient
- völlig souverän,
- völlig zugewandt und respektvoll.

Ein anderer Kompetenz-Test ist z. B.: „Bitte sagen Sie mir, was Sie therapeutisch mit mir tun werden.“ Hier geraten dann Therapeuten oft unter Druck und erläutern dem Klienten, was sie therapeutisch vorhaben. Dann haben sie „den Test vergeigt“, weil der Klient sie anschaut und sagt: „Sie kennen mich doch gar nicht. Woher wollen Sie wissen, was Sie mit mir therapeutisch tun werden?“

Der richtige Umgang ist: „Ich verstehe gut, dass Sie das jetzt wissen möchten. Aber im Augenblick kenne ich Sie und Ihr Anliegen ja noch nicht wirklich. Und mein wichtigster therapeutischer Grundsatz ist Gründlichkeit. Daher möchte ich erst gründlich mit Ihnen gemeinsam erarbeiten, was für Sie sinnvoll ist. Und sobald ich das weiß, werde ich Ihnen natürlich einen Vorschlag machen.“ Und schon hat der Therapeut den Test bestanden.

Bringt der Klient eigene Ideen ein und bezeichnet sich als kompetent, dann lobt der Therapeut den Klienten: „Ich finde es ganz toll, mit einem Klienten zu arbeiten, der so viel Fachkompetenz aufweist wie Sie. Das wird uns unsere Arbeit sehr erleichtern.“

Kritik kann sowohl die Kompetenz des Therapeuten testen als auch, ob der Therapeut dem „gewachsen“ ist. Wird der Therapeut kritisiert, dann setzt sich der Therapeut damit auseinander. Zum Beispiel: „Sie sind unzufrieden damit, dass ich Ihnen zu X im Augenblick nichts Genaues sagen kann. Ich verstehe Ihren Wunsch nach präziseren Angaben, jedoch kann ich Ihnen aus den und den Gründen noch keine genaueren Angaben machen.“ Der Therapeut geht auf den Klienten ein, er macht deutlich,
- dass er sich der Kritik stellt;
- dass er die Kritik respektiert und akzeptiert;
- dass er den Klienten für Kritik lobt;
- dass er nicht ärgerlich auf die Kritik reagiert und sich damit auseinandersetzt;
- dass er jedoch gute Gründe hat, genau so und nicht anders zu handeln;
- und dass er dem Klienten diese Gründe gerne erläutert.

Es gibt noch einen interessanten, nonverbalen „Weichei“-Test: In der KOP sitzen Therapeut und Klient in einer „Über-Eck-Position“, wodurch sie einen „gemeinsamen Fußraum" teilen. Normalerweise einigen sich Klient und Therapeut implizit über die Aufteilung des Fußraums. Der Klient kann aber seine Füße *vor* die Füße des Therapeut stellen und den Therapeuten damit einschränken. Damit will er testen, ob der Therapeut sich einschränken bzw. einschüchtern lässt: Tut er dies, hat der Therapeut „den Test vergeigt". Also sagt der Therapeut: „Ich habe Verständnis dafür, dass Sie Ihre Füße irgendwo hinstellen müssen. Aber ich bitte Sie, auch zu verstehen, dass ich meine Füße auch bewegen möchte. Daher sollten wir uns über den gemeinsamen Fußraum einigen." Und schon ist der Test bestanden und es gibt kein Problem mehr.

Wichtig ist bei allen Tests, dass der Therapeut
- „dem Drachen ins Auge schaut";
- zugewandt bleibt;
- nicht ärgerlich reagiert;
- nicht defensiv reagiert;
- auf den Klienten respektvoll und verständnisvoll reagiert;
- *souverän* bleibt, sich nicht von dem abbringen lässt, was ihm wichtig ist;
- ansonsten dem Klienten jedoch so weit wie möglich entgegenkommt und, *wenn möglich*, die Vorschläge des Klienten in sein Vorgehen integriert.

5.6.7 Explizieren der Schemata

Ein Therapeut kann auch Schemata und Regeln explizit machen. „Explizit machen" bedeutet, dass der Therapeut
- implizite Inhalte anspricht, explizit ausspricht, „auf den Punkt bringt", genau in passende Begriffe fasst, ohne Euphemismen und ohne Übertreibungen;
- dies akzeptierend tut, ohne *jede* Wertung, einfach nur das widerspiegelt, was der Klient gemeint (aber nicht explizit gesagt) hat;
- dies sehr verständnisvoll tut, also deutlich macht, dass er die ausgesprochenen Inhalte des Klienten aus dem Bezugssystem des Klienten heraus verständlich und nachvollziehbar findet; dabei bestätigt der Therapeut die Inhalte nicht und nimmt auch in keiner Weise selbst dazu Stellung.

Gelingt dem Therapeuten eine solche Explikation, dann wirkt sie in der Regel auf den Klienten nicht konfrontativ: Der Klient empfindet sich nicht in Frage gestellt, nicht mit unangenehmen Inhalten konfrontiert. Daher reagiert er auch nicht mit Reaktanz. (Er wird allerdings damit auch nicht auf Diskrepanzen u. ä. aufmerksam: Explizierungen vermeiden die negativen Interaktionseffekte von Konfrontationen, jedoch erreichen sie auch deren Effekte nicht.)

Bei Explizierungen geht es aber auch nicht um das Erreichen der Effekte, die Konfrontationen ausüben: Das Ziel der Explizierung ist lediglich das Offenlegen der relevanten Schemata und Regeln und nicht bereits deren Bearbeitung. Genau dieses Offenlegen kann aber, gerade mit Narzissten, sehr gut gelingen, wenn Therapeuten sich wirklich akzeptierend-explizierend verhalten.

Dabei kann deutlich werden,
- dass ein Klient tatsächlich der Meinung ist, Sonderrechte zu haben;
- dass ein Klient sich tatsächlich legitimiert fühlt, Regeln zu definieren;
- dass ein Klient sich tatsächlich gekränkt fühlt, wenn andere ihm nicht Platz machen, wenn er es eilig hat, u. ä.

Aufgrund dieses Therapeuten-Verhaltens kann es sein, dass der Klient dem Therapeuten schon relativ früh in der Therapie seine Schemata und Regeln ausbreitet. Der Therapeut kann sich daher schnell ein sehr gutes Modell vom Klienten machen. Aber Vorsicht: Der Therapeut muss mit den Inhalten, die er auf diese Weise erfährt, sehr vorsichtig umgehen; er darf sie nicht gegen den Klienten verwenden!

5.6.8 Biographische Arbeit

Eine biographische Arbeit dient dazu, der Frage nachzugehen, wie die relevanten Schemata eines Klienten in dessen Biographie entstanden sind. Ziel dieses Vorgehens ist eine *„historische Relativierung" der Schemata*: Der Klient soll erkennen, dass die Schemata durch spezifische Rückmeldungen bestimmter Personen in spezifischen Kontexten entstanden sind und damit erkennen, dass sie nicht „die Wahrheit" abbilden, sondern vielmehr in hohem Maße hinterfragbar sind, ja dass sie sogar dringend hinterfragt werden sollten. Dadurch soll die Motivation des Klienten gesteigert werden, sich mit diesen Schemata auseinanderzusetzen.

Biographische Arbeit bedeutet, dass Therapeut und Klient an den Fragen arbeiten:
- In welcher Situation bin ich als Kind oder Jugendlicher gewesen?
- Welche Strategien musste ich entwickeln?
- Welche Strategien habe ich entwickelt?

Biographische Arbeit kann einerseits das Verständnis des Klienten für seine Schemata vertiefen. Andererseits kann der Klient aber auch einsehen, dass die Strategien, die er gelernt hat, für ihn wichtig und notwendig waren, er sie sich nicht ausgesucht hat, sondern sie entwickeln musste. Dabei sollte der Therapeut dem Klienten jedoch auch vermitteln, dass er *als Kind* diese Strategien gebraucht hat; dass er jedoch kein Kind mehr ist und dass er *nun* entscheiden kann, ob er diese Strategien immer noch anwenden will oder ob er nun neue Strategien entwickeln will, die weniger Kosten erzeugen.

5.7 Bearbeitung der Schemata

Die dysfunktionalen Schemata der Klienten müssen therapeutisch auf alle Fälle bearbeitet werden. Dies ist jedoch erst dann möglich, wenn

- eine stabile Therapeut-Klient-Beziehung etabliert ist;
- der Klient einen Arbeitsauftrag definiert hat.

Damit ist die Schema-Bearbeitung der Phase 4 vorbehalten. Zur Bearbeitung der Schemata eignet sich das sog. *„Ein-Personen-Rollenspiel“*. Bei diesem definiert der Therapeut zwei Positionen für den Klienten (dadurch, dass er zwei Stühle voreinander stellt und seitlich davon sitzt): Eine Klientenposition, auf der der Klient seine dysfunktionalen Annahmen vertritt und eine Therapeuten-Position, auf der der Klient

- seine Annahmen in Frage stellt;
- gegen seine Annahmen argumentiert;
- seine Annahmen widerlegt;
- Alternativ-Annahmen formuliert, u. a.

Ausführliche Darstellungen zum Ein-Personen-Rollenspiel finden sich bei Sachse (1983, 2006c) sowie bei Sachse et al. (2008).

5.8 Trojanische Pferde

Eine besonders wichtige Intervention bei Narzissten sind sog. „Trojanische Pferde“. Dies sind solche Interventionen, die den Klienten veranlassen, einer sinnvollen therapeutischen Strategie zu folgen, die jedoch keine Reaktanz beim Klienten erzeugen, sondern im Gegenteil Kooperation. Die Intervention „dockt“ am System des Klienten an, steuert dann aber den Klienten auf eine sinnvolle Bearbeitung.

„Trojanische Pferde“ nennen wir diese Interventionen deshalb, weil sie „die Festung“ des Klienten nicht direkt angreifen (und damit Reaktanz auslösen), sondern den Klienten veranlassen, „sie selbst hineinzuziehen“: Der Klient soll die Interventionen als sinnvoll ansehen und *motiviert* werden (und *nicht* gezwungen!), ihnen zu folgen. Die Kunst besteht darin, eine Intervention so zu gestalten, dass sie sich die Annahmen des Klienten zunutze macht, „an sie andockt“, anstatt sie zu provozieren.

Beispiel: Ein narzisstischer Klient beschwert sich über einen Mitarbeiter und definiert sich als „Opfer“ („ich werde gemobbt“). Der Therapeut ist aber der Überzeugung, dass der Klient durch mangelnde Empathie und ungünstiges eigenes Handeln an dem Konflikt beteiligt ist. Er möchte deshalb eine Empathie-Übung mit dem Klienten machen. Dazu muss der Klient jedoch bereit sein, er muss diese Übung als sinnvoll ansehen. Dazu sagt der Therapeut z. B.: „Es kann schon sein, dass Ihr Mitarbeiter besonders schwierig ist. Das kann ich nicht beurteilen, da ich ihn nicht kenne. Aber wenn Sie das sagen, wird das wohl so sein. Wenn das so ist, dann benötigt man, wie Sie wohl wissen, besondere Strategien im Umgang mit solchen Mitarbeitern. Um solche Strategien aber überhaupt entwickeln zu können, muss man natürlich zuerst verstehen, wie dieser Mitarbeiter denkt. Daher sollten wir zusammen herausfinden, was der Mitarbeiter will, was für Ziele er verfolgt, usw. Was glauben Sie, was will er?“

Der Therapeut hat auf diese Weise eine Empathie-Übung „angedockt", der Klient hat nicht den Eindruck, er soll eine Übung machen, weil er „defizitär" ist, sondern er kann die Übung als sinnvoll erleben.

Trojanische Pferde verwenden damit bestimmte Strategien:

- Der Klient wird nie als defizitär o.a. angesehen oder definiert.
- Es geht immer nur darum, dass der Klient sein Handeln *noch besser macht.*
- Der Klient wird als hoch kompetent und intelligent angesehen.
- Der Therapeut macht Vorschläge immer so, als könnten sie auch vom Klienten gekommen sein und als würde der Therapeut dies „vorwegnehmen".
- Dabei macht der Therapeut aber auf Aspekte aufmerksam, die der Klient nicht gesehen hat.
- Und stellt neue Vorgehensweisen als sinnvoll, ja geradezu zwingend dar und als solche, die ein intelligenter Mensch wie der Klient unmöglich ablehnen kann („I make you an offer you can't refuse!").

Als Folge davon

- fühlt sich der Klient wertgeschätzt,
- fühlt sich der Klient gefördert,
- hat der Klient den Eindruck, dass der Vorschlag sinnvoll ist,
- kann der Klient den Vorschlag ohne Probleme annehmen.

6 Spezifische therapeutische Strategien für erfolgreiche, gescheiterte und erfolglose Narzissten

Wir wollen nun auf spezifische Strategien für erfolgreiche, gescheiterte und erfolglose Narzissten eingehen: All diese speziellen Strategien bauen auf den allgemeinen Ausführungen aus Kapitel 4 auf, gehen dann aber in besonderer Weise darüber hinaus.

6.1 Therapeutischer Umgang mit erfolgreichen Narzissten

Im Prinzip können die bisher dargestellten therapeutischen Vorgehensweisen für erfolgreiche NAR eins-zu-eins übernommen werden.

Aus motivationaler Sicht besteht ein zentrales Problem der erfolgreichen Narzissten darin, dass sie viel zu stark auf das *extrinsische* Leistungshandeln und die damit verbundenen Erfolgsanreize fixiert sind: Die Klienten leisten ja nicht, weil ihnen Leistung Spaß macht, sondern weil sie Erfolge erzielen wollen und folgen damit nicht einem impliziten Motiv, sondern folgen starken *Normen* und diese wirken als massive „*Antreiber*", die zu Handlungen führen, die das Anerkennungsmotiv gar nicht befriedigen, aber zu hohen Kosten führen. Dadurch

- erzeugen sie beträchtliche persönliche Kosten im Sinne von Überarbeitung, Überlastung, Ignorieren von Überanstrengung und Belastungsgrenzen usw. (vgl. Sachse, 2007, 2008b, 2014a, 2016e), die zu starken Gesundheitskosten führen;
- vernachlässigen sie die Befriedigung anderer Motive als die des Anerkennungsmotivs und sie verfehlen (dadurch, dass sie Vermeidungszielen folgen, und dadurch, dass das SK- Erfolge immer wieder „schreddert", also zunichtemacht) sogar die Befriedigung des Anerkennungsmotivs; dies führt (trotz massiver Erfolge) zu einem chronischen Gefühl der Unzufriedenheit.

Die massive Selbstüberforderung, die NAR betreiben, geht also im Wesentlichen auf normative Schemata zurück, und das bedeutet, dass diese geklärt und bearbeitet werden müssen.

1. Normative Schemata

Es ist therapeutisch äußerst wichtig, die starken normativen Schemata zu bearbeiten. Erfolgreiche NAR weisen meist u. A. folgende ausgeprägte normative Schemata auf:

- Sei der Beste!
- Sei auf alle Fälle erfolgreich!
- Nimm jede Herausforderung an!
- Konkurriere mit allen!

Es sind insbesondere diese Normen, die einen hohen Stressfaktor der NAR bedingen: Die NAR haben den Eindruck, ständig etwas tun zu müssen, sich ständig etwas beweisen zu müssen; sie sehen alle Situationen, auch solche, die eigentlich der Entspannung dienen sollten (wie z. B. Tennisspielen) als „Erfolgssituation" an und stehen damit „ständig unter Strom".

Daher ist es im Klärungsprozess wesentlich, die Normen genau zu klären, sowohl die Schema-Ebene 1 (Vorschriften) als auch die Ebene 2 (Kontingenzen: Was sagt das Schema, welche negativen Konsequenzen eintreten, wenn der Klient versagt usw.?).

In der Phase der Schema-Bearbeitung ist es wichtig, gegen diese Normen vorzugehen, also

- die normativen Schemata herauszuarbeiten und zu klären,
- deutlich zu machen, dass diese Kosten verursachen,
- und dem Klienten (z. B. im Ein-Personen-Rollenspiel) deutlich zu machen, dass er sich nichts mehr beweisen muss, dass er nichts mehr kompensieren muss, dass er es nicht mehr nötig hat, ständig unter Druck zu sein usw.

Ist der Person dies erst einmal klar, dann kann man (z. B. im Ein-Personen-Rollenspiel) systematisch daran arbeiten,

- was heute überhaupt noch dafür spricht, solche Normen zu erfüllen: Wozu tut die Person das? Wozu soll das dienen? Was genau kann sie überhaupt dadurch gewinnen?
- was heute deutlich dafür spricht, sich von solchen Normen zu lösen und anzufangen, eigenen Zielen und Wünschen zu folgen (die man dann aber gegebenenfalls auch erst deutlich herausarbeiten muss!).
- Der Therapeut kann die Person auch (entsprechend der Motivierungstechnik des Ein-Personen-Rollenspiels) gegen die Erfüllung solcher Normen „aufhetzen": Dem Klienten verdeutlichen, dass Normen die Freiheiten der Person einschränken (und damit bei der Person Reaktanz schaffen!), dass die Person sich dies (als Erwachsener) nicht mehr gefallen lassen muss und sollte und dass sie sich heute aktiv dagegen wehren *kann*.

2. Bearbeitung negativer Selbstschemata

Das Bedürfnis zur Kompensation des SK- kann sehr wahrscheinlich nur dadurch wirksam reduziert werden, dass man das SK- im Klärungsprozess ausführlich klärt und im Bearbeitungsprozess intensiv (durch Ein-Personen-Rollenspiele) therapeutisch bearbeitet und damit „knackt". Dem Klienten muss klar werden, dass das negative Selbstschema aus seiner Biographie stammt, dass es durch die Definition anderer Personen zustande gekommen ist und dass es schon deshalb nicht „wahr" ist. Dem Klienten muss aber auch klar werden, dass er viele Kompetenzen und Ressourcen hat: Also muss ein Therapeut den Klienten dazu zwingen, negative *und* positive Schemata gleichzeitig zu aktivieren und die negativen Schemata zu widerlegen! Therapeut und Klient müssen im Ein-Personen-Rollenspiel dann ein realistisch-positives Selbstschema entwickeln.

Zur Therapie-Technik des Ein-Personen-Rollenspiels siehe: Breil & Sachse, 2009; Sachse, 1983, 2006c, 2013b; Sachse, Püschel, Fasbender & Breil, 2008.

3. Bearbeiten eines unrealistisch positiven Selbstschemas

Ein NAR-Klient kann im SK+ unrealistische Annahmen über eigene Kompetenzen aufweisen, die ihm Probleme bereiten können. Zum Beispiel kann ein Klient, der glaubt, ein „genialer Autofahrer" zu sein, im Verkehr zu hohe Risiken eingehen und Unfälle provozieren. Ein Klient, der glaubt, „die Börse besser zu verstehen als alle anderen", kann das Geld von Anlegern verlieren u. ä.

Weist ein Klient solche problematischen Annahmen auf, dann sollten diese im EPR bearbeitet werden und durch realistischere Annahmen ersetzt werden.

4. Intrinsisches Leistungshandeln

Sehr wesentlich ist, dass erfolgreiche Narzissten sehr deutlich lernen zu unterscheiden, welche Arten von Leistungshandeln deutlich extrinsisch motiviert sind und welche Arten intrinsisch. Sehr viele Aspekte des Leistungshandelns dienen nur indirekt dem Anerkennungsmotiv und direkt den kompensatorischen Normschemata, dienen also nur dazu, vorweisbare Erfolge zu erzielen, für die man Anerkennung erhalten kann. Die meisten dieser Leistungskomponenten machen den Personen daher selbst gar keinen Spaß mehr: Sie sind nicht intrinsisch motiviert und sie führen auch nicht zu wirklicher Befriedigung.

Hat die Person solche Leistungsaspekte identifiziert, dann kann sie sich systematisch der Frage zuwenden, wie sie diese Aspekte reduzieren kann: Muss sie wirklich alle diese Arbeiten ausführen? Ist das alles wirklich wichtig? Führen alle diese Tätigkeiten wirklich effektiv zu Erfolgen? Kann sie nicht auf viele dieser Tätigkeiten verzichten? Kann sie nicht einige dieser Tätigkeiten delegieren?

Andererseits ist es aber auch wichtig, dass die Person diejenigen Handlungen, die ihr wirklich Spaß machen und die tatsächlich zu Zufriedenheit, Stolz und positiven Affekten führen, *ausbaut. Diese* Tätigkeiten sollte die Person verstärkt ausführen (wobei sie allerdings darauf achten muss, dass sie nicht für Anerkennungsziele funktionalisiert werden!).

Einen erfolgreichen Narzissten, das muss klar sein, kann man nicht völlig von Leistung abbringen, dies würde er als „stressigen Zustand" empfinden, gegen den er schnell rebelliert. Man kann aber durchaus die Handlungen stärken, die *intrinsisch befriedigend und sinnvoll und effektiv sind*, sodass der erfolgreiche Narzisst zunehmend zufriedener wirkt und damit einem Zustand der Ausgeglichenheit nahe kommt.

5. Unrealistische Ziele

Die Komponente gesetzter Ziele sollte man therapeutisch bearbeiten, wenn diese unrealistische Annahmen (oft aufgrund eines überzogenen SK+) enthält: Wenn der Klient z. B. glaubt, sehr hohe Ziele erreichen zu können, die jedoch tatsächlich unrealistisch sind und deren Verfolgung zu sehr hohen Kosten führen.

Es ist jedoch therapeutisch nicht einfach, den Klienten davon abzubringen, denn eine Reduktion von Erwartungen kann der Klient leicht als ein „Scheitern“ erleben, was in seiner Sicht die Annahmen von SK- bestätigen kann („Wenn ich das nicht machen kann, dann zeigt das, dass ich doch ein Versager bin.“).

Therapeutisch muss man dem Klienten deutlich machen, dass er tatsächlich schon viel geleistet hat und dass es nicht nötig ist, dass er noch mehr beweist: Dass er es zwar wohl könnte, dass es aber auch klar ist, dass er es nicht mehr muss und dass es auch durchaus unklar ist, ob er es wirklich will – und dass er auch andere Ziele in seinem Leben noch verwirklichen kann.

6. Kosten salient machen

Es gehört zu den wichtigsten therapeutischen Interventionen, erfolgreichen Narzissten die Kosten ihres Leistungshandelns salient zu machen: Die Klienten müssen erkennen,

- *dass* ihr Handeln hohe Kosten hat,
- welche Kosten es hat (z. B. Unzufriedenheit, Gesundheitskosten, interaktionelle Kosten usw.),
- dass diese Kosten auch tatsächlich durch die Person selbst und durch ihr Handeln verursacht werden.

7. Anreize für Alternativen

Kosten salient zu machen und durch Handlungsänderungen zu reduzieren, erzeugt aber „nur“ ein $\not{C}^{-}$: Es motiviert die Klienten durchaus zu einer Verhaltensänderung, aber es bewirkt oft noch keine *stabile* Veränderung.

Man muss den Klienten deshalb darüber hinaus positive Anreize für Alternativverhalten bieten: Die Klienten müssen herausarbeiten,

- welche Alternativen sie tatsächlich zum Leistungsverhalten hätten und
- dass diese Handlungsalternativen sinnvoll sind, bereichernd sind, Spaß machen usw.

Dies ist, man sieht es als Therapeut sehr schnell, bei erfolgreichen Narzissten eine sehr schwierige Aufgabe: Denn diese Klienten sind oft derartig stark auf „Erfolgshandeln“ fixiert, dass sie sich überhaupt keine Alternative vorstellen können, und wenn, dann stellen sie sich Alternativverhalten als extrem langweilig, unerfüllend, irrelevant etc. vor: Bei der Suche nach Alternativen geraten erfolgreiche Narzissten schnell in einen intergalaktischen Leerraum. Die Versuche, die sie bisher gemacht haben, sich Hobbys zuzulegen, sind meist gescheitert: Wenn sie Tennis spielen wollen, um sich zu entspannen, dann wird „Tennis“ nach drei Monaten zu einer Leistungsaufgabe: Man muss der

Beste im Club werden oder zumindest besser als Müller; man darf nicht gegen Meier verlieren usw. Aus Hobbys werden Leistungsaufgaben und damit verlieren sie ihre Alternativ-Position vollkommen. Aus diesem Grunde erfordert es ein hohes Maß an Kreativität, Brainstorming, Ausdauer und Frustrationstoleranz (auf beiden Seiten!), wenn ein Therapeut versucht, mit dem Klienten alternative, nicht leistungsgeprägte Handlungen zu entwickeln.

6.2 Gescheiterte Narzissten

Für gescheiterte Narzissten entsteht ein psychologisches Problem vor allem dann, wenn sie aktuell „festsitzen“: Wenn sie nicht mehr in der Lage sind, Leistung zu erbringen, sich aber auch nicht von ihren bisherigen Leistungszielen verabschieden können.

In diesem Fall befinden sich die Klienten deutlich in einem Konflikt und die Lösung dieses Konfliktes ist therapeutisch sehr wichtig: Dazu ist es notwendig, neben einer Bearbeitung des SK- die Klienten vor allem aus dem Erwartungsdruck zu befreien, ihnen klar zu machen, dass sie nicht „scheitern“, wenn sie sich anders als bisher entscheiden, und ihnen zu helfen, alternative Perspektiven zu entwickeln.

1. Erwartungsorientierung

Von zentraler therapeutischer Bedeutung ist die Bearbeitung der Erwartungsorientierung. Damit wird es zu einer zentralen therapeutischen Aufgabe, den Klienten (durch Klärungsprozesse, aber auch durch Konfrontationen) zunächst einmal sehr deutlich zu machen, dass sie sich in extremer Weise an (aktuelle oder internalisierte) Erwartungen relevanter Bezugspersonen gebunden fühlen: Sie versuchen sehr stark, diese zu erfüllen und glauben, dass es eine Katastrophe wäre zu scheitern oder sie sich von diesen Erwartungen befreien würden.

Sobald den Klienten dies deutlich ist, müssen die Klienten dazu gebracht werden, daran zu arbeiten, *diese Erwartungen sowie ihre Bindung daran in Frage zu stellen.* Dies kann vor allem mit Motivierungstechniken des Ein-Personen-Rollenspiels (Breil & Sachse, 2009; Sachse et al., 2008) geschehen: Der Therapeut macht dem Klienten deutlich,

- dass er als Erwachsener sich nicht mehr an diesen Erwartungen orientieren muss,
- dass es enorme Kosten, insbesondere eine enorme Fremdbestimmung, nach sich zieht diesen Erwartungen zu folgen,
- dass der Klient sich heute von diesen Erwartungen distanzieren *kann* und
- dass der Klient sich nicht an den dadurch gesetzten Standards orientieren muss, sondern dass er eigene Standards setzen kann; dies impliziert auch, dass er sich nicht als „Versager“ definieren muss, wenn er es ablehnt, den Erwartungen zu entsprechen.

Diese therapeutische Arbeit ist erfahrungsgemäß schwierig und mühsam, denn die Klienten „kleben“ in hohem Maße an diesen Erwartungen und definieren sich selbst sehr stark durch sie: *Sie glauben selbst daran,* dass sie „Versager", „Nullen" usw. sind, wenn sie die Erwartungen nicht erfüllen oder wenn sie sich ihnen nicht stellen. Es ist daher überhaupt nicht leicht, die Klienten (z.B. in der Therapeuten-Rolle des EPR) dazu zu bringen, diese Annahmen in Frage zu stellen und Alternativen dazu zu entwickeln. Wir glauben jedoch, dass es dazu praktisch gar keine Alternative gibt: Geben die Klienten diese starke Fremdbestimmtheit nicht auf, dann sind sie weder in der Lage, ihre hohe Fixierung auf Leistungsverhalten zu reduzieren, noch sind sie in der Lage, ihre primären Leistungsziele (z.B. „Abschluss im Studienfach X") aufzugeben und damit bleiben sie dann in ihrem Konflikt hängen; damit sitzen sie aber weiterhin fest. Therapeuten haben damit keine Wahl: Die hohe Bindung an Erwartungen anderer und damit an externale Standards muss therapeutisch angegangen werden.

2. Bearbeiten des negativen Selbstschemas

Das starke Bedürfnis, die Aspekte des SK- zu kompensieren, kann, ebenso wie bei erfolgreichen Narzissten, nur dadurch reduziert werden, indem man das SK- selbst zum therapeutischen Ansatzpunkt macht und bearbeitet.

3. Bearbeiten der Alienation

Aufgrund der hohen Erwartungserfüllung, verbunden mit einer starken Alienation, was eigene Ziele betrifft, wählen die gescheiterten Narzissten auch in hohem Maße Leistungsziele, die nicht ihre eigenen sind, und deren Verfolgung erbringt damit so gut wie keine intrinsischen Befriedigungen. Typischerweise studieren die gescheiterten Narzissten dann auch Studienfächer, die sie nicht selbst gewählt haben: Sie studieren Jura, weil ihr Vater wollte, dass sie Anwalt werden; sie studieren auf Lehramt, weil ihre Eltern wollten, dass sie Lehrer werden.

Therapeutisch ist es hier sehr bedeutsam, an der hohen Alienation anzusetzen und mit den Klienten herauszuarbeiten, was sie eigentlich wirklich wollen:

- Wollen sie eigentlich dieses Fach wirklich studieren?
- Wollen sie überhaupt studieren?
- Oder wollen sie eigentlich etwas völlig anderes tun?

Der Therapeut kann hier eine spezielle Technik anwenden: Er analysiert mit dem Klienten, welche Aspekte ein Job haben kann und fasst dies in Gegensatz-Paare, z.B.

- alleine arbeiten vs. im Team arbeiten
- Verantwortung tragen vs. Verantwortung abgeben
- kreativ arbeiten vs. Routine-Tätigkeiten durchführen
- Herausforderungen annehmen vs. eher einfache Tätigkeiten ausführen usw.

Steht die Liste, dann wird der Klient in einen entspannten Zustand versetzt und soll sich jeden einzelnen Aspekt imaginieren, auf sich wirken lassen und spüren, ob sich der Gedanke angenehm, neutral oder unangenehm anfühlt.

Dadurch kann ein „Präferenzprofil“ erstellt werden, z. B.
- im Team
- herausfordernd
- kreativ
- eher aufregend usw.

Ist das klar, kann u. U. (mit Hilfe von Berufsberatern) geklärt werden, welche Art von Beruf sich für den Klienten *motivational* eignen würde.

Wenn klar wird, dass sie im Grunde etwas völlig anderes tun wollen, sollten die Therapeuten sie darin bestärken, dies dann auch zu tun und mit ihnen die positiven Konsequenzen herausarbeiten, die eine Entscheidung für Alternativen für sie hätte. (Dazu kommen muss dann aber, dass die Klienten sich durch die Bearbeitung der Erwartungen (Punkt 1) die Erlaubnis geben können, etwas anderes tun zu dürfen.)

4. Kompetenzerwartungen

Die geringe Erwartung, die Anforderungen zu erfüllen, sollte nur insofern therapeutisch bearbeitet werden, als es eine generalisierte Erwartung ist, generell zu scheitern: Diese hängt dann aber eng mit dem SK- zusammen und sollte im Zusammenhang damit therapeutisch bearbeitet werden.

Bezüglich der starken Vermeidungstendenzen, die sich bei GENAR im Hinblick auf Leistung herausgebildet haben, ergeben sich die folgenden therapeutischen Ansatzpunkte.

1. Bezüglich der Aversion, die sich beim Klienten bereits gegen Anstrengungen herausgebildet hat, sollte dem Klienten deutlich werden, dass diese die spezielle Folge des aktuellen Zustandes des Klienten ist, damit der Klient sie nicht auf andere Leistungskontexte generalisiert.
   Dazu sollte der Therapeut dem Klienten deutlich machen, dass seine Aversion damit zu tun hat, dass der Klient Leistungsziele verfolgt, die nicht seine eigenen sind: Der Klient hat keine Lust, sich mit juristischen Inhalten zu befassen, weil Jura nicht „sein Fach“ ist und er die Inhalte im Grunde für irrelevant hält. Dies impliziert aber nicht, dass der Klient sich allgemein nicht anstrengen kann oder dass er nicht in der Lage ist, Leistung zu bringen; dass er dies kann, hat er durchaus in der Vergangenheit schon bewiesen. Und das sollte dem Klienten aktuell auch deutlich werden: In anderen Leistungskontexten kann sich der Klient anstrengen und etwas leisten; daher beweisen die aktuellen Schwierigkeiten keineswegs, dass der Klient auch in anderen Kontexten Probleme haben wird!
   Der Therapeut sollte (mit Ein-Personen-Rollenspielen) explizit daran arbeiten, dass der Klient hier *nicht* selbsterfüllende Prophezeiungen schafft und eine generelle Misserfolgserwartung oder generelle Erwartung, sich nicht anstrengen zu können, entwickelt.
2. Hat der Klient schon Reaktanz entwickelt, dann sollte der Therapeut sie so kanalisieren, dass der Klient sie nutzt,
   - um sich gegen die Erfüllung von Erwartungen zu entscheiden,
   - um selbst festzustellen, was er selbst will,
   - um sich dann auch für die Verfolgung eigener Ziele zu entscheiden.

3. Dem Klienten sollte nicht nur deutlich sein, dass er aktuell hohe Kosten hat. Ihm sollte vom Therapeuten auch deutlich gemacht werden, *welche internalen Komponenten diese Kosten erzeugen.*
   Hier ist es von besonderer Bedeutung, dass der Therapeut dem Klienten aufzeigt, *in welchem internalen Konflikt der Klient festsitzt,* und dass vor allem zwei Aspekte von Bedeutung sind:
   - Die hohe Fixierung des Klienten auf die Erfüllung externer Erwartungen.
   - Die hohe Alienation des Klienten.

   Gerade dadurch kann der Klient motiviert werden,
   - sich therapeutisch mit seiner hohen Alienation zu beschäftigen und für sich selbst zu klären, was er wirklich will und diesen Aspekten stärker zu folgen,
   - sich therapeutisch mit seiner starken Erwartungsorientierung zu beschäftigen und diese zu reduzieren.
4. Anders als bei erfolgreichen Narzissten spielt hier das Aufzeigen von Alternativen zum Leistungshandeln eine untergeordnete Rolle: Denn das Problem der gescheiterten Narzissten ist es weniger, keine Alternative zum Leistungshandeln zu haben, sondern in ungünstigem Leistungshandeln festzusitzen.
5. Dass die Erwartung, Anforderungen zu erfüllen, hoch ist, liegt wiederum weitgehend am SK-, das ohnehin therapeutisch bearbeitet werden muss. Es liegt aber auch daran, dass das SK+ zu schwach ausgeprägt sein könnte. Hier gilt es allerdings zu prüfen, welchen Leistungskontext der Klient letztlich verfolgen will, und man sollte prüfen, ob die Kompetenzen und die Kompetenzeinschätzungen des Klienten für *diesen Bereich* ausreichen.
   Sind die Kompetenzeinschätzungen des Klienten z. B. für den Bereich Jura gering, dann kann dies z. B. dann für den Klienten irrelevant sein, sollte er sich gegen eine Fortsetzung des Jura-Studiums entscheiden. Es macht unter dieser Perspektive wenig Sinn, therapeutisch diese Erwartungen zu bearbeiten.
6. Ähnlich verhält es sich mit den Ängsten vor Scheitern bzw. den Prüfungsängsten: Zum Teil gehen diese auf das SK- zurück und da dieses negative Selbstschema ohnehin therapeutisch bearbeitet werden muss, werden die Grundlagen dieser Ängste mit bearbeitet.
   Zum Teil gehen diese Ängste aber auch darauf zurück, dass die Klienten denken, dass sie wichtige Erwartungen nicht erfüllen; lösen sie sich jedoch durch therapeutische Interventionen von diesen Erwartungen, dann werden sich auch die entsprechenden Ängste reduzieren.
   Eine speziell auf die Ängste vor dem Scheitern oder auf die Prüfungsängste abgestimmte Therapie ist deshalb nur dann nötig, wenn diese Ängste sich deutlich auch auf völlig andere Kontexte beziehen sollten, was nach *unseren* Therapie- und Supervisionserfahrungen extrem unwahrscheinlich ist.

6.3 Erfolglose Narzissten

Ich (R.S.) beschäftige mich nun als Therapeut, besonders aber als Supervisor sehr vieler Therapeuten schon seit vielen Jahren damit, therapeutische Strategien für erfolglose Narzissten zu entwickeln; bedauerlicherweise muss ich sagen, dass diese Bemühungen, ganz anders als bei erfolgreichen Narzissten (bei denen wir sehr gute Therapieerfolge verzeichnen) und auch anders als bei den gescheiterten Narzissten (bei denen die Therapieerfolge recht gut sind) nicht sehr fruchtbar waren: Trotz intensiver therapeutischer Bemühungen erlebt man nur selten (in ca. 25–30 % der Fälle) therapeutische Fortschritte. Dennoch sollte man als Therapeut alles versuchen, was möglich ist, selbst wenn viele Vorgehensweisen nicht „anschlagen".

Ziel der therapeutischen Vorgehensweisen ist, die Annäherungstendenz an Leistungsverhalten zu stärken und das Vermeidungsniveau zu senken, sodass zumindest so viel Leistungsverhalten von den Klienten realisiert wird, dass sie auf eigenen Beinen stehen und selbständig werden können.

1. Ein grundlegendes Problem beginnt schon bei der *komplementären Beziehungsgestaltung:* Denn Komplementarität bei Narzissmus bedeutet, den Klienten für alles, was gut und akzeptabel ist, auch angemessen zu loben. Nun weisen die erfolglosen Narzissten aber kaum Erfolge, Ressourcen, Kompetenzen usw. auf. Es ist sehr einfach für Therapeuten, erfolgreiche Narzissten „zu füttern", denn sie *sind* erfolgreich, aber bei erfolglosen Narzissten ist „das Futter extrem knapp": Der Klient macht oft beruflich nichts, sitzt zuhause und spielt Computerspiele, hat kaum soziale Kontakte; es ist oft extrem schwierig, dem Klienten etwas Anerkennendes zu sagen, was nicht völlig trivial klingt bzw. was der Klient überhaupt als Lob wahrnehmen kann! Die Schwierigkeit, sich komplementär zu verhalten, impliziert nun aber, dass ein Therapeut nur sehr schwer Beziehungskredit gewinnen kann.
   Am ehesten kann man das noch, indem man deutlich macht, dass man den Klienten gar nicht bewertet, dass der Klient in der Therapie gar keine Erwartungen erfüllen muss u.a.
2. Im Grunde muss man mit narzisstischen Klienten das negative Selbstschema bearbeiten: Dazu muss man das Schema aber zunächst klären, und dazu muss der Klient sich dem Schema „stellen".
   Dies ist jedoch für erfolglose Narzissten extrem schwierig: Denn da die Klienten keine reale Kompensation aufweisen, empfinden sie eine Konfrontation mit den Schemaannahmen als extrem bedrohend. Sie vermeiden dies in sehr hohem Maße in der Therapie: Damit werden die Schemaannahmen aber auch nicht bearbeitbar. Erschwerend kommt hier noch dazu, dass Therapeuten bei diesen Klienten eigentlich einen extrem hohen Beziehungskredit bräuchten, um Klienten mit negativen Schemainhalten zu konfrontieren, dass sie aber – wie ausgeführt – oft große Probleme haben, überhaupt Beziehungskredit zu schaffen.
3. *Konfrontationen:* Klienten müssten eigentlich ihre ungünstigen Strategien erkennen und bearbeiten und dazu sind – wie in den Kapiteln 4 und 5 ausgeführt – konfrontative therapeutische Strategien erforderlich. Nach unseren therapeutischen Erfahrungen sind solche Strategien aber bei erfolglosen Narzissten so gut wie unmöglich:

Denn Klienten sind schon oft von Eltern und anderen damit konfrontiert worden, dass die Klienten z. T. extrem allergisch auf solche Interventionen reagieren: So viel Beziehungskredit, wie notwendig wäre, um sich solche Strategien „leisten" zu können, kann ein Therapeut gar nicht aufbauen.
Deshalb ist es auch extrem schwierig, Klienten mit Regelsetzer-Strategien zu kontrollieren und ihnen – ohne sie abwerten oder sie beleidigen zu wollen – klar zu machen, dass sie sich mit diesen Strategien selbst in hohem Maße schaden.
4. *Realistische Ziele:* Im Grunde können diese Klienten nur dann weiterkommen, wenn sie für sich realistische Lebensperspektiven entwickeln, die sie dann über längere Zeit verfolgen müssten: Dann wären sie in der Lage, Schritt für Schritt Kompetenzen zu entwickeln und Berufe zu finden, in denen sie nicht überfordert sind. Und dann könnten sie es schaffen, ein autonomes Leben zu führen. Jedoch ist es – wie ausgeführt – extrem schwierig, mit Klienten realistische Ziele zu erarbeiten: Macht man als Therapeut die Klienten darauf aufmerksam oder macht man ihnen entsprechende Vorschläge, dann reagieren sie sehr oft beleidigt: *Das* können sie doch nicht tun! Sie können sich doch nicht mit 16-Jährigen in eine Lehre begeben! Sie können doch mit Mitte 30 nicht noch an einem solchen Kurs teilnehmen! Sie können doch nicht in einer solchen Stelle arbeiten! *Das geht gar nicht!*

Unserer Erfahrung nach ist es für Therapeuten am besten, folgendermaßen vorzugehen:
1. Der Therapeut akzeptiert den Klienten in hohem Maße und macht deutlich, dass er den Klienten als Person auch dann wertschätzt, wenn der Klient so bleibt wie er ist: Damit macht der Therapeut auch deutlich, dass er dem Klienten helfen will, *falls* der Klient etwas ändern will, dass er *aber nichts vom Klienten erwartet!* Der Klient muss überhaupt *nichts für den Therapeuten tun!*
2. Der Therapeut versucht, sich in hohem Maße komplementär zur Motivebene zu verhalten, den Klienten für alles Erdenkliche zu loben, was beim Klienten ok ist.
3. Der Therapeut realisiert in hohem Maße Empathie und versucht, die Sichtweise des Klienten zu verstehen.
4. Der Therapeut versucht vorsichtig, Schemata des Klienten zu explizieren; er macht dem Klienten sehr deutlich, dass er – der Therapeut – glaubt, dass diese Schemata aus der Biographie stammen, überholt sind und heute geprüft werden sollten.
5. Der Therapeut versucht sehr vorsichtig, Schritt für Schritt, den Klienten zu konfrontieren; dabei macht er immer wieder deutlich, dass er den Klienten nur auf Aspekte aufmerksam machen will und dies auch nur, weil es für den Klienten günstig sein könnte, bestimmte Aspekte mal zu prüfen und gegebenenfalls zu ändern.

7 Empirische Ergebnisse zur Klärungsorientierten Psychotherapie mit narzisstischen Klienten

7.1 Effektivität Klärungsorientierter Psychotherapie bei den drei Typen von Narzissmus

7.1.1 Einleitung

Einige Studien zur Effektivität Klärungsorientierter Psychotherapie wurden bereits durchgeführt. Eine Studie zur allgemeinen Effektivität von KOP wurde durchgeführt von Sachse, Schülken, Sachse und Leisch (2011a). Studien zu KOP bei Persönlichkeitsstörungen wurden durchgeführt von: Freudenberg et al., 2018; Lewis et al., 2018; Sachse, Müller, Diermann & Sachse, 2019; Sachse & Sachse, 2016a, 2016b). Hier sollen nun einige der wichtigsten Ergebnisse im Überblick dargestellt werden.

7.1.2 Erhebungsinstrumente

Zur Messung der Effektivität von KOP wurden folgende Fragebogenmaße verwendet:

- Beck-Depressions-Inventar (BDI; Hautzinger et al., 1995)
- Inventar zur Erfassung interpersoneller Probleme (Horowitz et al., 1994) mit den Skalen
  - ausnutzbar (AUS)
  - unterwürfig (UNT)
  - fürsorglich (FUR)
- Brief-Symptom-Inventory (BSI; Derogatis, 1992; Franke, 2000) mit den Skalen
  - Somatisierung (SOM)
  - Zwanghaftigkeit (ZWA)
  - Ängstlichkeit (ÄNG)
  - Phobische Angst (PA)
  - Paranoides Denken (PAR)
  - Depressivität (DE)
  - Unsicherheit in Sozialkontakten (US)

- NEO-Fünf-Faktoren-Inventar (NEO-FFI; Borkenau & Ostendorf, 1993) mit der Skala Neurotizismus (NEU)
- Skala zur Erfassung der Selbstakzeptierung (SESA; Sorembe & Westhoff, 1985)
- Skala zur Allgemeinen Selbstwirksamkeitserwartung (SWE; Schwarzer & Jerusalem, 1999)
- Skala zur Handlungsorientierung (HAKEMP; Kuhl, 1990) mit den Skalen
  - Handlungsorientierung nach Misserfolg (HOM)
  - Handlungsorientierung bei der Handlungsplanung (HOP)
- Persönlichkeitsstil und -störungs-Inventar (PSSI; Kuhl & Kazén, 1997) mit den Skalen
  - narzisstisch (NAR)
  - histrionisch (HIS)
  - dependent (DEP)
  - selbstunsicher (SU)
  - schizoid (SCH)
  - passiv-aggressiv (PAS)

Die Fragebögen wurden den Klienten zu Beginn der Psychotherapie gegeben und nach Ende der Psychotherapie: Es wurden die Signifikanzen der Veränderungen geprüft und es wurden Effektstärken ermittelt.

7.1.3 Ergebnisse

Tabelle 2 stellt Beispiele für die Effektstärken dar, die in der Studie von Sachse, Müller, Diermann und Sachse (2019) gefunden wurden. Die Erfolgsmaße sind nach der Analyse von Sachse und Sachse (2018) in Untergruppen gegliedert:

- Selbst-Regulation
- Durchsetzung
- Soziale Unsicherheit
- Depressivität
- Symptom-Belastung
- Persönlichkeitsstörungen

In der Studie wurden Klienten mit narzisstischer (NAR), erfolglos narzisstischer (ELNAR) und gescheitert narzisstischer (GENAR) Persönlichkeitsstörung untersucht.

Tabelle 2: Effektstärken für Klienten mit narzisstischer (NAR), erfolglos narzisstischer (ELNAR) und gescheitert narzisstischer (GENAR) Persönlichkeitsstörung (grau unterlegt: Effektstärken von ≤ .80)

Variablen	NAR	GENAR	ELNAR
SESA	-1,3090	-1,1687	-0,5048
SWE	-2,0054	-0,8794	-0,3907
HOM	-1,2704	-1,2295	-0,7046
HOP	-0,8333	-2,0045	-0,3887
IIPD ausnutzbar	-0,7154	-1,4786	-0,2693
IIPD unterwürfig	-0,4992	-0,2867	-0,0617
IIPD fürsorglich	-0,6259	-0,4416	-0,0795
PSSI selbstlos	-0,5143	-0,7736	-0,1787
BSI Unsicherheit	-1,4516	-0,8603	-0,3886
PSSI selbstunsicher	-1,8957	-1,6068	-0,2848
BSI Depressivität	-1,2387	-1,1840	-0,4820
PSSI still-depressiv, Depressivität	-1,2225	-1,0882	-0,6329
BDI Depression	-0,9714	-1,5085	-0,7731
BSI Somatisierung	-0,8196	-0,6829	-0,3823
BSI Zwanghaftigkeit	-0,8358	-0,8507	-0,4612
BSI Ängstlichkeit	-0,9582	-0,6090	-0,4772
BSI Phobische Angst	-0,5938	-0,3132	-0,1184

Tabelle 2: Fortsetzung

Variablen	NAR	GENAR	ELNAR
BSI Paranoides Denken	-0,6231	-0,4423	-0,2547
PSSI paranoid	-0,9988	-0,6502	-0,2687
Neo Neurotizismus	-2,1586	-1,1321	-0,5758
PSSI dependent	-0,6503	-0,7618	-0,2168
PSSI narzisstisch	-1,0604	-0,7620	-0,1354
PSSI histrionisch	-0,2394	-0,5302	-0,1158
PSSI schizoid	-0,9328	-0,7241	-0,1210
PSSI passiv-aggressiv, negativistisch	-0,9782	-0,6093	-0,2570

Es wird erkennbar, dass die Effektstärken für Klärungsorientierte Psychotherapie bei NAR *sehr gut* sind: Selbstakzeptierung, Selbstwirksamkeitserwartung nehmen signifikant zu, d.h. Aspekte des negativen Selbst-Schemas nehmen deutlich ab. Selbstunsicherheit, Depressivität nehmen deutlich ab, die Tendenz zu Neurotizismus ebenfalls. Auch die Aspekte der narzisstischen Störung selbst („Oberflächenmerkmale“) nehmen deutlich ab.

Das zeigt, dass KOP bei Klienten mit erfolgreichem Narzissmus eine sehr effektive Therapieform ist.

Die Ergebnisse für Gescheiterte Narzissten (GENAR) sind etwas weniger deutlich, aber die Ergebnisse sind noch immer sehr zufriedenstellend und den Ergebnissen der NAR ähnlich.

Weitaus weniger gut schneiden die Erfolglosen Narzissten (ELNAR) ab: Bei dieser Störungsgruppe wirkt KOP vergleichsweise gering. Therapeutische Erfahrungen besagen allerdings, dass auch andere Therapieformen, wie „klassische Verhaltenstherapie“ nur wenige Effekte haben. Offenbar ist es bisher nicht gelungen, ein Therapie-Verfahren zu entwickeln, das diese Klienten „erreicht“.

7.2 Prozessforschungsergebnisse bei narzisstischen Klienten

7.2.1 Einleitung

Für die Gruppe der erfolgreichen Narzissten (NAR) wurden ausgiebige Prozessanalysen durchgeführt und die Prozessdaten wurden mit den Effektivitätsmaßen in Zusammenhang gebracht, um festzustellen, welche Prozess-Variablen bei NAR für guten Therapie-Erfolg wesentlich sind.

Zur Analyse der Prozesse, also von wesentlichen Variablen auf Klienten- und Therapeuten-Seite, wurde ein von uns entwickeltes Analyse-System verwendet: Die Skalen zur Erfassung von Inhalt, Bearbeitung und Beziehung (BIBS).

Die BIBS wurde in aufwändigen Voranalysen entwickelt (vgl. Sachse, Schülken & Leisch, 2006; Sachse, Schülken et al., 2011a, 2011b), wurde auf Reliabilität und Validität geprüft und bewährte sich sehr gut (vgl. Sachse, 2015a, 2015b; Sachse & Kramer, 2015a, 2015b, 2015c; Sachse & Schirm, 2015b; Sachse, Schirm & Kramer, 2015, 2016; Schirm, Kramer & Sachse, 2015a, 2015b; Schirm, Sachse & Kramer, 2015).

Die BIBS enthalten fünf Skalen zur Erfassung von Klienten-Prozessen und fünf Skalen zur Einschätzung des therapeutischen Handelns.

Folgende *Klienten-Skalen* sind Bestandteile der BIBS:

1. *KJN (Qualität der inhaltlichen Arbeit):* Diese Skala schätzt ein, wie gut der Klient auf der *Inhaltsebene* arbeitet: Zum Beispiel wird eingeschätzt, ob der Klient relevante Themen bearbeitet, ob er einen Arbeitsauftrag erkennen lässt, eine internale Perspektive einnimmt etc.
   Die Skala variiert von 0 bis 42.
2. *KVE (Ausmaß an Vermeidung):* Diese Skala schätzt global das Ausmaß an *Vermeidung* ein, das ein Klient realisiert.
   Die Skala variiert von 0 bis 6.
3. *KVE2 (Vermeidungsstrategien):* Diese Skala erfasst, ob der Klient besonders häufige Vermeidungsstrategien (also „Standard"-Strategien) anwendet. Dabei wird das Ausmaß, in dem der Klient die Strategien verwendet, addiert.
   Die Skala variiert von 0 bis 36.
4. *KBF (Funktionale Beziehungsgestaltung):* Die Skala schätzt ein, in welchem Ausmaß der Klient eine *funktionale Beziehungsgestaltung* realisiert.
   Die Skala variiert von 0 bis 18.
5. *KBI (Interaktionsspiele):* Die Skala schätzt ein, in welchem Ausmaß der Klient dysfunktionale Beziehungsgestaltung, also *Interaktionsspiele* realisiert.
   Die Skala variiert von 0 bis 18.

Die BIBS enthalten *fünf Therapeuten-Skalen:*

1. *TBE (Beziehungsgestaltung durch den Therapeuten):* Diese erfasst die Beziehungsgestaltung durch den Klienten: Sie erfasst, ob der Therapeut den Klienten akzeptiert,

authentisch und kompetent wirkt und Vertrauen in die Änderungskompetenz des Klienten signalisiert.
Die Skala variiert von 0 bis 36.

2. *TVE (Verstehen):* Erfasst, in welchem Ausmaß der Therapeut den Klienten versteht: Signalisiert der Therapeut ein Verstehen, greift der Therapeut zentrale Aspekte auf, sind die Aussagen des Therapeuten belegbar?
Die Skala variiert von 0 bis 36.
3. *TST (Steuerung):* Erfasst, in welchem Ausmaß der Therapeut die Klienten-Prozesse konstruktiv steuert: Arbeitet der Therapeut „an der Kante des Möglichen", hilft er dem Klienten bei der Zentralisierung und Präzisierung von Aussagen?
Die Skala variiert von 0 bis 48.
4. *TBV (Bearbeitung der Vermeidung):* Erfasst, in welchem Ausmaß der Therapeut die Vermeidung des Klienten konstruktiv bearbeitet.
Die Skala variiert von 0 bis 12.
5. *TUS (Umgang mit Spielen):* Erfasst, in welchem Ausmaß der Therapeut konstruktiv mit Interaktionsspielen des Klienten umgeht.
Die Skala variiert von 0 bis 36.

Die Items sind jeweils gepolt von 0 bis 6, *wobei 6 immer einen guten Prozess bedeutet:* Das heißt hohe Werte auf der Skala signalisieren immer konstruktive Prozessaspekte.

7.2.2 Ergebnisse

7.2.2.1 Qualität der Beziehung

Unter der Qualität der Beziehung verstehen wir zwei Aspekte: Erstens die Präsenz funktionaler Aspekte der therapeutischen Beziehung aus der Klientenperspektive (KBF; der Klient nimmt die Klientenrolle ein und die Qualität der Zusammenarbeit) und die Absenz dysfunktionaler Aspekte der therapeutischen Beziehung aus der Klientenperspektive (KBI; der Klient nutzt wenig oder keine Images oder Appelle, der Klient testet den Therapeuten nicht, der Klient kontrolliert den Prozess nicht). Wir erwarten, dass diese Qualität der Beziehung sich im Therapieprozess der KOP verbessert und dass diese Veränderung ein effektiver Prozess ist (und mit Symptomveränderung verlinkt ist).

Diese Hypothesen haben wir bei 161 Klienten mit einer narzisstischen Persönlichkeitsstörung getestet.

> Wir konnten nachweisen (Maillard et al., 2020), dass sich die Qualität der Klientenbeziehung in der KOP während der Therapie tatsächlich verbessert (auf beiden oben genannten Sub-Skalen).

Diese Veränderung erklärt die Reduktion auf mehreren Symptommaßen am Schluss der Psychotherapie, insbesondere im Bereich der allgemeinen Symptomatik, der spezifischen depressiven Symptomatik und den interpersonalen Problemen.

Klienten mit einer narzissistischen Persönlichkeitsstörung, die während der KOP eine verbesserte Beziehung erlernen und sich von Interaktionsspielen graduell distanzieren, schließen die Psychotherapie auch erfolgreich ab. Umgekehrt ist bei denjenigen Klienten, die diese Beziehungsprobleme in den studierten Sitzungen nicht bewältigen, der Erfolg geringer.

In einer zweiten, viel kleineren Studie, haben wir die Interaktionsstörungen, die wir normalerweise bei der Borderline Persönlichkeitsstörung erwarten (Signer et al., 2019) in einem Sample von 14 Klienten mit narzissistischer Persönlichkeitsstörung geratet, wobei jeweils die 5. Sitzung der KOP eingeschlossen wurde.

Diese Studie zeigte akzeptable Inter-Rater Reliabilitäten für die BIPS (Borderline Interaction Problems Scale; Sachse, Schirm & Kramer, 2016). Diese Skala differenzierte zwischen den klassischen Schemata und Motiven der KOP-Theorie und den Borderline-spezifischen Schemata in Bezug auf Vertrauen (in die eigene Person, in die eigene Effektivität und in andere Personen). Zudem hatte diese Skala noch Sub-Skalen zu Images, Appellen, Interaktionsspielen und Tests. Interessanterweise korrelierten die Annahmen in Bezug auf Vertrauen zur eigenen Effektivität ($r=.80$) und Vertrauen in andere ($r=.83$) hoch mit der Ausprägung der narzisstischen Persönlichkeitsstörung zu Beginn der KOP.

> Je intensiver die narzisstische Symptomatik, desto mehr Probleme in diesen beiden Bereichen des Vertrauens.

Zudem war die Intensität der Interaktionsspiele (in der Sitzung 5 geratet) mit der allgemeinen Symptomveränderung am Schluss der KOP positiv verlinkt ($r=.70$). Je intensiver die Spielstruktur in diesen sehr frühen Sitzungen aktiviert war, desto mehr verbesserte sich die Symptomatik am Schluss der Therapie.

Dies macht deutlich, dass Therapeuten keine Angst haben sollten vor massiven Images und Appellen narzisstischer Klienten zu Therapiebeginn.

7.2.2.2 Qualität der Inhalte

Analog zu den Studien zu der Klientenbeziehung haben wir die Qualität der Inhalte, wie sie von den KlientInnen ausgedrückt werden, systematisch beforscht (KJN). Wir haben uns die Frage gestellt, ob die Zentralität oder allgemeiner die Qualität der Inhalte sich verbessert zwischen den Sitzungen 15 und 25 der KOP der narzisstischen Persönlichkeitsstörung (Maillard et al., 2020).

Wir konnten zeigen, dass dies tatsächlich der Fall war und dass diese Veränderung die Symptomveränderung am Schluss der Therapie voraussagte (die Reduktion der allgemeinen, der spezifischen depressiven Symptomatik und der interpersonalen Probleme). Daraus können wir schließen, dass die Inhalte im Laufe der Psychotherapie immer zentraler werden sollten, damit die KOP der narzisstischen Persönlichkeitsstörung effektiv ist.

7.2.2.3 Qualität der Prozesse

In diesem Abschnitt soll die Prozessperspektive angeschaut und Veränderungen in den Prozessen, *im Besonderen der Vermeidungsprozesse*, studiert werden (KVE; KVE2).

Die Qualität der Prozesse wurde wiederum in Sitzungen 15, 20 und 25, im Laufe der Arbeitsphase der KOP, geratet und diese Veränderung in Zusammenhang mit der Symptomveränderung am Schluss der Therapie bei der narzisstischen Persönlichkeitsstörung gebracht (Maillard et al., 2020). Wir fanden, dass die Qualität der Prozesse über die Therapie immer besser wird, das heißt, dass die Klienten im Klärungsprozess immer weniger vermeiden. Dies kann in Anbetracht der verbesserten Zentralität der Inhalte erwartet werden (ist aber nicht zwingend mit der Qualität der Inhalte verlinkt).

Diese Veränderungen sind mit Symptomveränderungen am Schluss der Psychotherapie bei der narzisstischen PS verlinkt. Das heißt, dass die KlientInnen mit einer NPS, die immer weniger vermeiden im Laufe der KOP, auch diejenigen sind, die die Psychotherapie mit einer hohen Symptomreduktion (in allgemeiner Symptomatik und bei interpersonalen Problemen) abschließen.

Diese beobachtete Prozessveränderung war aber nicht mit der Veränderung der Depression verlinkt. Therapeuten sollten somit ein waches Auge auf die Prozesse in der KOP werfen, um sicherzustellen, ihren KlientInnen die Chance zu ermöglichen, die Therapie mit weniger interpersonalen und allgemeinen Problemen abzuschließen.

7.2.2.4 Emotionale Verarbeitung

Die emotionale Verarbeitung ist die Qualität der Integration der emotionalen Aktivierung und der Konstruktion von Bedeutung ausgehend aus dieser Aktivierung. Mit dieser Definition, welche breit abgestützt auch in emotionsfokussierten Ansätzen benutzt wird, haben wir wiederum Klienten in Psychotherapie geratet und verschiedene Aspekte der emotionalen Verarbeitung untersucht. Dabei kam insbesondere die Classification of Affective Meaning States (CAMS) zum Einsatz, eine validierte Ratingskala, welche von Pascual-Leone und Greenberg (2005) entwickelt wurde. Diese Skala unterscheidet zwischen verschiedenen Arten von Emotionen, basierend auf emotionsfokussierter Theorie (Greenberg & Paivio, 1997). Zum Beispiel wird zwischen adaptiver Wut (*assertive anger*, wo das Ziel der Wut dem Individuum klar ist und eine Art Wut, welche grundsätzlich dazu dient, wichtige identitätsbezogene Grenzen aufrechtzuerhalten) und zurückweisender Wut (*rejecting anger*, wo das Ziel der Wut verloren gegangen ist und wo häufig eine starke Aktivierung den Bedeutungsfindungsprozess überschattet oder verunmöglicht) unterschieden. Eine ähnliche Differenzierung wird für Traurigkeit konzeptualisiert.

Wir wollten wissen, welche Emotionskategorien sich besonders bei der narzisstischen PS im Laufe der KOP verändern und wie diese Veränderungen mit Symptomveränderung liiert sind.

In einer kleinen Studie von 17 Klienten haben wir die Sitzungen 25 und 36 in der KOP für emotionale Verarbeitung geratet und beobachtet, dass die Frequenz der Scham, welche die Klienten in der Psychotherapiesitzung empfinden, in diesem Zeitraum leicht zurückgeht ($d = .30$). Diese Veränderung sagte den Rückgang der allgemeinen und der depressiven Symptomatik am Ende der Therapie voraus.

Zudem konnten wir beobachten, dass Selbstmitgefühl *(self-compassion)* in der Sitzung 36 zentral war und in Zusammenhang mit den Therapeuteninterventionen stand. Insbesondere fühlte der Klient in dieser späteren Sitzung mehr Selbstmitgefühl, wenn der Therapeut den Prozess adäquat steuert und eine Schemabearbeitung (z. B. mit dem Ein-Personen-Rollenspiel) anbietet.

7.2.2.5 Beziehungsgestaltung durch den Therapeuten

7.2.2.5.1 Allgemeine Beziehungsgestaltung

Wir haben die allgemeine Beziehungsgestaltung bei verschiedenen Persönlichkeitsstörungen untersucht, so wie sie vom Therapeuten angeboten wird (TBE).

Die therapeutischen Grundvariablen und das aktive Nutzen der Therapeutenkompetenz im Prozess wurde in einer Stichprobe von $N = 161$ Klienten mit einer NPS studiert, wobei wiederum die Sitzungen 15, 20 und 25 geratet wurden. Es wurde untersucht, ob die Frequenz dieser Interventionen sich erhöht mit der Zeit und ob diese Veränderung mit der Symptomveränderung am Ende der KOP verlinkt ist (Maillard et al., 2020).

Wir konnten zeigen, dass sich in dieser Stichprobe von NPS-Klienten die allgemeine Beziehungsgestaltung im Mittelwert über die Psychotherapie verbesserte, was mit der KOP-Theorie übereinstimmt. Zudem konnten wir zeigen, dass diese Veränderung in der Therapeutenvariable der Beziehungsgestaltung mit der Reduktion der Depression liiert war. Je mehr die Therapeuten über die Zeit die Basisvariablen einsetzten, desto grösser war die Verminderung der Depression.

Der Nutzen der Grundvariablen hatte keinen Einfluss auf die Verminderung der allgemeinen und interpersonalen Symptomatik. Dies könnte ein Hinweis darauf sein, wie wichtig die Grundvariablen in der KOP sind: Therapeutische Empathie, Transparenz und Authentizität helfen dem Klienten, sich neu zu mobilisieren und somit die depressive Symptomatik zu bewältigen.

7.2.2.5.2 Motivierende Beziehungsgestaltung

Die motivorientierte Beziehungsgestaltung (MOBG) oder auch komplementäre Beziehungsgestaltung weisen auf zwei überlappende und weitgehend miteinander konsistente Definitionen und Methoden hin: Erstens kann der Therapeut nach Caspar

(2007) eine detaillierte Fallkonzeption mittels der Plananalyse erstellen und daraus die zentralen Motive und Pläne ableiten, zu welchen er sich besonders komplementär oder motivorientiert verhalten kann. Zweitens kann der Therapeut das Modell der Doppelten Handlungsregulation nach Sachse (2019a) nutzen, um dem Interaktionsverhalten zugrundeliegende Motive zu erschließen, zu welchen der Therapeut sich dann komplementär im Prozess verhalten kann. Auch wenn Unterschiede zwischen beiden Konzepten und Vorgehensweisen bestehen, gibt es eine grundsätzliche Kompatibilität und an dieser Stelle soll eher darauf bestanden werden und weniger auf die Unterschiede.

Um die motivorientierte Beziehungsgestaltung zu messen, haben wir in den KOP-Studien die BIBS-Subskala der „Behandlung der Interaktionsspiele" gewählt. Auch wenn damit das Konzept der MOBG nicht vollständig abgedeckt ist, scheint es uns eine genügend gute Operationalisierung im bestehenden Rahmen zu sein. Feinere Studien sollten zu einem späteren Zeitpunkt die MOBG mit Hilfe der von Caspar entwickelten Ratingskala auch im Rahmen der KOP erfassen.

Eine neuere Studie zu der relevanten BIBS-Skala (TUS) hat alle Klientenen mit einer Persönlichkeitsstörung gemeinssam analysiert, welche KOP gemacht haben. Diese Studie konnte zeigen, dass das motivorientierte Vorgehen den Zusammenhang zwischen den problematischen Interaktionsspiele und der Symptomveränderung mediiert (Babl et al., 2022). In den folgenden Absätzen folgen die detaillierten Analysen pro Störungsbild.

Wir wollten wissen, wie wichtig die MOBG in der KOP der narzissistischen PS ist. Dazu haben wir das Sample von Maillard et al. (2020; $N=161$) reanalysiert und Korrelationen zwischen der MOBG und Symptomveränderung gerechnet.

Interessanterweise haben wir für die Outcome-Maße der Depression und allgemeinen Symptomatik keine signifikanten Korrelationen gefunden, jedoch bewegen sich die Korrelation zwischen MOBG und der Reduktion von interpersonalen Problemen zwischen $r=.19$ und .24 (alle signifikant).

Die motivorientierte Beziehungsgestaltung ist gerade bei den Klienten mit narzisstischer PS über die ganze KOP determinierend für die Veränderung der interpersonalen Probleme. Deshalb ist dieser Teil des Trainings und Re-Trainings der KOP-Therapeuten, insbesondere im Rahmen der *Supervision, unabdingbar, um effektiv mit dieser Klientel arbeiten zu können.*

7.2.2.6 Klärende und vermeidungsbearbeitende Interventionen des Therapeuten

Wir wollten wissen, welche Rolle die verstehend klärenden Interventionen des Therapeuten spielen, und auch, was die Rolle von Therapeuteninterventionen ist, die zum Ziel haben, Vermeidung in der Klientenerfahrung abzubauen. Dazu haben wir wieder die beiden Therapeutenskalen der BIBS analysiert (TVE; TBV) und dies getrennt für die vier Diagnosegruppen der Persönlichkeitsstörungen. Wir wollten wissen, wie zentral das Verstehen des Therapeuten für die Symptomveränderung bei der narzissistischen PS ist.

Die Studie von Maillard et al. (2020) hat keinen Zusammenhang zwischen der signifikanten Verbesserung über den Verlauf der KOP des therapeutischen Verstehens einerseits und allen Outcomemaßen andererseits gefunden. Hingegen korrelierte die therapeutische Bearbeitung der Vermeidung bei NPS-Klienten schwach, aber signifikant mit der Reduktion von interpersonalen Problemen am Schluss der Psychotherapie ($r = .16$).

7.2.2.7 Steuerung des Klienten-Prozesses durch den Therapeuten

Da Steuerung des Prozesses für die Klärungsorientierte Psychotherapie besonders zentral ist, ist sie in eine Skala der BIBS eingeflossen (TST). Die Resultate werden hier wiederum detailliert vorgestellt.

Wir wollten wissen, wie zentral die Steuerung des Therapeuten für die Symptomveränderung bei der narzissistischen Persönlichkeitsstörung ist.

Die Studie von Maillard et al. (2020) konnte zeigen, dass die Qualität der Steuerung sich über die Sitzungen 15, 20 und 25 verbessert und teilweise die Symptomveränderung am Ende der Therapie voraussagt, insbesondere die Reduktion der allgemeinen Symptomatik (aber nicht die depressive oder interpersonale Symptomatik).

In einer kleineren Studie zu der narzisstischen PS konnten wir weiterhin zeigen, dass die Steuerung, zusammen mit anderen klärenden Interventionen, die zu Beginn der Sitzung 36 implementiert wurden, signifikant die Frequenz des adaptiven Selbstmitgefühls (gemessen später in derselben Sitzung) vorhersagte. Ein klinisches Beispiel kann bei Kramer et al. (2018) nachgelesen werden.

Man könnte sagen, klärungsorientiertes Steuern im richtigen Moment hat zentrale Prozessvorteile und auch einige Outcomevorteile. Dies sollte auch im Training zum KOP-Therapeuten vermehrt Eingang finden.

7.2.3 Untergruppen-Bildung bei der narzisstischen Persönlichkeitsstörung anhand von Klientenvariablen

Für die Stichprobe der narzisstischen PS (Maillard et al., 2020) haben wir eine Reanalyse der Daten vorgestellt, in der Untergruppen aufgrund der Prozessresultate definiert wurden (Kramer et al., 2020b). In dieser Analyse haben wir alle (oben diskutierten) vier Klientenskalen inkludiert (funktionale Beziehung, dysfunktionale Beziehung, Inhalt und Prozess; KJN; KVE; KBF; KBI) und eine spezifische Langzeitanalyse durchgeführt. Diese Analyse hatte zum Ziel, in der Stichprobe von $N = 161$ Untergruppen empirische Regelmässigkeiten zu identifizieren, wenn alle drei Prozessmesszeitpunkte (Sitzung 15, 20 und 25) zusammen berücksichtigt werden.

Diese Analyse ergab ein best-angepasstes statistisches Modell mit zwei Faktoren (i.e., zwei Untergruppen von Prozessen), die als 1) „optimaler Prozess“ und 2) „weniger optimaler Prozess“ beschrieben werden können. Diese Charakterisierung machte insofern Sinn, als im Mittelwert alle Prozesse sich über die Zeit zwar verbessern, aber bei 1) auf einer höheren Ebene auf der Skala als bei 2).

In einem zweiten Schritt haben wir Prädiktoren zu Beginn der Therapie analysiert, welche reliabel voraussagen, welcher Klient in welcher Untergruppe zu finden ist. Es stellte sich heraus, dass Klienten mit einer starken Ausprägung in narzisstischer Symptomatik und mit einer starken Ausprägung in Gedankenkreisen um vergangene Misserfolge signifikant grössere Chancen haben, sich in der „optimalen" Psychotherapieprozess-Untergruppe zu befinden.

Klienten mit einer starken Ausprägung in einer Serie psychopathologischer Charakteristika (Depression, Somatisierung, Zwangssymptomatik, Angstsymptomatik und psychotische Symptomatik) und Persönlichkeitsmerkmalen (Persönlichkeitsanteile in den Bereichen paranoide, zwangshafte, schizotype und dependente Persönlichkeitsstörungen) haben signifikant grössere Chancen, sich in der „weniger guten" Prozess-Untergruppe zu befinden.

In einem weiteren Schritt konnten wir zeigen, dass *erfolgreiche* Narzissten (wie sie zu Beginn durch die Therapeuten eingeschätzt wurden) 96 % Chancen haben, sich im empirisch definierten „guten" Prozess zu befinden, während *erfolglose und gescheiterte* Narzissten (wie sie ebenfalls zu Beginn durch die Therapeuten eingeschätzt wurden) 92 % Chancen haben, sich im empirisch definierten „weniger guten" Prozess zu befinden.

> Diese hochinteressanten Resultate könnten Hinweise darauf sein, dass die klinisch hilfreiche Aufteilung zwischen erfolgreich und erfolglos sich auch empirisch nachweisen lassen kann und differenziell mit der Qualität des Therapieprozesses einhergeht.

Auch wenn die Chancen für die erfolglosen und gescheiterten Narzissten geringer sind, einen „guten" Prozess im Laufe der KOP zu entwickeln, muss unterstrichen werden, dass der „weniger gute" Prozess keinesfalls heißt, dass er schlecht wäre. Was wir tatsächlich beobachten, wie oben festgehalten und diskutiert, ist, dass im Mittelwert alle Klienten mit NPD einen progressiv positiveren Prozess entwickeln.

Es bleibt eine offene Frage, was der Therapeut genau tun kann, um den „weniger guten" Prozess in einen guten umzuwandeln.

In einer weiteren Analyse dieses Samples der erfolglosen oder gescheiterten Narzissten sind wir dieser Frage explorativ nachgegangen und haben schwache, aber signifikante Ansatzpunkte gefunden, dass das Beziehungsangebot der Therapeuten früh im Prozess (nur in der Sitzung 15) die einzige Variable sein könnte, welche die Symptomveränderung beeinflussen kann. Die Effektstärken der Korrelationen sind jedoch klein (r zwischen .24 und .26) und mehr Forschung wird nötig sein, um definitive Antworten zu liefern.

8 Beispiele für den therapeutischen Umgang mit Narzissten

In diesem Kapitel wollen wir anhand von Transkripten therapeutische Strategien und Interventionen nachvollziehbar machen. Dabei werden wir Aspekte der komplementären Beziehungsgestaltung darstellen, des konfrontativen Vorgehens, der Bearbeitung dysfunktionaler Schema-Anteile und eines Ein-Personen-Rollenspiels mit einem typischen narzisstischen Schema. Durch diese Transkripte kann der Leser einen Einblick in die Mikro-Arbeitsweise von Therapeuten erhalten, die nach unserem Ansatz arbeiten.

In diesem Kapitel soll an einigen kommentierten Transkripten das praktische, therapeutische Handeln bei narzisstischen Klienten demonstriert werden.

Die Transkriptionsbeispiele beziehen sich auf:
1. Komplementäre Beziehungsgestaltung im Erstgespräch
2. Konfrontation (11. Sitzung)
3. Besondere Konfrontation
4. Klärung negativer Selbstschema-Aspekte
5. Bearbeitung negativer Selbstschema-Aspekte im EPR
6. Umgang mit einer schwierigen Interaktionssituation

8.1 Beispiel 1: Komplementäre Beziehungsgestaltung im Erstgespräch

Das Transkript soll deutlich machen, wie ein Therapeut eine komplementäre Beziehungsgestaltung einem narzisstischen Klienten gegenüber realisieren kann.

8.1.1 Das Transkript

Es handelt sich um eine konkrete Therapie, die R.S. mit einem 56-jährigen Klienten durchgeführt hat, einem Chefarzt, der wegen depressiven Verstimmungen, Versagensängsten und beginnenden Herzproblemen in die Psychotherapie kam und der als erfolgreicher Narzisst diagnostiziert wurde.

Th1: Ja, Herr Dr. X, was führt Sie zu mir?

Kl1: Ja, das ist eine – wie soll ich sagen – relativ schwierige Frage. So ganz klar ist mir das selber nicht. Aber ich kann ja vielleicht kurz den Hintergrund beleuchten.

Th2: O.K.

Kl2: Nun, ich bin selber Arzt, Chefarzt der X-Abteilung in der Klinik Y und ein Arzt, genauer gesagt mein Kardiologe, meinte, es wäre eine ganz gute Idee, wenn ich das mal machen würde, wenn ich mal so eine psychologische Behandlung in Anspruch nehmen würde, weil er meinte, das wäre mit meinem Blutdruck mittlerweile Besorgnis erregend. Der ist relativ hoch, der ist dauerhaft hoch und mit Medikamenten nur schwer in den Griff zu kriegen. Er sagt, eine Zeit lang wäre das in Ordnung, aber mittlerweile müsste da was geschehen. Er ist eingestellt in der Regel, aber trotzdem sagt er, müsste da was geschehen. Körperlich hat er mich eigentlich durchgecheckt, da können wir weitestgehend körperliche Ursachen ausschließen. Und da bleibt halt nur noch eins übrig und deswegen sollte ich hier mal vorstellig werden.

Th3: Aber Sie selbst – das ist so mein Eindruck – Sie wissen eigentlich gar nicht so richtig, was Sie hier sollen.

Kl3: Naja gut, er sagt – wie soll ich sagen – dass kann mit Stress und Arbeitsbelastung zusammenhängen. Gut, ich mein, ich gestehe ihm zu, an dem Punkt, dass ich halt wirklich viel arbeite. Ich hab halt 12-, 14-, manchmal 16-Stunden-Tage. Ich leite halt eine relativ große Abteilung in der Klinik, ich bin Arzt. Und, naja, selbstverständlich – wo gehobelt wird, da fallen Späne, da muss man natürlich ...

Th4: Da müssen Sie immer präsent sein.

Kl4: Ja, ganz genau. Da muss ich präsent sein. Ich trage sehr viel Verantwortung. Ich muss dem nachkommen. Ich muss die Prozesse kennen, ich muss einen gewissen Überblick über die Abläufe haben. Natürlich.

Th5: Sie haben den Eindruck, dass es auch wirklich total wichtig ist, dass Sie da präsent sind. Dass Sie diese Verantwortung da übernehmen. Sie können sich gar nicht vorstellen, wie das anders laufen könnte.

Kl5: Nein. Nein, nein, das kann ich mir nicht anders vorstellen. Das geht nicht. Also, das würde wahrscheinlich drunter und drüber gehen, wenn ich das anders handhaben würde.

Th6: Aber Sie würden schon auch dem Arzt zustimmen, dass Sie schon auch tatsächlich, auch objektiv gesehen, total belastet sind, durch das Arbeitspensum, durch das Ausmaß der Verantwortung.

Kl6: Durchaus, ja, ja, durchaus. Ich mein, gut, subjektiv empfinde ich das in der Regel nicht als Belastung. Es ist ja auch so, dass es die Tätigkeit ist, die ich ja aus guten Gründen gewählt habe, selber gewählt habe. Ich habe auch viel investiert in meine Ausbildung, schon von früh an. Das heißt, ich ...

Th7: Dass das eigentlich der Beruf ist und die Aufgaben, die Sie immer machen wollten. Dass Sie so das Gefühl haben, Sie sind jetzt auch angekommen.

Kl7: Ja, genau.

Th8: Da wollten Sie auch hin.

Kl8: Ja, und dementsprechend bin ich da auch sehr zufrieden. Es ist viel Arbeit, es ist auch harte Arbeit. Aber es ist so, dass ich schon auch so ein Gefühl habe von „es läuft". Ich gehe auch drin auf und ich fühl mich persönlich eigentlich wohl.

Th9: Wenn Sie sich persönlich wohl fühlen in der Arbeit, dann impliziert das ja nicht notwendigerweise, das tut es ja in keiner Arbeit, dass immer alles reibungslos läuft, sprich so die Vorstellung, dass auch genau wie in anderen Leitungspositionen in der Industrie, immer wieder Sachen passieren, wo Sie denken: Oh, das läuft hier nicht, das klappt hier so nicht.

Kl9: Klar. Sicher. Sie sagen das, das hängt natürlich mit einer Leitungsposition untrennbar zusammen. Dass man da natürlich auch mal deutliche Worte finden muss, dass man mit den Mitarbeitern mal deutlich sprechen muss. Natürlich kommt es vor, dass da mal was nicht so läuft wie ich mir das vorstelle. Klar, das ist auch nicht unbedingt angenehm. Das ist auch eigentlich nicht mein Ziel, das ist auch eigentlich nicht meine Art, aber wenn ich das für notwendig halte, dann gehe ich auch dazwischen, ganz klar.

Th10: Das ist Ihnen auch wichtig, dass da alles gut läuft und dafür übernehmen Sie dann auch Verantwortung.

Kl10: Ja.

Th11: Aber dann muss man auch einfach sagen, es gibt neben dem Bereich, wo Sie sagen, es läuft gut und ich bin eigentlich zufrieden auch mit der Abteilung, sehr zufrieden, ... muss man schon sagen, es gibt auch einen anderen Bereich, da kann es schon mal sein, dass Sie nicht so zufrieden sind. Wo es nicht so wirklich gut läuft. Wie ist denn das für Sie, wenn Sie merken, dass es nicht so wirklich läuft?

Kl11: Naja, ich ärger mich dann sehr über solches Verhalten.

Th12: Was ärgert Sie daran besonders?

Kl12: Naja, verstehen Sie, ich geh davon aus, dass ich eigentlich sehr deutlich kommuniziere, was ich von meinen Mitarbeitern erwarte.

Th13: Dass Sie das eigentlich sehr deutlich machen, machen können. So dass Sie davon ausgehen, dass man das auch verstehen kann und sich daran halten sollte.

Kl13: Ja, das nehme ich schon für mich in Anspruch, dass ich mich da klar ausdrücke und dass man nicht ins offene Messer läuft bei mir, dass man weiß, woran man ist.

Th14: Das heißt, Sie sind auch sehr transparent in dem, was Sie fordern.

Kl14: Ja. Ja. Und dann habe ich da, ehrlich gesagt, kein Verständnis für, wenn es da so Abweichungen gibt von dem, was eigentlich abgesprochen ist. Das sind Sachen, die mich dann sehr ärgern.

Th15: Dass das eigentlich vermeidbar wäre. Wenn man sich an die Regeln halten würde, dann würden viele Pannen auch nicht passieren.

Kl15: Ja. Ja, davon gehe ich eigentlich aus, und ich denke, davon kann man auch ausgehen.

Th16: Und was machen Sie dann, wenn Sie sich ärgern? Wie gehen Sie mit ihrem Ärger um?

Kl16: Naja, gut – wie gehe ich mit meinem Ärger um? Naja, es ist schon so, dass ich deutlich mache, was mich ärgert. Ich mein, wenn ich in der Morgenkonferenz sitze und die Kollegen berichten von Aufnahmen aus der Nacht und so und ich höre, dass da irgendwelche Standards nicht eingehalten wurden, dann kriegen die schon mit, dass mir das nicht so schmeckt.

Th17: Das möchten Sie auch, dass die das mitkriegen. Das soll deutlich werden.

Kl17: Ja, das soll bitte deutlich werden. Das ist mir durchaus wichtig.

Th18: Aber den Ärger spüren Sie auch.

Kl18: Ja. Doch, doch. Ich spüre den ganz deutlich und ich werde dann auch deutlich. Das schmeckt dann natürlich auch wiederum nicht jedem. Es gibt da natürlich dann auch Leute, die da empfindlich sind. Ein Punkt, der mir gar nicht gefällt, ist, wenn man sich erst nicht an die Regeln hält und dann empfindlich wird, wenn man abgemahnt wird. Das finde ich, ist ein Thema, das setzt noch mal einen drauf. Aber es ist natürlich auch so, wenn man empfindlich reagiert, dann findet man das auch nicht so gut, was ich da mache. Wobei sich natürlich nicht jeder traut, das zu äußern. Aber das bekomme ich manchmal schon mit.

Th19: Das kann ich mir vorstellen.

Kl19: Aber gut, verstehen Sie, da muss man auch drüber stehen. Das ist natürlich, in einer gewissen Position muss man das einfach hinnehmen, dass das so ist.

Th20: Aber man muss schon sagen, dass es auch Anlässe sind, wo dann ganz viel Ärger auch in Ihnen rumort.

Kl20: Ja.

Th21: Dass es auch so ist. Und Sie das auch zulassen. Das Gefühl haben, es ist auch O.K. Das macht dann auch Ihnen selbst deutlich, was nicht läuft. Und es hilft Ihnen ja wahrscheinlich auch, nach außen deutlich zu machen, was Sie denn wollen und was Sie nicht wollen.

Kl21: Ja, genau. Also, ich habe da auch keine Probleme mit, ich finde, das gehört einfach dazu. Ist wie in einer guten Fußballmannschaft. Man schnauzt sich mal an, man sagt sich die Meinung, der Trainer schnauzt die Spieler an und hinterher sind sie alle glücklich, weil sie gewonnen haben.

Th22: Ah ja, verstehe. Dass Sie eigentlich auch damit die Erwartung verbinden, wenn Sie sich mal ärgern und den Ärger deutlich machen, dann bereinigt das eigentlich sozusagen deren Fehler und hinterher wissen alle, was sie zu tun haben und dann kann es eigentlich auch wieder in Ordnung gehen.

Kl22: Ja, es kann. Aber das hängt dann doch sehr davon ab, welche Kollegen wie damit umgehen. Aber das ist eigentlich meine Haltung dazu. Ich denke, da muss auch mal ein reinigendes Gewitter sein und dann läuft das hinterher besser. Wenn die Kollegen mitziehen.

Th23: Wenn die Kollegen mitziehen. Aber wenn ich das richtig verstehe, machen Sie doch öfter die Erfahrung, dass die Kollegen nicht mitziehen.

Kl23: Naja, was relativ selten passiert, ist, dass jemand offen dagegen ist. Also, das ist glaub ich schon ziemlich klar, dass das nicht so gut funktioniert.

Th24: Was meinen Sie damit – dass das nicht so gut funktioniert?

Kl24: Naja, das ist ja nicht akzeptabel. Verstehen Sie, ich hab da ja eine gewisse Richtlinienkompetenz sag ich mal, und das ist ganz klar, dass ich die habe. Es ist ja ganz klar, dass nicht jeder x-beliebige Medizinstudent, der da mal zwei Wochen Praktikum bei uns macht, dass der dann bestimmen kann, wie eine Dokumentation funktioniert oder so was in der Art.

Th25: Ja.

Kl25: Das ist schon klar, wenn mal jemand offen was sagt. Verstehen Sie, das geht einfach nicht. Da kann ich nicht an meinem Stuhl sägen lassen.

Th26: Sodass da auch alle eigentlich wissen, das geht gar nicht.

Kl26: Ja. Aber ab und zu kommt es schon vor, dass ich auch den Eindruck habe, dass es da Leute gibt, die sagen, die machen das, aber es wird dann halt immer wieder deutlich, dass sie es nicht machen. Sie sagen, sie machen es so, wie ich es ihnen gesagt habe und es wird dann deutlich, dass sie es nicht einhalten. Und das kommt dann durchaus auch vor, dass das dann passiert, nachdem ich es schon kritisiert habe und dass es dann immer noch nicht läuft. Naja gut, das sind dann auch so Punkte, wo jetzt zum Beispiel meine Sekretärin, mit der ich schon sehr lange jetzt zusammenarbeite, die mich auch gut kennt, die ich auch gut kenne, dass die dann schon mal sagt, Chef, jetzt kommen Sie mal wieder runter. Also, möglicherweise habe ich da auch eine leichte Tendenz, ich will jetzt nicht sagen, mich reinzusteigern, aber die Sache etwas schwerer zu nehmen als sie sich vielleicht für einen Außenstehenden dann darstellt.

Th27: Das heißt, Sie sehen da selbst schon, dass Sie sich vielleicht nicht ganz so stark ärgern müssten, wie Sie das im Moment tun.

Kl27: Ja, das wird mir dann schon gelegentlich mal klar.

Th28: Dass Ihnen vielleicht auch klar wird, dass Sie auch nicht so viel Ärger kommunizieren müssten, da die meisten auch wissen, dass Sie eine Autorität sind.

Kl28: Das ist dann, wenn ich dann auch mal so drüber reflektiere. Das sollte man ja auch, mal gucken, wie man so kommuniziert, das ist ja auch für jemanden in einer Leitungsposition wichtig, dann sind das schon Sachen, die mir durchaus auffallen. Dass das vielleicht optimierbar ist.

Th29: Das ist ja super, dass Sie da auch schon so reflektiert sind, dass Sie dann auch an bestimmten Stellen schon sehen, dass Sie sich da weiterentwickeln könnten und das optimieren könnten. Das wäre ja für uns auch durchaus ein Punkt, wo wir mal gucken könnten, dass Sie da weniger Ärger empfinden als nötig ist oder auch weniger Ärger kommunizieren als nötig ist.

Kl29: Also das wäre durchaus was, was Sie anbieten können?

Th30: Durchaus. Aber dann wäre es sicherlich auch wichtig, dass wir erst mal ganz gründlich gucken. Das ist mir ein wichtiges Prinzip in der Therapie, gründlich zu gucken, was gerade in Ihnen passiert, mit welchen Aspekten Sie selbst unzufrieden sind. Damit wir erst mal ein Ziel definieren, wo wollen wir eigentlich ansetzen, was sollte man optimieren, und dann auch schauen, was die Lösung sein könnte. In der Regel gibt es ja nicht nur eine Lösung, sondern es gibt verschiedene Möglichkeiten, dass wir uns die auch mal sehr genau angucken. Da halte ich gar nichts von, in der Therapie mal nur so ad hoc Lösungen zu produzieren, damit wieder auf die Nase zu fallen, und dann wieder die nächste zu produzieren. Das macht wenig Sinn. Das machen Sie in der Medizin ja auch nicht, Sie stellen ja auch erst eine Diagnose und gehen dann sehr gezielt vor, das würde ich auch so machen.

Kl30: Das kommt mir sehr entgegen.

8.1.2 Kommentar

Das therapeutische Erstgespräch dient folgenden Zwecken:

1. Modellbildung des Therapeuten

Der Therapeut versucht, erste Hypothesen über den Klienten zu bilden, Fragen zu beantworten wie:

- Was ist das Anliegen des Klienten an die Therapie und den Therapeuten?
- Was ist die Intention des Klienten, was will er vom Therapeuten?
- Was sind wichtige, zentrale Themen?
- Gibt es schon Hinweise auf eine Persönlichkeitsstörung und eventuell auf welche?
- Was ist der Arbeitsauftrag des Klienten?
- Wie gestaltet der Klient die Beziehung?
- Gibt es schon Hinweise auf manipulatives Verhalten?
- Gibt es schon Hypothesen über die Art der zu realisierenden Komplementarität?

2. Beziehungsgestaltung

Im Wesentlichen muss in der ersten Stunde Beziehungsgestaltung Vorrang haben vor allen anderen therapeutischen Zielen: Da ein Therapeut ganz am Anfang meist noch keine Hypothesen über zentrale Beziehungsmotive des Klienten hat, realisiert er zunächst einmal Prinzipien einer allgemeinen Beziehungsgestaltung (vgl. Sachse, 2006b).

Sobald ein Therapeut jedoch Hypothesen hat über zentrale Beziehungsmotive des Klienten und sobald der Therapeut Images des Klienten erkennt, die er für „harmlos“ hält, kann er beginnen, sich gezielt komplementär zu verhalten.

3. Klärung

Klärung internaler Prozesse oder gar von Schemata hat in Phase 1 keine Priorität – sie muss nicht gemacht werden.

Aber: Natürlich ist sie nützlich und sinnvoll, wenn sie gemacht werden kann! Daher sollte ein Therapeut von Zeit zu Zeit durch vertiefende, internalisierende Fragen testen, ob ein Klient schon zu Klärungsprozessen bereit und in der Lage ist, und er sollte testen, wie weit der Klient gehen kann. Daher sollte ein Therapeut immer „an die Kante des Möglichen“ gehen, also immer genau so viel Klärung auch realisieren, wie zur Zeit möglich ist. Wo „die Kante des Möglichen“ ist, ist aber immer eine empirische Frage: Um sie beantworten zu können, muss ein Therapeut immer wieder und wieder die Bereitschaft des Klienten durch vertiefende Fragen *testen*!

Im Einzelnen kann man das Klienten- und Therapeuten-Handeln wie folgt kommentieren: In diesem Gespräch hat der Therapeut die Vorinformation, dass der Klient Chefarzt ist; natürlich führt dies bereits zu der ersten Hypothese, dass es sich bei dem Klienten um einen erfolgreichen Narzissten handeln könnte; erste Belege dafür findet der Therapeut im Gespräch dann recht schnell, sodass er sich dann auch recht schnell zu einem gezielten komplementären Handeln entschließt.

Kl2: Gesundheitliche Probleme sind, wie ausgeführt, ein relativ häufiger Anlass für erfolgreiche Narzissten, eine Therapie aufzusuchen, oft auf Empfehlung eines Arztes.

Th3: Der Therapeut macht deutlich, dass er die Skepsis des Klienten erkennt – und dass er sie akzeptiert: Der Therapeut sollte hier „dem Drachen ins Auge schauen“, denn Skepsis kann man nur dann reduzieren, wenn man als Therapeut dem Klienten erlaubt, die Therapie und den Therapeuten zu testen.

Kl3: Der Klient gesteht jedoch zu, dass er stark belastet ist und sich möglicherweise selbst überlastet – was oft für erfolgreiche Narzissten nicht schwierig ist, da sie es durchaus als ehrenhaft betrachten: Sie haben ein Problem – aber eines, das aus ihrer positiven Einstellung resultiert. Aber immerhin: Der Klient gesteht ein Problem ein und damit kann man arbeiten!

Th4/5/6/7: Der Therapeut verhält sich empathisch, stellt die Annahmen des Klienten nicht in Frage, sondern macht deutlich, dass er die Vorstellungen des Klienten nachvollziehen kann und diese als Vorstellungen des Klienten akzeptiert.

Th9: Der Therapeut macht eine „ja-aber-Strategie“ auf: Im Ja-Teil akzeptiert er eine Konstruktion des Klienten, im Aber-Teil arbeitet er jedoch einen kritischen, problematischen Punkt heraus und macht ihn salient.

Th11: Der Therapeut wiederholt diese Strategie und stellt im Anschluss daran eine vertiefende Frage: Damit versucht er, den Klienten in eine internale Perspektive zu bringen.

Kl11: Der Klient steigt darauf ein.

Th12: Und der Therapeut regt daraufhin eine Konkretisierung der Inhalte an.

Kl12: Daraufhin macht der Klient zum ersten Mal deutlich, dass er eine klare Regel-Setzer-Struktur hat.

Th13: Natürlich reagiert der Therapeut hier in gar keiner Weise konfrontativ, sondern empathisch-akzeptierend: Aus der Sicht des Klienten sind diese Erwartungen zunächst einmal nachvollziehbar.

Kl14: Der Klient macht deutlich, dass sein Ärger (der wahrscheinlich auch eine Ursache für seinen Blutdruck ist) stark mit seiner Regel-Setzer-Struktur zusammenhängt: Er setzt Regeln, die nicht befolgt werden und darüber ärgert er sich (stark).

Th15: Auch darauf reagiert der Therapeut empathisch-akzeptierend: In Phase 1 der Therapie geht es nicht primär um die Gewinnung von Einsichten, nicht primär um Klärung, nicht um Konfrontation. Es geht um ein Verstehen der Konstruktion durch den Therapeuten und primär um das Gewinnen von Beziehungskredit!

Th16: Wenn Klärung möglich ist, dann kann sie allerdings auch gemacht werden und wie weit sie gemacht werden kann, entscheidet der Klient: Daher kann der Therapeut immer wieder „die Kante des Möglichen" austesten: Wie weit geht der Klient im Klärungsprozess schon mit? Lässt er sich auf eine internale Perspektive ein? Kann er eigene Verarbeitungsprozesse erkennen? Der Therapeut kann solche Fragen nur dann beantworten, wenn er, als empirischen Test, immer wieder vertiefende Fragen stellt und beobachtet, wie weit der Klient ihnen folgt und an welcher Stelle der Klient „die Kante des im Augenblick Möglichen" signalisiert. Daher stellt der Therapeut hier erneut eine vertiefende Frage.

Kl16: Der Klient folgt aber nicht in die internale Perspektive, sondern wechselt wieder in die Externale, indem er wieder seine Erwartungen an seine Mitarbeiter deutlich macht. Nach wie vor steht das Regel-Schema im Vordergrund.

Th17: Und da der Therapeut hier aktuell an der Kante des Möglichen angekommen ist, folgt er dem Klienten wieder: Er geht wieder empathisch auf die Regel-Setzer-Struktur ein.

Th18: Und akzeptiert diesen Aspekt noch weiter.

Kl18: Woraufhin der Klient dann seine Regel-Setzer-Struktur noch deutlicher expliziert. Dies zeigt, dass eine empathisch-akzeptierende therapeutische Strategie es relativ leicht macht, eine narzisstische Regel-Setzer-Strategie herauszuarbeiten; da die Klienten diese selbst nicht für problematisch halten, sind sie bereit, diese auch offenzulegen, solange sie sich nicht von außen bedroht oder bewertet fühlen.

Th21: Hier macht der Therapeut noch mal ganz deutlich, dass er die Regelsetzungen des Klienten nicht negativ bewertet, sondern dass er versucht, sie lediglich aus der Sicht des Klienten zu verstehen. Damit muss sich der Klient in keiner Hinsicht bedroht oder bewertet fühlen.

Kl21: Woraufhin der Klient auch deutlich macht, dass er selbst mit der Struktur kein Problem hat: Noch ist die Regel-Setzer-Struktur des Klienten hochgradig ich-synton.

Kl22: Hier beginnt der Klient nun aber von sich aus, sich mit den Kosten der Struktur zu befassen: Dies kann er nun, weil er sich dem Therapeuten gegenüber ganz sicher fühlen kann und nicht defensiv sein muss. Aus dieser sicheren Position heraus kann der Klient nun selbst analysieren, was nicht gut läuft.

Kl25: Nun kann der Klient auch offen sagen, worum es eigentlich geht: Halten andere sich nicht an seine Regeln, betrachtet er dies als Kritik, als Rebellion, als ein In-Frage-Stellen seiner Person.

Kl26: Und erneut macht der Klient ein Problem auf: Er zieht in Erwägung, dass er sich manchmal stärker ärgert, als dies vielleicht notwendig ist.

Th27: Und diesen Aspekt greift der Therapeut sofort auf und macht ihn salient.

Th29: Dem Therapeuten ist bis hierhin sehr deutlich, dass der Klient ein erfolgreicher Narzisst ist und er kann die Vorlage des Klienten nun nutzen, sich zum ersten Mal massiv komplementär zu verhalten. Und diese massive Komplementarität verbindet er sofort mit einem konkreten Vorschlag für einen Arbeitsauftrag.

Th30: Die Frage des Klienten nimmt der Therapeut zum Anlass, dem Klienten wichtige Prinzipien von Therapie zu erläutern, und zwar so, dass der Klient diese aufgrund seiner Struktur mühelos akzeptieren kann. Damit führt er wichtige therapeutische Regeln in die Therapie ein, und zwar so, dass der Klient sie sinnvoll finden und akzeptieren kann.

8.2 Beispiel 2: Konfrontation des Klienten

Das Transkript soll illustrieren, welche Strategien ein Therapeut verwenden kann, um einen narzisstischen Klienten zu konfrontieren, und was ein Therapeut tun kann, wenn der Klient seine Regel als allgemeine Regel tarnt.

8.2.1 Das Transkript

Es handelt sich um eine konkrete Therapie, die R.S. mit einem 56-jährigen Klienten durchgeführt hat, einem Chefarzt, der wegen depressiven Verstimmungen, Versagensängsten und beginnenden Herzproblemen in die Psychotherapie kam und der als erfolgreicher Narzisst diagnostiziert wurde.

Th1: Ja Herr X, wo steigen wir wieder ein?

Kl1: Ja, ich würde gerne mal eine Sache zum Thema machen, die immer wieder zu Konflikten führt zwischen meiner Frau und mir, teilweise auch zwischen mir und anderen Personen, aber zwischen mir und meiner Frau eigentlich häufiger. Ich kann ja einfach mal ein Beispiel schildern. Also es ist so, dass es zum Beispiel häufig passiert, wenn ich Auto fahre und meine Frau dabei sitzt. Die Tage war das noch so. Wir fuhren gemeinsam auf der Autobahn und – na ja, es war so, dass ich mich da sehr erregt habe über das Verhalten der anderen Verkehrsteilnehmer, was aus meiner Sicht nicht akzeptabel ist. Und das ist dann so, dass meine Frau sich dann beklagt. Sie sagt, ich würde übertreiben, das wäre nicht gut, ich sollte nicht so rumschreien. Und daran entzünden sich dann so Konflikte.

Th2: Haben Sie denn das Gefühl, Sie schreien tatsächlich rum?

Kl2: Ja, ich tu das. Nur stimme ich meiner Frau natürlich nicht in dem Punkt zu, wo sie sagt, das ist nicht O.K. Ich erzähl Ihnen einfach mal, was war. Ich fuhr auf der linken Spur, es war zweispurig und es war einigermaßen voll, zumindest auf der rechten Spur, weil da so eine Reihe von mehreren LKWs fuhr, die nicht direkt hintereinander fuhren, aber die so wenig Abstand hielten, dass es laut Straßenverkehrsordnung gerechtfertigt war, eben im Überholvorgang zu bleiben, also auf der linken Spur und nicht rechts rüber zu fahren, zwischen die LKWs. Ja, und das habe ich dann auch getan, aufgrund der Begebenheiten. Und ich sah dann schon am Horizont, dass da jemand sehr schnell angefahren kam und ich dachte dann schon „na, ob der sich zu benehmen weiß?". Man kennt das ja, was dann häufig passiert. Und genau das trat dann auch ein, ich sah schon, dass er Lichthupe machte von Weitem. Er merkte, dass ich deutlich langsamer fuhr, hat links geblinkt, kam immer näher und immer näher und irgendwann hatte ich das Gefühl, der sitzt mir quasi im Kofferraum. Das ist dann ein Punkt, den ich völlig inakzeptabel finde.

Th3: Was heißt das für Sie, „inakzeptabel"? Was tun Sie dann? Was passiert da?

Kl3: Ja, ich mein, sofern das möglich ist, ich muss ja nach vorne gucken, versuche ich, ihm das deutlich zu machen. Ich schimpfe dann. Ich versuche, ihm das auch zu zeigen, indem ich mich auch kurz umdrehe zum Beispiel und versuche schon dann, ihm dann irgendwie meine Sicht deutlich zu machen, indem ich in den Rückspiegel schaue während ich zugegebenermaßen dann auch natürlich unfreundliche Sachen sage. Aber ich mein, das geht auch nicht. Verstehen Sie, wie schnell ich gefahren bin, 120, 130, wenn der dann mehr als zwei Meter auffährt, dann ist das schweinegefährlich. Das kann ich einfach nicht akzeptieren.

Th4: Aber ich frag mich gerade, hatten Sie denn Angst in der Situation?

Kl4: Nö, weniger.

Th5: Das heißt, der Aspekt von Gefährlichkeit spielt eigentlich für Sie eine untergeordnete Rolle. Ich hab das Gefühl, es geht eher darum, dass der irgendwas macht, was Sie ärgerlich macht. Das macht Sie eigentlich nicht ängstlich, sondern das macht Sie sauer.

Kl5: Ja, ja. Sicher. Der macht mich sauer, aber weil er mich ungebührlicherweise in eine gefährliche Situation bringt.

Th6: Was löst das aus in Ihnen? Sie haben ja so ein Gefühl von „das darf der auf gar keinen Fall".

Kl6: Genau, das darf der auf gar keinen Fall. Das ist auch ganz klar meine Haltung dazu. Er überschreitet massiv die Regeln.

Th7: Aber der macht Sie ja sauer. Ich habe das Gefühl, der macht Sie persönlich sauer. Und Sie reagieren dann sehr ärgerlich und machen das ja auch deutlich. Ich frage mich, geht es wirklich darum, dass er eine allgemeine Regel überschreitet oder geht es eigentlich darum, dass er damit sagt „er tut mir was", „der macht was, was ich auf keinen Fall will"?

Kl7: Nun ja, verstehen Sie, die allgemeine Regel ist ja da.

Th8: Aber würde es Sie auch ärgern, wenn er einen anderen bedrängt?

Kl8: Ja, mein Gott, ich kann mich nicht um alles kümmern.

Th9: Eben. Das heißt, wenn er einen anderen bedrängen würde, würden Sie sagen, O.K., dann verletzt er die allgemeinen Regeln auch. Aber das ist eigentlich nicht relevant. Eigentlich ist es relevant, dass er Ihre Regel verletzt, dass er Sie bedrängt. Er macht das mit Ihnen.

Kl9: Also, ich will mal so sagen, es ärgert mich natürlich sehr, sehr viel mehr, wenn jemand so was mit mir macht. Das ist schon so.

Th10: Deshalb würde ich gerne noch mal mit Ihnen gucken, was Sie da eigentlich so ärgerlich macht. Was macht der eigentlich mit Ihnen? Was macht Sie so sauer? Der kommt näher, der blinkt, der bedrängt Sie ... wir können einfach mal gucken – was geht Ihnen da unmittelbar durch den Kopf, was passiert da?

Kl10: Na ja, verstehen Sie, ich hab dann so Gedanken wie „Ich halte mich an die Regeln."

Th11: Ja, Sie halten sich an die Regeln.

Kl11: Ich mach ja nichts verbotenes, ich bin in einem gewissen Toleranzbereich, aber indem bin ich; ich bin eigentlich regelkonform.

Th12: Also verhalten Sie sich in Ordnung, Ihr Verhalten ist in Ordnung.

Kl12: Genau. Er nicht. Er drängt mich, obwohl ich mich an die Regeln halte. Da ist so ein Punkt, der ist nicht akzeptabel.

Th13: Ihr Gefühl ist, der ist nicht akzeptabel. Das ist überhaupt nicht in Ordnung, dass er das macht.

Kl13: Nein, der meint ja, der kann sich verhalten wie er will. Das geht gar nicht.

Th14: Der kann mit Ihnen auch machen, was er will.

Kl14: Ja, in dem Moment. Das ist durchaus so ein Gefühl, der macht, was er will. Ich kann gar nichts machen. Das einzige, was ich machen kann, ist ich kann mich nicht drängen lassen oder ich kann natürlich mal so ein bisschen die Bremse antippen oder so. Aber ansonsten – ich kann ihn ja nicht abhalten und das macht mich fuchsteufelswild. Ich kann den überhaupt nicht davon abhalten.

Th15: Der macht mit Ihnen etwas, was er nicht sollte, was eigentlich eine Unverschämtheit ist, und Sie können ihn eigentlich überhaupt nicht davon abhalten.

Kl15: Ja, und das ist der Punkt, das wird für mich noch viel schlimmer, im Sinne von ärgerlicher, wenn der mich rechts überholt. Weil dann, dann guck ich in diese grinsende Fresse oder ärgerliche auch, aber irgendwie in so ein Gesicht, das entweder deutlich macht „Ich lass mich da von dir überhaupt nicht abhalten" oder auch was deutlich macht „Was machst du da eigentlich für ein Scheiß?" und das kann ich überhaupt nicht haben.

Th16: Eigentlich ist das so ein Gefühl von „der verhöhnt Sie".

Kl16: Ja.

Th17: Der macht irgendwas mit Ihnen, worüber Sie keine Kontrolle haben und wo Sie dann verhöhnt werden.

Kl17: Ja. Dann werde ich so ärgerlich, dass meine Frau dann auch ärgerlich wird. Ich soll mich dann mal zusammenreißen, was ehrlich gesagt, aber eigentlich nicht dazu führt, dass ich weniger ärgerlich werde.

Th18: Das heißt, Sie haben das Gefühl, Sie können sich dann auch gar nicht mehr zusammenreißen. Es ärgert Sie tierisch, dass das dann richtig explodiert. Aber das heißt ja auch, wenn Sie sich derart ärgern, dass das für Sie hochrelevant ist, Sie könnten ja auch sagen: „Was ist das für ein Arsch, typischer BMW-Fahrer“, Sie könnten das sozusagen an sich vorbei wehen lassen. Aber das ist ja hochrelevant für Sie. Sie ärgern sich. Ich würde gerne mit Ihnen noch mal gucken, was ist eigentlich so das wirklich Ärgerliche daran?

Kl18: Ich will nicht, dass der das mit mir macht! Ich will nicht von so einem belästigt werden!

Th19: Sie haben das Gefühl, es steht Ihnen zu, dass Sie nicht in dieser Weise behandelt werden. Sie haben quasi ein Recht darauf, dass man Sie respektvoll behandelt.

Kl19: Natürlich! Ja, ich habe ein Recht darauf und ich will nicht provoziert werden! Ich werde tierisch wütend, wenn jemand so mit mir umgeht!

Th20: Sie haben damit ganz stark die Überzeugung: Das ist mein gutes Recht! *Ich* habe das Recht, nicht bedrängt zu werden, *ich* habe das Recht, respektvoll behandelt zu werden. Und wer dies nicht tut, hat meinen Zorn verdient.

Kl20: Ja, das ist wohl so.

8.2.2 Kommentar

Kl1: Es deutet sich bereits im ersten Statement des Klienten an, dass es sich um ein Regel-Problem handelt; der Klient ärgert sich über das Verhalten anderer – aus seiner Sicht (!).

Kl2: Es zeichnet sich ab, dass der Klient sein Verhalten rechtfertigt, also nicht einfach in ich-syntoner Weise eine Regel verkündet. Dies ist auch wahr; da der Klient für sein Verhalten von einer Person „aus dem engeren Kreis“ konfrontiert wird: In diesem Fall ist mit „Rechtfertigungsepisoden“ zu rechnen. Solche Rechtfertigungen schützen die Regeln und sollen eine Regel als „allgemein gerechtfertigt“ erscheinen lassen und damit von der Ich-Bezogenheit der Regel ablenken. Meist erschwert ein solches Vorgehen dem Therapeuten auch die Konfrontation mit dem Regel-Setzer-Verhalten, da der Klient auch dem Therapeuten gegenüber nicht zugibt, dass *er* die Regel, im Grunde nach seinem Gutdünken, setzt.

Th3: Der Therapeut klärt zunächst einmal, um mehr über die Konstruktion des Klienten zu erfahren.

Kl3: Ein Aspekt der Rechtfertigung ist für den Klienten der Aspekt der Gefahr: Tatsächlich blockiert er die ankommenden Fakten, weil er nicht akzeptieren will, dass er „klein beigeben will“ (Regel: Man bestimmt nicht über mich, also fahre ich auch nicht zur Seite!), stellt dies aber so dar, er sei links geblieben, weil er gefährdet worden sei. Wenn der Therapeut den Klienten mit der Regel konfrontieren will, muss er also diese Rechtfertigung „knacken“.

Th4/Th5: Und dies tut er nun: Er macht dem Klienten deutlich, dass es im Grunde gar nicht um Gefahr geht, dieses Argument also hinfällig ist. Dagegen betont der Therapeut den Aspekt Ärger, denn Ärger impliziert ja, dass der Klient sich im Recht fühlt.

Kl6: Der Klient bleibt jedoch noch bei seiner Coverstory: Es geht nicht um *seine* Regeln, sondern um *die* Regeln.

Th7: Daraufhin macht der Therapeut deutlich, dass er denkt, dass es mehr darum geht, dass der Klient *persönlich* getriggert ist („getriggert“ bedeutet, dass ein Schema des Klienten aktiviert wird).

Th8: Da der Klient bei seiner Story bleibt, macht der Therapeut den nächsten Zug: Wenn es dem Klienten um eine allgemeine Regel ginge, dann müsste er auch sauer sein, wenn der Kontrahent einen anderen Fahrer bedroht. Falls dies aber nicht der Fall ist, kann es gar nicht um eine allgemeine Regel gehen!

Kl8: Was der Klient dann auch sofort bestätigt: Andere Fahrer interessieren ihn nicht.

Th9: Damit macht der Therapeut dann deutlich, dass es nicht um eine allgemeine, sondern um *seine* Regel geht.

Th10: Und dann bietet der Therapeut Klärung an: Was genau macht den Klienten sauer? Diese Intervention zielt auf eine Klärung des Regelschemas ab.

Kl10-Kl14: Der Klient nimmt das Angebot des Therapeuten noch nicht an.

Th15: Der Therapeut bringt dann die wirklich relevanten Aspekte noch mal auf den Punkt: Es macht was mit *Ihnen,* das *Sie unverschämt* finden.

Th16-Th18: Der Therapeut macht über die Explizierung der Gründe für den Ärger immer klarer, dass der *Klient* hier eine Erwartung an den Interaktionspartner hat und stellt dann die Klärungsfrage erneut.

Kl18: Nun kann der Klient praktisch nicht mehr anders als zuzugestehen, dass *er* die Regel setzt: Und dies wird dann vom Therapeuten deutlich expliziert.

Kl20: Woraufhin der Klient schließlich die Regel-Formulierung bestätigt. Insgesamt hat man den Eindruck, dass der ganze Prozess für den Klienten völlig O.K. ist, der Klient ist nicht verärgert über den Therapeuten, er „bucht keinen Beziehungskredit ab“; offenbar ist die Therapeut-Klient-Beziehung so tragfähig, dass der Therapeut sich dieses Vorgehen „leisten“ kann. Am Ende der Sequenz ist nun deutlich, dass der Klient in der Tat eine ich-bezogene Regel setzt und alle Rechtfertigungsepisoden sind nun aus dem Rennen. Wichtig dabei ist, dass der Therapeut die ganze Zeit über auf der Beziehungsebene völlig zugewandt war und dem Klienten in hohem Maße deutlich gemacht hat, dass es für ihn O.K. ist, eine solche Regel zu haben: Der Klient wird zu keiner Zeit in irgendeiner Weise abgewertet, kritisiert oder spürt Kritik vom Therapeuten: Der Therapeut macht deutlich, worum es eigentlich geht, macht aber deutlich, dass das völlig akzeptabel ist. Es ist gerade diese Kombination von sehr akzeptierendem Handeln auf der Beziehungsebene *und* gleichzeitig sehr deutlich konfrontierendem Steuern auf der Inhaltsebene, was erfolgreiche Konfrontationen auszeichnet. Die Klienten können dem Therapeuten folgen, weil sie spüren, dass die Information in gar keiner Weise gegen sie verwendet wird: Der Klient setzt persönliche Regeln und das ist für den Therapeuten völlig in Ordnung. Der Therapeut will den Klienten in gar keiner Weise blamieren, er will nur, dass das, was ist, auch so benannt wird, er möchte, dass Inhalte zutreffend „auf den Punkt gebracht werden", damit man dann therapeutisch sinnvoll damit weiterarbeiten kann!

8.3 Beispiel 3: Besondere Konfrontation

Das Transkript illustriert eine konfrontative Therapie-Strategie bei einer narzisstischen Regel-Setzer-Struktur: Der Klient „tarnt" seine Regel als allgemeine Regel und ist davon überzeugt, dass er das Recht hat, auf „Sonderrechte" zu bestehen. Das Beispiel zeigt, wie „straight" ein Therapeut konfrontieren kann, wenn der „Beziehungskredit" noch ausreichend ist.

8.3.1 Das Transkript

Der Klient, ein 48-jähriger Lehrer, kommt in die Therapie, weil er massive Probleme in seinem Job hat. Er war wegen massiver Überlastung sechs Monate krankgeschrieben und war einen Monat lang in der Klinik. Diese Stunde ist die 24. Stunde.

Die Therapie ist bisher gut gelaufen: Klient und Therapeut haben eine gute Beziehung und der Therapeut hat schon viel Beziehungskredit. Relevante Schemata sind schon geklärt und der Klient thematisiert in dieser Stunde Regel-Setzer-Strukturen. Der Therapeut schätzt den Beziehungskredit aktuell als hoch genug ein, um den Klienten zu konfrontieren. Dies ist nicht leicht, da der Klient von seinem Recht, ungehindert aus seiner Ausfahrt fahren zu dürfen, völlig überzeugt ist und viele „Rechtfertigungsepisoden" aufführt, um dies zu begründen.

Th1: Ja, woran möchten Sie heute arbeiten, wo wollen Sie wieder einsteigen?

Kl1: Ja, ich würde ganz gerne noch mal über – also wir haben ja auch schon öfter über meinen Ärger gesprochen – ich würde da gerne noch mal ansetzen, weil ich mich wirklich heute schon wieder so geärgert habe.

Th2: O.K., dann schildern Sie doch mal die Situation.

Kl2: Die Situation ist im Grunde, wir haben ja bei unserem Einfamilienhaus eine Auffahrt, wo ich dann also sozusagen vor meiner Garage den Wagen raus setze auf die Straße. Und wir haben ja eine verkehrsberuhigte Straße inzwischen, da habe ich mich ja bei der Stadt für eingesetzt [Th: Ja, das erzählten Sie schon mal.], dass das eine verkehrsberuhigte Zone wird. Und was mir also auffällt ist, dass die Leute da überhaupt keine Rücksicht drauf nehmen.

Th3: Worauf?

Kl3: Also jetzt ist da eine 30er-Zone und die fahren immer noch zu schnell. Mir fällt das immer auf, wenn ich meinen Wagen aus der Auffahrt raus setze. Dann müssen die Leute teilweise abbremsen und regen sich auf.

Th4: Worüber?

Kl4: Darüber, dass ich aus der Auffahrt raus setze, aber das ist doch logisch, wenn die nämlich 30 fahren würden, würde das überhaupt nicht passieren. Ich setze also quasi aus der Auffahrt raus und jedes Mal, also nicht jedes Mal, aber häufig passiert mir das, dass dann jemand da irgendwie viel zu schnell fährt und dann abbremsen muss.

Th5: Und was genau ärgert Sie daran?

Kl5: Mich ärgert, dass die Leute keine Rücksicht nehmen.

Th6: Auf Sie?

Kl6: Ja selbstverständlich! Das ist ja meine Auffahrt. Mein Haus steht nun mal in dieser 30er-Zone und ich bin der Meinung, die müssten darauf Rücksicht nehmen, wenn ich den Wagen da raus setze.

Th7: Also Sie meinen, die müssten, wenn Sie ihren Wagen raus setzen, Sie sozusagen vorlassen?

Kl7: Ja selbstverständlich.

Th8: Warum?

Kl8: Weil die müssen doch sehen, dass – also ich muss den rückwärts raus setzen den Wagen – dass ich hinten keine Augen habe. Ich kann ja nun mal nicht schräg um die Kurve gucken. Das heißt, ich fahre ja schon sehr langsam aus der Auffahrt raus und wenn das jemand sieht, natürlich müsste der dann halten, das ist ja überhaupt gar keine Frage.

Th9: Aber verkehrsrechtlich müsste er das nicht, oder?

Kl9: Ja, aber ... [Th unterbricht]

Th10: Sie haben keine Vorfahrtsstraße.

Kl10: Ich habe doch keine andere Chance. Ich sehe den ja anders nicht.

Th11: Aber Sie würden sagen, der müsste das sehen, der müsste darauf Rücksicht nehmen, der müsste im Prinzip Ihrer Regel folgen.

Kl11: Ja, selbstverständlich. Da ist ja eine 30er-Zone. Der müsste ja genauso Rücksicht nehmen auf Kinder oder Ältere, die da her gehen.

Th12: Ja gut, der müsste 30 fahren, aber das heißt ja nicht unbedingt, dass er Sie sozusagen raus winken müsste.

Kl12: Er soll mich ja nicht raus winken, aber er soll ja da nicht mit 60 durch die Straße preschen und dann scharf bremsen, wenn ich da langsam aus meiner Ausfahrt rauskomme.

Th13: Aber mir ist immer noch nicht ganz klar, was genau Sie daran so ärgert.

Kl13: Mich ärgert diese Rücksichtslosigkeit der Menschen da in der Straße, dass ... [Th unterbricht]

Th14: ... die nicht tun, was Sie gerne hätten.

Kl14: Ja, in dem Fall schon. Natürlich. Klar.

Th15: Das heißt, eigentlich haben Sie so eine Vorstellung, wenn Sie so eine Regel haben, dann müssten eigentlich andere Leute diese Regel kennen und die berücksichtigen.

Kl15: Naja, aber das ist doch eine allgemeine Regel. Ich meine, das ist doch völlig klar, dass man Rücksicht nimmt, wenn jemand aus der Ausfahrt fährt. In der 30er-Zone.

Th16: Wirklich? Ich meine, wenn man 30 fährt und es fährt jemand aus der Auffahrt, ist man nicht wirklich gezwungen, den rausfahren zu lassen. Sie haben eigentlich streng genommen, rein verkehrstechnisch, kein Recht darauf, dass der bremst, weil Sie nicht auf der Vorfahrtsstraße sind. Verstehen Sie, deshalb erstaunt mich das ein bisschen, dass Sie denken, der müsste das tun und „ich habe sogar das Recht, mich darüber zu ärgern".

Kl16: Ja, ich ärger mich da auch drüber.

Th17: Das ist korrekt. Aber Sie sagen auch, ich habe ein Recht, mich darüber zu ärgern. Dass Sie sich ärgern, ist offensichtlich. Aber ich wunder mich, dass Sie sagen, ich habe eigentlich ein Recht darauf, ich habe ein Recht darauf, dass der das tut und ich habe ein Recht darauf, mich zu ärgern, wenn der das nicht tut.

Kl17: Ja, so empfinde ich das aber, muss ich Ihnen ganz ehrlich sagen, weil ich habe ja auch gar keine Chance anders aus der Auffahrt herauszufahren.

Th18: Sie könnten vorsichtig rausfahren und auf die anderen Verkehrsteilnehmer Rücksicht nehmen.

Kl18: Das tue ich!

Th19: Und wo genau ist dann das Problem?

Kl19: Dass die keine Rücksicht nehmen.

Th20: Aber Sie wollen doch eigentlich nicht, dass die Rücksicht nehmen, Sie wollen doch eigentlich, dass die Ihnen Sonderrechte einräumen, wenn ich das richtig verstehe.

Kl20: Ich habe das bisher nicht als Sonderrecht gesehen, wenn Sie das so formulieren wollen.

Th21: Ich will das gar nicht bewerten. Wenn Sie sagen, ich will Sonderrechte haben, können wir ja gerne darüber reden, ob das in Ordnung ist. Aber ich denke, ich frag mich tatsächlich, ob Sie nicht wirklich den Eindruck haben, Sie haben an der Stelle Sonderrechte. Die sollen etwas tun, was sie eigentlich von der Straßenverkehrsordnung her nicht müssten. Die müssten 30 fahren, O.K., da haben Sie recht, wenn es eine 30-Zone ist, müssten die das, aber sie müssten nicht halten, um Sie aus der Auffahrt fahren zu lassen, weil Sie befinden sich tatsächlich faktisch nicht auf einer Vorfahrtsstraße.

Kl21: Das heißt, Sie würden also sagen, mein Ärger ist da völlig unberechtigt.

Th22: Wissen Sie, mir ist aufgefallen, dass Sie sich häufig ärgern und ich frage mich, ob Sie nicht tatsächlich den Ärger zu einem ganz großen Teil auch selber produzieren. Und ich frage mich auch, ob Ihnen das gut tut, dass Sie das tun. Wissen Sie, ich will Ihnen das gar nicht ausreden. Wenn Sie das wollen, können Sie sich gerne dafür entscheiden. Aber ich frage mich ehrlich gesagt, ob Sie sich nicht vielleicht Regeln aufstellen und durch diese Regeln ständig sozusagen in Ärgersituationen geraten, ständig sich selbst hochkochen, dass Sie ständig im Prinzip auch dadurch hohen Blutdruck haben. Die Frage, die mir durch den Kopf geht ist, tun Sie sich selbst eigentlich damit einen Gefallen?

Kl22: Na ja, sagen wir mal so, für mich ist das ja zwingend. Es ist ja nicht unbedingt so, dass ich mich aufregen will, aber ... [Th unterbricht]

Th23: Aber die Frage ist, warum ist das zwingend? Weil juristisch ist es nicht zwingend. Verstehen Sie? Darum ist die spannende Frage, warum denken Sie, dass Sie tatsächlich an der Stelle diese Sonderrechte haben.

Kl23: Also ich hänge immer noch so ein bisschen an diesem Wort „Sonderrechte". Ich empfinde das nicht als Sonderrecht.

Th24: Aber warum? Im Grunde steht nirgendwo geschrieben, dass, wenn Sie Herr X. sozusagen aus der Auffahrt fahren, alle Leute zu stoppen haben. Oder haben Sie das irgendwo gelesen, dass das so ist?

Kl24: Ja nein, aber ich gehe natürlich davon aus, dass die Leute Rücksicht nehmen und das sehen.

Th25: Sie gehen davon aus, dass die Leute das zu tun haben, wenn Sie das möchten. [Pause] Ist doch so, oder? Letzten Endes muss man es so formulieren.

Kl25: Ja. Ist ja auch meine Ausfahrt.

Th26: Eben. Aber es ist nicht Ihr Recht. Verstehen Sie? Das meine ich mit Sonderrechten. Sie reklamieren an der Stelle ein Recht, was Sie, rein juristisch gesehen, überhaupt gar nicht haben, und das finde ich spannend. Verstehen Sie? Ich finde es spannend einfach, warum machen Sie das? Warum ist das so wichtig? Und es muss wichtig sein, sonst würde es Sie nicht ärgern. Meine Frage ist, was macht es so wichtig, dieses Recht zu haben, zu denken, das müssten die tun? Wissen Sie, ich will das überhaupt nicht bewerten, das ist überhaupt nicht mein Job, sondern es wundert mich einfach nur, dass Sie das haben und ich merke, welche Effekte das hat und ich merke, es hat ganz viele Ärger-Effekte und letzten Endes unangenehme Effekte. Und ich frage mich, ob Ihnen das gut tut. Deshalb würde ich Sie einladen, einfach mal zu gucken, was macht das, wie kommen Sie eigentlich auf die Idee, dass die Anderen das wirklich müssten?

Kl26: Es ist einfach so, ich kann Ihnen das nicht beantworten, aber von meinem Gefühl her ist das so. Also ich hätte das auch nicht so bezeichnet als

Sonderrecht, das ich mir herausnehme, sondern für mich ist das dann einfach so.

Th27: Für Sie ist das einfach so. Das heißt, eigentlich haben Sie auch ein ganz starkes Gefühl, das steht Ihnen als Person auch zu.

Kl27: Ja! Ja, ich meine, ich habe mich schon oft genug verbogen in meinem Leben, irgendwann ist dann auch mal gut und irgendwann muss man auch mal sehen, wo man selber bleibt.

Th28: Aber das finde ich auch eine ganz interessante Idee, dass Sie sagen, ich habe mich verbogen und ich habe ganz viel sozusagen nicht gekriegt und auf Dinge verzichtet und dafür steht mir was zu. Nur letzten Endes weiß der BMW-Fahrer, der vorbeikommt, nicht, dass es Ihnen zusteht.

Kl28: Ja, da haben Sie natürlich recht.

Th29: Und das ist der Punkt. Sie gehen davon aus, dass es Ihnen zusteht und dass das alle wissen müssten und es auch befolgen müssen, aber ich fürchte, Sie könnten ein Problem haben, wenn alle anderen nicht davon ausgehen.

Kl29: Das heißt, Sie würden sagen, meine Einstellung diesbezüglich ist falsch und ich müsste eigentlich ... [Th unterbricht]

Th30: Ich will sie nicht falsch nennen, ich frage mich nur, ob die Einstellung Ihnen nicht vielleicht viel zu viele Kosten macht. Man kann über Einstellungen diskutieren und ich will das überhaupt nicht moralisch bewerten, das ist überhaupt nicht mein Job und das ist mir persönlich vollkommen schnurz, ehrlich gesagt. Aber was mich bewegt, ist wirklich die Frage, ob die Einstellung nicht zu Konsequenzen führt, mit denen Sie sich letzten Endes ins Knie schießen.

Kl30: Das könnte natürlich sein. Dass dadurch auch mein Ärger erklärbarer wird.

Th31: Das finde ich schon, weil Ärger hat im Prinzip oft sehr viel mit Erwartungen zu tun, wo man das Gefühl hat, die Anderen trampeln dadurch und beachten es nicht und man ist sauer, dass die das tun.

Kl31: Aber wenn ich ganz ehrlich bin, bin ich jetzt grad so ein bisschen schockiert, weil ich mich grade frage, Sie haben ja selber gesagt, ich bin ja öfter ärgerlich, jetzt frage ich mich natürlich, ob das häufiger so ist.

Th32: Ja, das finde ich aber eine sehr spannende Frage, und ich denke, der sollten wir wirklich mal nachgehen. Weil es ist schon mein Eindruck, dass das so sein könnte. Ich denke schon, dass sich das tatsächlich auch lohnen würde, das noch mal anzugucken. Also, um das noch mal deutlich zu sagen, ich habe auch Verständnis dafür, dass Sie sagen, es steht mir zu, aber ich denke, Sie haben ein Problem, wenn das sonst kein anderer so sieht. Wenn Sie irgendwas erwarten, wo alle anderen denken, O.K., wir erfüllen das, dann haben Sie kein Problem, aber in dem Augenblick, wo Sie sozusagen ständig mit anderen aneinander geraten, muss man sich vielleicht doch mal Zeit nehmen und ein bisschen gründlicher gucken.

8.3.2 Kommentar

Kl2: Der Klient ist zu Beginn ganz stark davon überzeugt, im Recht zu sein und erwartet deutlich vom Therapeuten Bestätigung. Dies ist eine schwierige Ausgangssituation, denn der Klient erkennt gar nicht, dass *er* Regeln setzt, sodass man dann auch die Rechtfertigung dieser Regeln gar nicht hinterfragen kann: Er *hat* das Recht, er hat gute Gründe dafür und er ärgert sich auch zu Recht. Das Problem sind dann ganz eindeutig „die anderen". Wenn andere sich an „die Regeln" halten würden, wäre alles klar. Damit verwendet der Klient eine beliebte narzisstische Tarnstrategie: Er stellt *seine* Regeln als allgemeingültige Regeln dar und lenkt damit davon ab, dass *er* die Regeln setzt.

Kl4: Der Klient mischt hier sogar allgemeine Regeln („man muss 30 fahren") mit seinen persönlichen Regeln, was seine Regeln schwer fassbar und hinterfragbar macht.

Th6: Der Therapeut beginnt hier damit deutlich zu machen, dass es dem Klienten tatsächlich nicht um allgemeine Regeln, sondern um *seine* Regeln und um *seine* Person geht.

Kl6: Darauf reagiert der Klient (nun eine Zeit lang recht konsequent) so, als ginge es eben doch um allgemeine Regeln (die der Klient nur zitiert: Der Klient tarnt somit quasi narzisstische Regeln als zwanghafte Regeln).

Th7: Der Therapeut führt fort, ich-bezogen zu verbalisieren: „*Sie* meinen, man müsste *Sie* vorlassen."

Th8: Hier hinterfragt der Therapeut die Selbstverständlichkeit der Regel: Denn tatsächlich ergibt sich die Regel nicht „von selbst" und ist nicht zwingend – und das bedeutet, dass *der Klient* sie aufgestellt hat.

Kl8: Der Klient begründet, aber tatsächlich ist keiner der Gründe zwingend.

Th9: Und das macht der Therapeut auch deutlich.

Th11: Der Therapeut macht nun explizit deutlich, dass er die Regel *für die Regel des Klienten hält.* Damit wird der Therapeut schrittweise deutlicher.

Kl11: Der Klient hält aber an der Regel fest.

Th12: Woraufhin der Therapeut sie erneut in Frage stellt.

Kl12: Der Klient verteidigt weiterhin die Regel als allgemeingültig oder als „ihm rechtmäßig zustehend". Solche Hartnäckigkeiten sind bei Narzissten auch zu erwarten.

Th13: Also fragt der Therapeut nun, was den Klienten ärgert: Denn Ärger ist etwas Persönliches und hat mit persönlichen Anliegen zu tun.

Th14: Der Therapeut unterbricht den Klienten, der anhebt, wieder allgemeine Erkenntnisse zu verkünden und bringt den Klienten auf *seine* Absichten.

Kl14: Was der Klient nun zum ersten Mal mit vollzieht: Es geht um ihn.

Th15: Daraufhin formuliert der Therapeut die Regel als narzisstische Regel, bringt das Ganze also „auf den Punkt".

Kl15: Daraufhin antwortet der Klient quasi mit einer „Gegen-Explizierung": „Es ist eine allgemeine Regel."

Th16: Was der Therapeut nun explizit in Zweifel zieht. Der Therapeut macht nun sehr deutlich, dass eine allgemeine Regel dieser Art nicht existiert, im Gegenteil. Der Therapeut stellt dann „sein Staunen zur Verfügung".

Th17: Nun macht der Therapeut die wichtige Frage auf: Auf was *beim Klienten* geht eigentlich der Ärger zurück. Konsequenterweise würde diese Frage zu Regel-Schemata führen.

Kl17: Der Klient antwortet noch einmal mit einem Appell: „Ich habe doch keine andere Wahl."

Th18: Was der Therapeut schlicht widerlegt.

Th20: Der Therapeut bringt es nun einen Schritt weiter auf den Punkt: Es geht darum, dass der Klient *Sonderrechte* für sich reklamiert. Diese Konfrontation ist recht heikel und man kann sie sich auch nur bei hohem Beziehungskredit leisten: Denn sie trifft eigentlich den „Nerv" der Regel-Setzer-Struktur.

Kl20: Die Reaktion des Klienten ist aber vergleichsweise harmlos, was auf eine gute Therapeut-Klient-Beziehung hinweist.

Th21: Dennoch ist es dem Therapeuten wichtig zu betonen, dass er „dem Klienten nichts will": Er will es einfach nur hinterfragen und den Klienten in keiner Weise angreifen.

Th22: Der Therapeut macht deutlich, warum er es sinnvoll findet, die Regel zu hinterfragen: Weil die Regel dem Klienten Kosten bereiten könnte: Das ist tatsächlich der therapeutische Grund aller Konfrontationen. Und es ist wichtig, dass Klienten das sehen: Man konfrontiert, weil es wichtig ist, manche Aspekte zu hinterfragen, weil sie Kosten erzeugen; man konfrontiert nicht, um den Klienten zu ärgern.

Kl23: Es wird deutlich, dass der Klient doch durch das Wort „Sonderrechte" geschockt war.

Th24: Der Therapeut geht offenbar von einer guten Beziehung aus, denn er „setzt noch einen drauf".

Th25/Th26: Der Therapeut bleibt jetzt hartnäckig und gestattet dem Klienten nicht mehr, sich auf die Rechtfertigung zurückzuziehen. Dabei macht er aber noch einmal deutlich, dass er den Klienten keineswegs „angreifen" will, sondern dass er Gründe von Kosten klären möchte.

Kl26: Nun ist der Klient bereit, es als seinen Part zu sehen: Er möchte immer noch nicht von „Sonderrechten" sprechen, aber er ist bereit, bei sich zu klären.

Kl27: Und nun kommt der Klient zu der gängigen narzisstischen Begründung: Andere schulden mir etwas, also fordere ich das nun ein.

Th28: Das kann der Therapeut hier recht schmerzlos aushebeln.

Kl29: Das ist ein heikler Punkt: Wenn der Klient mit „meine Einstellung ist falsch" meint, man müsse sie prüfen und eventuell verändern, dann hat er recht; wenn er damit aber meint: „Ich bin nicht in Ordnung, schuldig o. Ä.", dann ist es wichtig, deutlich zu machen, dass man als Therapeut genau das *nicht* meint.

Th30: Vorsichtshalber macht der Therapeut dies klar. Er macht noch mal deutlich, dass er „falsch" in einem solchen Sinne nicht meint. Wenn man überhaupt von „falsch" sprechen will, dann nur insofern, dass die Schemata Kosten erzeugen, die man nicht will.

Kl31: Der Klient macht nun ein Thema auf, dem man nun durchaus folgen kann: Der Frage, ob er tatsächlich öfter ärgerlich wird. Die Frage ist insofern relevant, als sie wieder zu Regel-Schemata *und* da sie zu Kosten der Regel-Schemata führt. Damit kann dem Klienten klar werden, dass diese Schemata in der Tat im Weg stehen und dies kann ihn motivieren, daran zu arbeiten.

8.4 Beispiel 4: Klärung negativer Selbst-Schema-Aspekte

Das Transkript illustriert, wie ein Therapeut einen narzisstischen Klienten dazu motivieren kann, sich auf eine Schema-Klärung einzulassen; es macht dann deutlich, wie ein Therapeut dann im Klärungsprozess weiter vorgehen kann.

8.4.1 Das Transkript

Es handelt sich um eine konkrete Therapie, die R.S. mit einem 56-jährigen Klienten durchgeführt hat, einem Chefarzt, der wegen depressiven Verstimmungen, Versagensängsten und beginnenden Herzproblemen in die Psychotherapie kam und der als erfolgreicher Narzisst diagnostiziert wurde.

Th1: Wo wollen wir einsteigen?

Kl1: Ja, es gibt so eine Sache, die ich Ihnen ganz gerne erzählen würde, ich hatte ja gesagt, dass ich auf diesem Kongress war in Hamburg, ein sehr hochrangiger Kongress, wo eigentlich die Weltelite aus meinem Bereich so ist und die neuesten Ergebnisse vorgestellt hat. Ich war auch da und es war auch sehr schön. Und es war so sozusagen als ich dann Montag wieder in der Klinik war, es war kurz vor der Frühkonferenz, ich stand dann da mit so Mitarbeitern und dann sagte halt einer von den Oberärzten, es wäre ganz toll, wenn ich jetzt mal in der Frühkonferenz so einen kleinen Abriss geben könnte, wenn ich kurz erzählen könnte, was so die Essentials waren auf dem Kongress. Ja und was mich sehr irritiert einfach dabei ist, dass mich das verunsichert hat.

Th2: Dass Sie das verunsichert hat. Sie hätten gar nicht damit gerechnet, dass das so ist. Sie würden von sich auch eigentlich gar nicht erwarten, dass Sie da Schwierigkeiten haben.

Kl2: Wissen Sie ich hab selber einen Vortrag auf dem Kongress gehalten, ist ja nicht so, als wäre das jetzt für mich was Ungewohntes. Aber es war trotzdem so, als er sagte, Mensch, das wäre ja hoch spannend, können Sie nicht gleich mal eben, dann ging bei mir direkt so die Maschine los, habe ich direkt versucht, mir jetzt schnell zu überlegen, was da alles war. Ich fühlte mich so gehetzt dabei.

Th3: Und auch ein bisschen verunsichert.

Kl3: Ja.

Th4: Wo Sie sich selber auch fragen: Wieso eigentlich?

Kl4: Ich versteh das nicht. Ich mein, ich bin ja nicht doof, ich glaube eigentlich, dass ich sehr viel mitgenommen habe von dem Kongress. Ich kann die Sachen auch gut abrufen, ich mein, ich könnte Ihnen jetzt alles Mögliche erzählen darüber. Aber in dem Moment ...

Th5: Das heißt, es ist objektiv eigentlich gar nicht nachvollziehbar.

Kl5: Ich würde sagen nein, es ist eigentlich nicht nachvollziehbar.

Th6: Ich würde Ihnen gerne vorschlagen, dass wir vielleicht von einer Hypothese ausgehen, die mir eine ganze Zeit lang schon durch den Kopf geht. Es könnte sein, dass – das kenne ich von Klienten aus Ihrer Position, aus Leitungspositionen, die alle durchweg sehr erfolgreich sind – dass es so einen inneren Zwiespalt gibt. Und zwar stammt dieser oft aus der Biographie dieser Klienten. Das muss jetzt nicht auf Sie zutreffen, es ist einfach nur ein Beispiel. Und zwar dass ihre Eltern, ihre Väter, aber teilweise auch die Mütter, oft sehr viel von ihnen erwartet haben und sicherlich auch erwarten konnten. Aber eigentlich nicht auf Leistung mit Lob reagiert haben, sondern sehr viel mit Abwertung: „du bist nicht gut genug“, „du schaffst es nicht“. Möglicherweise auch mit der Absicht, die Kinder noch anzuspornen, was aber eigentlich bei den Kindern nicht so angekommen ist. Sondern so angekommen ist: „Ich schaffe es nicht“. Wir sehen dann oft, dass dadurch tiefgreifende Selbstzweifel sozusagen implementiert werden, die man selbst kaum noch rauskriegt. Und dann gibt es erfahrungsgemäß eine paradoxe Situation, nämlich die, dass die Klienten total erfolgreich sind, dutzende von Malen auch schon bewiesen haben, dass sie es können und eigentlich überhaupt gar keine Selbstzweifel mehr haben müssten – objektiv gesehen. Aber da diese Selbstzweifel über viele Jahre sozusagen systematisch vermittelt worden sind durch die Biographie, sind die sehr tief eingegraben. Wir nennen das ein Schema. So hat sich sozusagen ein Schema gebildet, wo drinsteht: „Ich kann's doch nicht“, „Ich bin ein Versager“, „Ich werde Erwartungen doch nicht gerecht“. Und man sieht dann, dass die Erfolge hinterher dieses Schema nicht mehr tangieren. Also hat man dann witzigerweise zwei Schemata, eins wo drinsteht: man ist eigentlich ganz erfolgreich, man ist super, was ja auch stimmt; man hat aber trotzdem noch dieses alte Schema, was Sie sich wie eine nicht getilgte Hypothek vorstellen können, wodurch dann ständig in Situationen Selbstzweifel auftreten, die völlig absurd sind, die einem aber trotzdem sehr, sehr viele Schwierigkeiten bereiten könnten. Weil sie immer interferieren mit so einer Situation, wo man aufgefordert wird, etwas zu machen oder wo man selbst etwas machen will. Ohne dass man es will, kommen automatisch so Gedanken von „Schaffe ich das?" „Kriege ich das hin?" Natürlich weiß man rational, dass man es hinkriegt. Trotzdem ist dieser alte Mist sozusagen immer da und stellt einem ein Bein. Ich weiß es nicht, aber ich könnte mir vorstellen, dass das bei Ihnen auch so ist. Und wenn es so sein sollte, dann würde ich Ihnen gerne vorschlagen, lassen Sie uns mal gucken, ob es solche Selbstzweifel bei Ihnen auch gibt. Wir sind uns ja völlig darüber einig, dass diese Selbstzweifel heute Unsinn sind. Aber wir sehen bei vielen Klienten, dass diese Selbstzweifel nicht weggehen. Den alten Selbstzweifeln ist es sozusagen vollkommen schnurz, ob man heute erfolgreich ist oder nicht.

Kl6: Ja, ich muss ja irgendwas haben.

Th7: Ja, es wäre denkbar, mir ist das auch schon in anderen Situationen, über die wir gesprochen haben, durch den Kopf gegangen, ob das nicht bei Ihnen so sein könnte. Dadurch wird man ja auch empfindlich, z.B. empfindlich gegenüber Kritik, weil die Kritik diese alten Selbstzweifel wieder aktiviert und man denkt „Was für ein Mist, wieso zweifle ich jetzt eigentlich?" Natürlich wird man da auch sauer, weil man ja im Prinzip an Probleme gebracht wird, wo man sich fragt „Wieso habe ich die jetzt, ist ja völlig absurd?" Ist ja auch völlig absurd, ist ja gar keine Frage. Aber es existiert möglicherweise trotzdem. Deshalb die Frage an Sie: Kennen Sie das von sich? Gibt es manchmal so Situationen, wo solche Selbstzweifel auch auftauchen, wo Sie dann denken „Ich schaffe es nicht", „Ich krieg es nicht hin und die Leute werden merken, dass ich es nicht hinkriege" oder was auch immer – das sind ja nur Beispiele, ich weiß ja nicht, ob das auf Sie zutrifft, nur um Ihnen das mal zu erläutern, was ich meine.

Kl7: Ja, selbstverständlich, das kenne ich. Das sind Gedanken, die ich immer mal wieder habe in Situationen, in denen ich das Gefühl habe, es ist wichtig, dass ich etwas Gutes mache, dass ich etwas gut mache.

Th8: Dass Sie etwas gut machen, wo Sie merken, dass es auch darauf ankommt.

Kl8: Ja, bevor ich einen Artikel einreiche, lese ich den noch tausend Mal. Wenn ich den weggebe, dann habe ich das Gefühl, ich liefere mich irgendwie aus.

Th9: Sie liefern sich den Bewertungen aus.

Kl9: Ich meine, die sind immer gut, aber es bleibt so ein Gefühl da.

Th10: Aber Selbstzweifel heißt ja auch in dem Augenblick, dass Sie schon so vom Gefühl her denken, Sie liefern sich aus. Dass die merken, dass das gar nicht gut ist. Könnte irgendjemand merken, dass das gar nicht gut ist?

Kl10: Ja, ich guck den durch und ich denke, ich achte darauf, ob da irgendetwas ist, was schlecht ist und finde nichts, aber es bleibt trotzdem so das Gefühl, die finden aber was, was ich nicht gesehen hab.

Th11: Jemand anderes findet, was Sie nicht gesehen haben. Das heißt, es bleibt so eine Grundverunsicherung. Jemand könnte Fehler finden. Was sagt Ihr Gefühl denn was wäre, wenn es so wäre? Wir sind uns ja im Klaren, dass es nicht so ist. Aber trotzdem sagt Ihr Gefühl ja, es wäre schlimm, wenn es so wäre. Was sagt Ihr Gefühl denn dann?

Kl11: Ich hab direkt so eine Phantasie, dass die sich austauschen. Es gibt mehrere Gutachter und die tauschen sich aus.

Th12: Es zieht Kreise.

Kl12: Das zieht Kreise. Die lachen.

Th13: Die machen sich lustig über Sie.

Kl13: Denen ist völlig klar, dass ich völlig ungeeignet bin, solche Studien zu machen. Und die amüsieren sich noch darüber, dass mir das nicht klar ist. Dass ich mir einbilde, ich könnte das.

Th14: Das wäre eigentlich eine doppelte Blamage. Das erste, dass die sehen könnten, dass Sie eigentlich nicht geeignet sind, dass Sie nicht die Kompetenz haben. Und die zweite Blamage, könnte ich mir vorstellen, die wäre sogar noch schlimmer, dass die auch noch denken „was bildet der sich eigentlich ein?"

Kl14: Ist so die Phantasie, ich lauf durch die Gegend, halte mich für toll und alle wissen, es stimmt nicht.

Th15: Es stimmt nicht. Und das ist total peinlich, dass ...

Kl15: Ja, das wäre eine Katastrophe.

Th16: Aber das heißt, irgendwo in Ihrem Gefühl gibt es tatsächlich so eine Vorstellung, eine tief verwurzelte Überzeugung, Sie schaffen es irgendwie doch nicht, Sie werden den Erwartungen von Gutachtern, von Leuten, die wichtig sind, von Leuten, die Erwartungen an sie stellen, Sie werden den Erwartungen nicht gerecht.

Kl16: Ja, es taucht immer wieder auf. Es ist total absurd, es ist total an der Realität vorbei. Es ärgert mich, aber es kommt immer wieder.

Th17: Es ärgert Sie sehr stark. Es kommt immer wieder.

Kl17: Und es ist auch so, dass ich nicht sagen kann „O.K., dann ist es halt so, dann kann ich es halt nicht." Könnte man ja auch. Man könnte ja sagen „Gut, dann kann ich das halt nicht". Aber das geht nicht.

Th18: Sie müssen es sich auch beweisen, denke ich, dass Sie es auf jeden Fall schaffen.

Kl18: Auf jeden Fall, ja. Ich habe auch kein Problem damit, die Nacht dann durchzuarbeiten und am nächsten Tag dann in die Klinik zu fahren. Das hat einfach absolute Priorität, dass so was dann stimmt, dass das passt. Für den Vortrag auf dem Kongress in Hamburg – ich weiß gar nicht, wie viel Arbeit ich da investiert habe, obwohl ich es eigentlich schon konnte und wusste und die Studie kenne. Aber es ist trotzdem so. Es bleibt das Gefühl, ich muss mehr machen.

Th19: Ja. Sie müssen mehr machen, um ganz auf der sicheren Seite zu sein. Aber die Selbstzweifel sagen Ihnen eigentlich – was? Sie sind nicht gut genug? Sie schaffen es nicht? Sie sind nicht kompetent? Wenn Sie mal versuchen würden, das in Worte zu fassen – was sagen Ihnen die Selbstzweifel?

Kl19: Ja, das geht so in die Richtung. Ich bin auf dem Holzweg. Ich denke in eine falsche Richtung. Ich mache gravierende Fehler. Ja, und das zeigt einfach, ich gehöre da nicht hin, wo ich bin. Ich müsste viel mehr schaffen.

Th20: Sie müssten viel mehr schaffen. Das heißt, eigentlich schaffen Sie nicht genug. So ein Gefühl von – irgendwie defizitär. Irgendwie haben Sie das Gefühl, dass Sie den Erwartungen nicht entsprechen oder Sie können den Erwartungen nicht entsprechen.

Kl20: Es ist schwer, dabei zu bleiben, weil da so eine realistische Ebene reinkommt, die sagt, das ist einfach so absurd.

Th21: Das verstehe ich auch. Aber wir sind uns ja völlig darüber einig, dass es absurd ist. Deshalb können wir die realistische Ebene durchaus mal zur Seite stellen. Es ist klar, dass es absurd ist. Aber es ist ja da. Und deshalb sollten wir gucken, was es ist. Damit wir die Hypothek sozusagen getilgt kriegen.

Kl21: Es ist so, wie Sie sagen, es geht in so eine Richtung. Ich habe das Gefühl, ich habe da ein Riesendefizit und ich krieg das nicht ausgeglichen.

Th22: Sie kriegen es nicht ausgeglichen. Sie haben das Gefühl, Sie können sich anstrengen und Sie kriegen es nicht ausgeglichen.

Kl22: Außer es klappt dann. Ich sag mal, wenn ich einen Erfolg habe, der Vortrag lief gut, Rückmeldungen gehen in die Richtung. Dann ist es O.K., dann merke ich da auch gar nichts von. Es ist immer vorher.

Th23: Ja, aber ich könnte mir vorstellen, Sie haben solche Rückmeldungen sicherlich auch schon öfter bekommen. Dann geht es immer eine Zeit lang – letzten Endes beseitigt es die Selbstzweifel auch nicht grundlegend.

Kl23: Also ich sag mal, wenn ich einen Tag frei nehme, dann kommt das sofort. Es sei denn, ich mache irgendetwas. Ich strukturier den Garten um oder so, damit kann ich das besänftigen. Aber wenn ich einfach nur mal so da sitze und nichts mache, kommt direkt ein ungutes Gefühl auf. Direkt so eine Art schlechtes Gewissen.

Th24: Ein schlechtes Gewissen.

Kl24: Ich müsste jetzt mindestens ein Fachbuch lesen oder irgendeinen Artikel. Das wäre eine angemessene Entspannung. Alles andere geht nicht.

Th25: Das heißt aber, Sie haben irgendwie so das Gefühl, Sie müssen immer beweisen, dass Sie gut sind, Sie müssen das immer kompensieren. Sie müssen immer zeigen, dass es nicht besser geht.

Kl25: Ich kann dem nicht trauen.

Th26: Sie können dem nicht trauen.

Kl26: Es ist immer so ein Gefühl, es könnte alles zusammenbrechen. Es löst sich auf irgendwie. Und dann bleibt etwas übrig, was ich keinem zeigen will. So mickrig und klein.

Th27: Das kommt auch dem Gefühl recht nah, so mickrig und klein?

Kl27: Ja, aber nicht irgendwie so drollig klein. Es hat so was, es ist schlecht, so wie es ist.

Th28: Schlecht. Es ist so, wie es ist, völlig unakzeptabel. Das heißt, wenn Sie so sind oder wenn Sie so wären, wären Sie auch als Person völlig unakzeptabel?

Kl28: Ja. Also ich kann mir auch überhaupt nicht vorstellen, mich mit dem Kern, den ich gerade empfinde, so zu zeigen. Ihnen gegenüber kann ich das zulassen, sonst nicht. Aber ich glaub gar nicht, dass meiner Frau das klar ist. Das Gefühl ist ganz stark, dass das einfach scheiße ist, was da ist. Das ist einfach schlecht.

Th29: Dass Sie eigentlich auch ganz viel tun müssen, damit es nicht sichtbar ist. Dass Sie das unter Kontrolle haben.

Kl29: Ja. Und das begleitet mich schon so lange. Ich weiß auch gar nicht, was ich dagegen tun kann, um das loszuwerden.

Th30: Im Prinzip haben Sie ja schon extrem viel dafür getan, um das loszuwerden.

Kl30: Ich hab mich so angestrengt die ganze Zeit. Ich habe alles gemacht. Ich will das endlich loswerden. Ich will das nicht mehr haben.

8.4.2 Kommentar

Kl1: Der Einstieg des Klienten macht schon klar, dass die vom Klienten thematisierte Verunsicherung auf ein Schema, wahrscheinlich ein negatives Selbstschema zurückgeht. Da die Voraussetzungen dafür gegeben sind, steuert der Therapeut nun auf eine Schemaklärung hin.

Th2: Vor der Klärung will der Therapeut jedoch über komplementäre Beziehungsgestaltung noch etwas Beziehungskredit schaffen, um dem Klienten deutlich zu machen, dass er keineswegs die Person des Klienten in Frage stellt, wenn er den Fokus der Arbeit auf negative Schemaaspekte lenkt.

Th6: Hier startet der Therapeut nun die entscheidende Intervention, die bewirken soll, dass der Klient ein Thematisieren negativer Schemaaspekte nicht als ehrenrührig und nicht als bedrohlich wahrnimmt, sondern dieses Vorgehen als sinnvoll und im Grunde notwendig erachten kann.

Kl7: Aufgrund der Ausführungen des Therapeuten kann der Klient nun prinzipiell zugestehen, dass er Selbstzweifel aus verschiedenen Situationen kennt.

Kl8: Und dass er im Grunde ständig Angst davor hat, sich Bewertungen auszusetzen.

Kl10-Kl13: Hier wird deutlich, welche Annahmen im Schema des Klienten stehen: Es sind erste, wahrscheinlich noch relativ periphere Konsequenz-Annahmen des Klienten.

Kl14: Hier wird deutlich, dass der Klient ebenfalls das „Mogelpackungssyndrom“ aufweist.

Th16: Der Therapeut expliziert nur die Schemaannahmen des Klienten: Eine wichtige Annahme ist: „Ich kann den Erwartungen wichtiger Personen nicht gerecht werden.“

Kl16: Der Klient wechselt kurz in die Realitätseinschätzung, aufgrund derer er weiß, dass all diese Bedenken unsinnig sind, kehrt dann aber schnell zu den Annahmen des Schemas zurück.

Th19/Th20: Der Therapeut arbeitet nun daran, die Schemaannahmen auf den Punkt zu bringen, exakter zu formulieren und sie mit dem Klienten zu validieren.

Kl20: Offenbar sind die Vorstellungen für den Klienten so hoch aversiv, dass er wieder in die Realitätseinschätzung wechselt.

Th21: Der Therapeut bestätigt die realistische Einschätzung des Klienten: Im Grunde sind die Zweifel wirklich absurd. Aber der Klient hat sie – und der Therapeut macht deutlich, dass der Klient sich deshalb den Zweifeln stellen sollte.

Th23-Th28: Der Therapeut arbeitet mit dem Klienten heraus, dass es im Schema nicht nur Zweifel an der Kompetenz gibt, sondern auch grundlegende Zweifel an der Person: Es gibt eine Einschätzung, auch als Person unakzeptabel zu sein.

Kl28: Und damit kommt der Klärungsprozess anscheinend schon tieferen „Schemaschichten" recht nahe: Das Schema besagt offenbar, dass die Person des Klienten „im Kern inakzeptabel" ist.

Kl30: Gegen Ende des Transkriptes wird noch mal ein motivationaler Aspekt deutlich: Der Klient will diese Selbstzweifel nicht mehr haben, was darauf schließen lässt, dass er eine relativ hohe Änderungsmotivation aufweist.

8.5 Beispiel 5: Eine Schemabearbeitung in einem Ein-Personen-Rollenspiel

Am Beispiel einer anderen Therapie soll noch einmal konkret illustriert werden, wie ein Therapeut narzisstische Schema-Aspekte mit Hilfe eines Ein-Perso- nen-Rollenspiels (EPR) bearbeiten kann. Zum Ein-Personen-Rollenspiel siehe Sachse et al. (2008) sowie Breil und Sachse (2009).

8.5.1 Das Transkript

Die Klientin, eine 31-jährige Frau, Betriebswirtin, wurde ursprünglich wegen einer mittelgradigen depressiven Episode an uns verwiesen. Eine genaue Problemanalyse ergab, dass die Depression auf eine narzisstische Persönlichkeitsstörung mittlerer Ausprägung zurückging mit ausgeprägt negativem Selbstschema.

Die Klientin war beruflich erfolgreich, war jedoch ständig mit sich und ihren Leistungen unzufrieden und wurde durch einen Abwertungskreislauf („Ich bin unfähig – ich leiste nicht genug – es wird immer schlimmer!") zunehmend depressiv.

Nach der Phase der komplementären Beziehungsgestaltung, der Phase der Entwicklung eines Arbeitsauftrages und der Phase der Klärung relevanter Schemata wurde mit der therapeutischen Bearbeitung der Schemata begonnen. Dies geschah mit Hilfe des Ein-Personen-Rollenspiels (EPR). Die transkribierte Sitzung ist die 27. und die erste Sitzung mit einem Ein-Personen-Rollenspiel.

Abkürzungen:
Th: Therapeut in der Therapeuten-Rolle
Th/Sup: Therapeut in der Supervisoren-Rolle
Kl: Klient in der Klienten-Rolle
Kl/Th: Klient in der Therapeuten-Rolle

Th1:	Vielleicht können Sie die Annahme noch mal kurz und präzise formulieren.
Kl1:	Meine Annahme ist: Ich bin nicht fähig. Also, ich bin unfähig.
Th2:	Was sich im Wesentlichen auf Leistungssituationen bezieht. Nur dass wir den Kontext mal einschränken ...
Kl2:	Genau. In Leistungssituationen.
Th/Sup3:	(Therapeut stellt einen Stuhl vor den Klienten). Bitte wechseln Sie mal auf diesen Stuhl. (Klient wechselt auf Therapeutenposition) Stellen Sie sich mal vor, Sie sind auf der Position, auf der Sie jetzt sitzen, Ihre eigene Therapeutin, und versuchen Sie mal sich vorzustellen, Sie haben eine ganz andere Meinung als die Klientin in dieser Art von Annahme. Und wir wollen gemeinsam versuchen, irgendwas zu finden, was sie von dieser Annahme „Ich bin unfähig" abbringt. Lassen Sie uns erst mal Ideen entwickeln! Was könnten Sie ihr sagen? Wie könnte man sie überzeugend davon abbringen? Wir lassen uns erst mal Zeit, wir gucken einfach mal gründlich, wie kriegen wir sie davon weg?
Kl/Th3:	Ja, es gibt halt genügend Beispiele aus der Erfahrung heraus, aus dem Gedächtnis, die mir präsent sind, ob Studium, Schule, auch jetzt Klinik, gerade so in Leistungssituationen, die ich gut gemanagt hab', von denen ich weiß, es hat gut funktioniert. Da hat es sich nicht rausgestellt, dass ich unfähig bin.
Th/Sup4:	Mmh. Wie gut?
Kl/Th4:	Gut.
Th/Sup5:	Sehr gut?
Kl/Th5:	Sehr gut! Ja doch!
Th/Sup6:	Was würden Sie ihr denn sagen wollen, und was soll sie daraus lernen? Versuchen Sie das einfach mir gegenüber mal zu formulieren, was Sie ihr sagen könnten! Wie würden Sie es formulieren? Was möchten Sie ihr gerne mitgeben? Sie sind ja die Therapeutin und Sie möchten, dass sie mit dem Quatsch aufhört. Und wir sollten einfach mal überlegen: Was geben Sie ihr mit auf den Weg? Wie würden Sie es sagen?
Kl/Th6:	Jutta, Du weißt ganz genau, dass Du viele Situationen sogar sehr gut gemeistert hast, in Bezug auf die Leistungssituationen.

Th/Sup7: Mmh, und das bedeutet was? Die ist hartnäckig, das Schema ist ganz hartnäckig! Denken Sie dran, d.h. man muss dem Schema ganz haarklein erklären, was ihm klar werden soll.
Kl/Th7: Das bedeutet, dass ich nicht unfähig sein kann.
Th/Sup8: Dann sagen Sie es ihr!
Kl/Th8: Ja Jutta, du weißt ganz genau, du hast viele Situationen sehr gut in deinem Leben gemeistert, insbesondere auch in Anforderungs-, in Leistungssituationen, und das bedeutet, dass du nicht unfähig sein kannst!
Th/Sup9: Super! Ja, wenn Sie wieder in die Klientinnen-Rolle gehen.

Klientin wechselt auf Klienten-Position

Th10: Lassen Sie das mal auf sich wirken, wie wirkt das auf Sie, wenn Ihre Therapeutin sagt: „Du kannst gar nicht unfähig sein! Du hast so viele Situationen in deinem Leben sehr gut gemeistert – du kannst nicht unfähig sein!"
Kl10: Also merkwürdigerweise kribbelt es so in meinem Bein. Das macht Sinn! Also das macht absolut Sinn, aber irgendwie merk' ich so, dass ich so 'nen inneren Widerstand habe, das auch anzunehmen.
Th11: Klar, wahrscheinlich haben Sie den, sonst hätten Sie's längst angenommen. Aber rational würden Sie schon sagen: Ja es ist auch schwer zu widerlegen: Ich bin kompetent.
Kl11: Ja, ich könnt ja 'ne Statistik aufführen, gut, das hast du gut gemacht. Also ... das würde sich auf jeden Fall positiv auswirken.
Th12: O.K., also rational sind wir uns einig, das stimmt eigentlich. Das ist durchweg korrekt, kann man eigentlich wenig gegen sagen. O.K. Dann gucken Sie mal auf das „Aber". Lassen Sie uns noch mal genau gucken, was dieses „aber" ist. Sie sagen, vom Gefühl her, mmh, sträubt sich was.
Kl12: Ja, das kribbelt, also ich merk', dass es körperlich sich auch sträubt. Also das ist so, ich werd' nervös innerlich, schwitzige Hände krieg ich, das ist so, das ist nicht so stimmig. Ich merk', das ist nicht so ... irgendwie passt das nicht. Also die Erfahrungen passen nicht damit, was ich über mich selber denke.
Th13: Ja, gucken Sie noch mal, was Ihr Schema sagt, können Sie's formulieren? „Ich bin aber trotz der ganzen Erfahrungen unfähig." Oder was würden Sie sagen? Wenn Sie Ihrem Gefühl mal folgen, was sagt das – über Sie?
Kl13: Also es bringt mich immer wieder in so 'ne Unsicherheit. Ich weiß nicht, das, was ich an Fähigkeiten erworben habe, ob das ausreicht?
Th14: Ob das ausreicht ...
Kl14: Genau. Gerade so für weitere schwierige Situationen ... also das ist ... das ist ... ähm ...
Th15: ... ob das ausreicht für zukünftige Probleme.
Kl15: Genau. Das ist so nicht genügend. Es genügt nicht. Es ist nie genug.
Th16: Es ist eigentlich nie genug.
Kl16: Genau.

Th17:	Sie können eigentlich nie sicher sein, nie genug leisten, nie beweisen, um auf der sicheren Seite zu sein, um so'n Gefühl zu haben: Jetzt ist O.K.
Kl17:	Ja, genau.
Th18:	O.K. Gehen Sie mal wieder in die Therapeutenposition.

Klientin wechselt auf Therapeuten-Position

Th/Sup19:	Versuchen Sie mal wieder, Ihre eigene Therapeutin zu sein, 'ne ganz andere Meinung zu haben, sich ein bisschen von dem zu distanzieren, was Sie als Klientin eben gesagt haben, und dann lassen Sie uns noch mal gucken, wie wir damit umgehen. Vom Gefühl her sagt Ihre Klientin: „Ich hab das Gefühl, es reicht nicht." Es reicht aber eigentlich nie. Ich kann so'n Gefühl von „es reicht" auch nicht herstellen. Was könnte man machen? Verstehen Sie, Sie als Therapeutin wären daran interessiert, dass sie so'n Gefühl haben könnte: „Es reicht", „ich hab' Zutrauen zu mir". „Ich vertraue mir da in meinen Kompetenzen. Ich hab' das Gefühl, ich werde es problemlos hinkriegen." - Sowas möchten Sie ja eigentlich bei ihr herstellen. Lassen Sie uns mal überlegen, wie wir das Ziel erreichen können!
Kl/Th19:	Also das könnt' ich ihr eigentlich sagen, in der Art.
Th/Sup20:	Das können Sie tun. Sie könnten sie abbringen von dem „es reicht eigentlich nie".
Kl/Th20:	Am ehesten spontan würd' ich sie fragen: Ich weiß nicht, wie sie darauf kommt - dass das nicht reicht.
Th/Sup21:	Mmh. Also eigentlich finden Sie's Quatsch.
Kl/Th21:	Ja.
Th/Sup22:	... nicht nachvollziehbar.
Kl/Th22:	Ja.
Th/Sup23:	O.K. dann würd' ich mal vorschlagen, wir fragen sie nicht, sondern Sie sagen ihr genau das, dass Sie eigentlich als Therapeutin finden, dass das Mega-Banane ist.
Kl/Th23:	Also, ich finde, dass Du ... dass das eigentlich Mega-Bullshit ist, was du da erzählst. Dass das nie ausreicht, was du machst, dass es nie genug ist, was du machst und das es einfach so nicht stimmt.
Th/Sup24:	Mhh! (Therapeut weist mit der Hand auf die Klienten-Position.)

Klientin wechselt auf Klienten-Position

Th25:	Schauen Sie mal einfach an, wie das auf Sie wirkt, wenn Sie jetzt wieder Klientin sind, und Ihre Therapeutin sagt: „Das ist eigentlich Mega-Bullshit, das ist vollkommener Blödsinn!" Lassen Sie es mal auf sich wirken, vom Gefühl her. Was macht ...
Kl25:	Also, ich merk', dass ich total angespannt bin ...
Th26:	Haben Sie 'ne Idee, was Sie angespannt macht? Es läuft ja jetzt irgendwas ab, und ich würd' gern mal verstehen, was da passiert. Ich würde mal annehmen, Ihr Schema fängt an, sich zu wehren.
Kl26:	Ja.

Th27: Ja, das ist aber völlig normal. Lassen Sie das einfach mal zu, ich will einfach mal gucken, was das sagt.

Kl27: Es sagt ..., eigentlich sagt es: „Das stimmt nicht. Die kann dir erzählen, was du willst oder was du hören willst, was dir wichtig ist, aber irgendwie stimmt das nicht." Also ich merk' meine Zweifel auch an der Aussage der Therapeutin, dass das nicht so ist, dass das nicht stimmt, was die da sagt.

Th28: O.K. Ja, gehen Sie mal wieder in die Therapeutenrolle.

Klientin wechselt auf die Therapeuten-Position

Th/Sup29: Und gucken Sie mal! Wir haben gerade gehört, dass Ihre Klientin von ihrem Schema her sagt: „Nee, das kann nicht stimmen, du kannst mir erzählen, was du willst, das glaub' ich nicht. Ich bin unfähig." Ist ja eigentlich verdammt wenig einsichtig, das Schema.

Kl/Th29: Ja. Ich werd' auch richtig sauer, merk' ich.

Th/Sup30: Hmm, das find ich ausgezeichnet. Das sollten Sie auch, weil das ja eigentlich sozusagen vollkommener Schwachsinn ist.

Kl/Th30: Und das ist so rigide! Ich hasse es auch richtig.

Th/Sup31: Ja, lassen Sie das mal zu. Gucken Sie mal! Ich möchte auch gerade, dass Sie sauer werden, weil das ist ja eigentlich vollkommener Blödsinn. Das sabotiert Sie, dieses Scheiß-Schema, die ganze Zeit schon, und jetzt versuchen Sie, ihm beizukommen und dann sagt es: Pfff, fuck you!

Kl/Th31: Ich würde dem auch gerne „fuck you" zeigen.

Th/Sup32: Gucken Sie mal, was würden Sie denn gerne sagen, weil wir müssen das jetzt einfach bekämpfen, finde ich. Verstehen Sie, wenn das Argumenten nicht zugänglich ist, dann muss es einfach anders eins um die Ohren kriegen.

Kl/Th32: Ich würde ihm gerne sagen: „Du bist es nicht wert zu existieren! Du hast keine Berechtigung zu existieren!"

Th/Sup33: O.K., dann versuchen Sie das noch mal ein bisschen auszuführen, wieso eigentlich. Verstehen Sie, Sie können Ihr Schema nur überzeugen, wenn Sie als Therapeutin hier überzeugt sind. Wenn Sie als Therapeutin schon nicht überzeugt sind, dann wird es noch mal sagen: „Pfff!". Und das woll'n wir nicht. Wir wollen im Prinzip, dass Sie auf der Position das mal richtig spüren können, dass Sie denken: Das ist Scheiße, ich will das nicht mehr! Und ich möchte, dass Sie das für sich jetzt als Therapeutin völlig klar haben. Sie sind sauer, Sie sind stinkig, Sie wollen das nicht mehr, Sie denken, das hat keine Berechtigung!

Kl/Th33: Es hat auch keine Berechtigung.

Th/Sup34: Versuchen Sie das mal zu spüren, zu fühlen! Verstehen Sie, Sie dürfen es nicht nur denken. Sie müssen selbst total davon überzeugt sein! Und lassen Sie uns mal überlegen, wie wir sie jetzt in der Therapeutenposition völlig davon überzeugen können. Machen Sie sich das selber mal ganz klar! Dieses Scheiß-Ding sabotiert mich! Das nimmt Ihnen ganz viel Lebensqualität.

Kl/Th34: Genau.

Th/Sup35: Machen Sie ihr das mal deutlich!

Kl/Th35: Es nimmt Dir ganz viel Lebensqualität, es gibt Dir ein unheimlich schlechtes Gefühl, was nicht nur Minuten andauert, sondern eigentlich auch sich über Tage einstellen kann, wo Du auch gedanklich dann eingespannt bist in bestimmten Situationen, wo Du auch nicht abschalten kannst dementsprechend.

Th/Sup36: O.K.

Kl/Th36: Das ist Kacke!

Th/Sup37: Und das hauen Sie ihr jetzt um die Ohren!

Kl/Th37: Ja, Schema! Du beeinträchtigst mich total in meiner Lebensführung, in meiner Lebensqualität und ... äh ...versuchst mich zu sabotieren, gibst mir ein total schlechtes Gefühl über Tage. Ich will diesen Mist nicht mehr! Ich will, dass Du damit aufhörst! Du bist O.K., Du bist kompetent, Du kannst Dich auf Dich verlassen!

Th/Sup38: Mmh. Gehen Sie bitte wieder rüber.

Klientin wechselt auf die Klienten-Position

Th39: Ja, Klientin, wie ist das für Sie? Ihre Therapeutin sagt: „Diese Überzeugung, dieses Schema beeinträchtigt mich."

Kl39: Mmh.

Th40: Nimmt ihr Lebensfreude, nimmt ihr Lebensqualität einfach so weg.

Kl40: Es muss weg, und ich hab' so den Eindruck, als hätte ich so 'ne innerliche ..., es ist so ein Bild, was sich einstellt bei mir, als hätte ich das so ..., als wär' es nicht mehr so ein Teil von mir, als hätte ich das irgendwie so, wie so 'ne kleine, ich weiß nicht, wie in so 'ne kleine Kiste oder so 'ne Ecke verbannt. Das ist das, was ich momentan spüre. Es ist nicht mehr so integriert in meine Gehirnwindungen, hab' ich den Eindruck. Sondern es ist zwar immer noch da, es ist irgendwie aber ein Stück ... ähm ..., es ist weiter von mir weg.

Th41: Das finde ich auch ein wichtiges Bild, also aufhören, ein Muster als Teil Ihrer Identität aufzufassen, sondern Sie müssen es sozusagen als Störung auffassen, als etwas, was Sie nicht wollen.

Kl41: Ja. Etwas, was nicht zu mir gehört.

Th42: Mmh. O.K., gehen Sie nochmal 'rüber!

Klientin wechselt auf die Therapeuten-Position

Th/Sup43: Ich hätte gerne, dass Sie jetzt in der Therapeutenrolle noch ein bisschen mehr Power entwickeln, ne, dass wir die Prozesse, die bei der Klientin jetzt ablaufen, noch etwas verschärfen, dass wir das Schema noch mehr in die Schranken weisen. Verstehen Sie, das darf keine Power mehr haben. Es existiert, das ist klar, wir kriegen es auch nicht so ohne weiteres weg, aber wir müssen es sozusagen begrenzen, wir müssen es einschränken, und vielleicht sollten wir es sogar einschüchtern.

Kl/Th43: Mmh.

Th/Sup44: Was könnten wir tun? Damit wir die Klientin sozusagen stärken, auch den Kampf gegen diese Scheiße aufzunehmen. Dass sie in der Lage ist, dem wirklich was entgegenzusetzen und zu sagen: „Ich will das jetzt nicht mehr. Es hat lange genug gedauert, es reicht!"

Kl/Th44: Ich weiß momentan nicht, was ich ihr sagen könnte.

Th/Sup45: Was würde sie stärken? Sie kennen sie doch gut! Wir müssen sie gefühlsmäßig stärken, wie könnten wir das machen? (Pause) Wenn wir sie jetzt stärken, dann geht sie nach Hause, und dann übernimmt das Schema wieder Kontrolle. Wir müssen sie langfristig stärken. Verstehen Sie, wir müssen sie so füttern und energetisieren, dass sie weiterhin sagt: „Diese Scheiße will ich nicht mehr. Es ist genug, es reicht!"

Kl/Th45: Also ich glaub', was sie stärken würde, ist, dass sie sich auf ihre Fähigkeiten besinnt ...

Th/Sup46: Ja.

Kl/Th46: ... dass sie weiß, dass sie diese hat ...

Th/Sup47: Mmh.

Kl/Th47: ... und dass sie dieses bescheuerte Schema gar nicht braucht.

Th/Sup48: Mmh. O.K. Wie können Sie ihr das denn klar machen, dass sie das auch wirklich fühlt? Verstehen Sie, es reicht nicht, wenn sie das nur rational macht, sie muss das auch wirklich spüren. „Ich spüre auch, ich habe diese Ressourcen. Das Schema sagt ja immer: „Das ist doch Makulatur! Nutzt alles nix!" Verstehen Sie, und da müssen wir im Prinzip auch sagen: „Das ist Unfug!" Sie hat ein Recht darauf, diese Fähigkeiten zu spüren. Sie hat ein Recht darauf, stolz zu sein. Machen Sie ihr das mal klar!

Kl/Th48: (leise) Mmh. (laut) Jutta, du weißt ganz genau, dass du ganz viele Fähigkeiten erworben hast in deinem Leben, insbesondere auch im Leistungsbereich! Du hast 'nen Grund, 'nen sehr berechtigten Grund, darauf auch stolz zu sein, dich selber dafür auch wertzuschätzen und auch so'n Gefühl von „Du kannst es auch!" entwickeln, so'n selbstsicheres Gefühl zu haben. Und dieses blöde Schema spielt dir da aber immer wieder so'n, ja, so'n Streich. Und das brauchst du nicht!

Th/Sup49: Noch stärker! Die Klientin muss das deutlich spüren!

Kl/Th49: Du hast ganz viel erreicht. Du kannst stolz auf Dich sein! Du bist völlig O.K.! Lass Dir nicht einen solchen Scheiss einreden! Du wirst den Erwartungen anderer mehr als gerecht!

Th/Sup50: Versuchen Sie mal, den Stolz auch zu spüren: Zu spüren: Ich bin in Ordnung! Ich bin leistungsfähig! Ich kann was! Los!

Kl/Th50: Du bist völlig O.K.! Du hast viel erreicht, Du bist Situationen gewachsen! Du bist völlig in Ordnung!

Th/Sup51: O.K. Wechseln Sie mal!

Klientin wechselt auf die Klienten-Position

Th52: Ja, Klientin, Ihre Therapeutin sagt: „Du kannst stolz sein auf Deine Fähigkeiten, Du kannst die wahrnehmen, die annehmen und davon ausgehen, ich hab' die, das ist in Ordnung." Wie fühlt sich das an? Können Sie die wahrnehmen? Können Sie die annehmen oder gibt's noch so 'ne Stimme, die sagt: „Mmmh ..., mmmh ...".

Kl52: Die ist geringer geworden. Aber die ist nicht komplett weg.

Th53: Ja.

Kl53: Ich hab' so 'nen Eindruck, also emotional tut mir das gut. Ich merk', dass ich entspannter werde, dass ich ruhiger werde, und ich merke, dass tut mir einfach gut, das ist so Balsam für die Seele, sag' ich jetzt mal, also es stellt sich ein positives Gefühl ein. Ich hab' auch immer noch so das Bild, dass dieses Schema so abgetrennt ist innerlich, aber es hat immer noch so ... so ... so 'ne Komponente, so das Gefühl: Ich trau dem Braten noch nicht so ganz!

Th54: Mmh.

Kl54: Das ist so, es fühlt sich gut an, aber es nicht von langer Dauer vielleicht.

Th55: O.K. (Therapeut weist mit der Hand auf die Therapeuten-Position.)

Klientin wechselt auf die Therapeuten-Position

Th/Sup56: Ja, Therapeutin, da müssen wir noch ein bisschen mehr Dampf machen. Verstehen Sie, stellen Sie sich mal vor, Sie sind in der Therapeutenrolle, Sie kennen die Klientin ganz gut, und Sie sind eigentlich total sicher, die ist total fähig, die hat gute, sehr gute Eigenschaften, die ist kompetent, die schafft Situationen, und Sie wollen, dass die das jetzt endlich glaubt und mit diesem Scheiß aufhört.

Kl/Th56: Mmh. Ich würd' ihr gerne sagen, dass die das endlich mal sieht, auch für sich, dass sie ihre Aufmerksamkeit auch darauf richtet, für die Dinge, die sehr gut gelaufen sind.

Th/Sup57: Und machen Sie ihr das mal emotionaler deutlich. Verstehen Sie, Sie sitzen hier fast auf heißen Kohlen und wollen, dass sie das jetzt endlich begreift. Versuchen Sie mal, Ihnen sozusagen, sich klar zu machen, wie das bei, was Sie ihr vermitteln müssen, dass es bei ihr ankommt.

Kl/Th57: Ich würd' ihr gerne sagen, dass sie's endlich einsehen soll, auch gefühlsmäßig, dass sie 'ne Menge geschafft hat, dass sie 'ne Berechtigung hat, darauf stolz zu sein, dass es nicht immer mehr und mehr und mehr sein muss, sondern dass sie sich auch darauf besinnen kann, was alles schon gut gelaufen ist.

Th/Sup58: O.K. Dann sagen Sie es ihr mal, aber mit 'n bisschen mehr Power!

Kl/Th58: Jutta, jetzt kapier das endlich! Auch gefühlsmäßig, nicht nur rational! Du hast schon unheimlich viel getan in deinem Leben! Du hast ganz viel geleistet in deinem Leben! Sachen, auf die du stolz sein kannst! Du hast gearbeitet immer zwischendurch während deines Studiums, du hast ganz viel gemacht, überhaupt dich selber über die Runden zu bekommen, und du hast 'ne Berechtigung, darauf ein gutes Gefühl zu haben, stolz darauf zu sein!

Th/Sup59: Wie fühlt sich das jetzt an, wenn Sie's da auf der Position sagen? Können Sie es als Therapeutin glauben?

Kl/Th59: Ja.

Th/Sup60: Gut. Verstehen Sie, ich würd's gern haben, dass Sie's noch mal machen, ihr noch mal sagen, und mit mehr Ärger. Verstehen Sie, dass Sie auch sozusagen denken: Verdammte Kacke, die soll das jetzt verdammt noch mal endlich begreifen! Die soll mit dem Scheiß aufhören! Verstehen Sie, Sie sind jetzt überzeugt, aber sie muss überzeugt sein. Sie muss merken, dass sie die Schnauze voll davon hat. O.K.?

Kl/Th60: Jutta, ich hab' von deinem scheiss-beschissenen Schema die Schnauze voll „Ich bin unfähig". Was veranlasst dich überhaupt, das über dich zu denken? Dass das immer wieder anspringt in solchen Situationen. Das musst du nicht! Das hat keine Berechtigung in deinem Leben! Das beeinträchtigt dich, und du weißt ganz genau, das ist gegen alle Erfahrungen, die du gemacht hast letztendlich ... oder ganz viel dagegenspricht.

Th/Sup61: O.K. Gehen Sie mal rüber!

Klientin wechselt auf die Klienten-Position

Th62: Ja, Klientin, wie ist das, wenn Sie das hören? Ihre Therapeutin regt sich auf und denkt, es hat eigentlich keine Berechtigung in Ihrem Leben, so'n Scheiß zu glauben.

Kl62: Ja, das finde ich auch.

Th63: Wie wirkt das auf Sie? Ist das O.K.?

Kl63: Ja.

Th64: Kann Sie's annehmen?

Kl64: Ich kann's annehmen, und merkwürdigerweise ist das, auch wenn's eher aggressiv, wie auch immer, aber es ist für mich eher so'n beruhigender, das ist so, als ... als würde diese Bedeutung des Schemas und die Relevanz des Schemas so zurückgehen.

Th65: Mhm.

Kl65: Das ist die eine Seite, und die andere Seite ist, das ... das so'n Gefühl auch entsteht, oder sich ausbreitet, auch darauf stolz zu sein, was man bis jetzt geschafft hat.

Th66: Ja! Gut. Mmh. Lassen Sie das mal zu! Lassen Sie das mal zu, dieses Gefühl, Sie können stolz sein auf das, was Sie bis jetzt erreicht haben. Und das ist O.K., Sie müssen nicht weiter, schneller, höher.

Kl66: Aber auch dass es 'ne Berechtigung hat, weil ich weiß, ich drück' das immer unheimlich weg.

Th67: Ja. Ja, ja, genau! Das hat 'ne Berechtigung. Sie dürfen das zulassen, das ist völlig in Ordnung. (Pause) Wie fühlt sich das an?

Kl67: Das fühlt sich gut an.

Th68: Mmh. Kommen Sie, dann machen wir noch eine Runde! Jetzt spielen wir mal das Spiel „Schluss mit lustig!"

Klientin wechselt auf die Therapeuten-Position

Kl/Th68: Oh Gott!

Th/Sup69: (lacht) Sie merken ja, es tut ihr ganz gut, ihr mal, dem Schema mal die Leviten zu lesen. Sagen Sie's ihr noch mal, versuchen Sie noch mal ein bisschen emotionaler zu sein. Ich komm mal hinter Sie und unterstütz' Sie. Versuchen Sie mal wirklich, ihr ganz klar zu machen, es ist total berechtigt, dass sie stolz ist. Sie darf das tun! Das ist völlig in Ordnung! Und dieses Scheiß-Schema muss weg und in die Schranken gewiesen werden. Und ich möchte, dass Sie's total spüren können hier in der Position.

Kl/Th69: Mmh.

Th/Sup70: (tritt hinter die Klient-Therapeutin) Dass sie stolz sein kann, dass das in Ordnung ist, dass Sie aber auch sauer sind und die Schnauze voll haben von diesem Scheiß! Und dass Sie ihr vermitteln wollen: Es ist in Ordnung, sie soll jetzt aufhören mit dem Mist! Sich von diesem Schema nicht mehr einschüchtern lassen! Es reicht! Ich möchte, dass Sie ihr das noch mal ganz deutlich auch ganz klarmachen! Und das hier in der Position auch ganz deutlich spüren! Versuchen Sie mal, sich da reinzuversetzen! Das wirklich zu spüren! Und dann sagen Sie's ihr!

Kl/Th70: Jutta, es ist genug!!! Von dem Schema hast Du jetzt die Nase voll!!

Th/Sup71: Sehr schön!

Kl/Th71: Ja. Du hast 'ne Berechtigung, darauf stolz auf dich zu sein, was du dein Leben lang bis jetzt geschafft hast, und dieses blöde Ding soll dich nicht immer Matt setzen ...

Th/Sup72: Sehr schön.

Kl/Th72: ... in Situationen, wo du das Gefühl hast, du bist überfordert. Es ist Schluss!! Kapier es endlich!

Th/Sup73: Ja. Dann schauen Sie mal! (Weist auf die Klienten-Position.)

Klientin wechselt auf die Klienten-Position

Th74: Wie wirkt das auf Sie?

Kl74: Also wenn ich so bei meinem Bild bleibe, dann hab' ich so den Eindruck, dass das so kleiner geworden ist, das Schema. Es ist, als würde das so zusammenschrumpfen, so wie ein Luftballon, wo man irgendwie die Nadel reinsticht und das ... pfff, pfff, pfff ... fällt so auseinander oder ineinander. Und, das fühlt sich gut an, weil ich den Eindruck habe, das ist nicht mehr so mächtig, das ist nicht mehr so, es sieht so klein aus, es sieht so winzig aus, so ungefährlich. Es ist auch nicht mehr so bedrohlich für mich.

Th75: Mmh. Ja.

Kl75: Mmh. Ja. Ich merk auch, dass die Unruhe auch zurückgegangen ist ...

Th76: Mmh.

Kl76: ... es ist auch nicht mehr ... für mich so bedrohlich.

Th77: O.K. Woll'n wir's erst mal soweit stehenlassen?

Kl77: Klar.

8.5.2 Kommentar

Therapeut und Klientin steigen hier, nachdem sie in den vorherigen Stunden zentrale Schema-Annahmen herausgearbeitet haben, am Anfang der Stunde ins Ein-Personen-Rollenspiel ein.

Kl1: Die Annahme ist kurz, präzise formulierbar; damit kann man in ein Ein-Personen-Rollenspiel einsteigen.

Th/Sup3: Der Therapeut macht die Eingangserläuterungen zum Ein-Personen-Rollenspiel: Dies sollte ein Therapeut eine Zeit lang tun, damit der Klient lernt, was er auf den unterschiedlichen Positionen des Ein-Personen-Rollenspiels tun soll. Der Therapeut sagt dem Klient-Therapeuten auch noch mal, welche Annahmen bearbeitet werden sollen: Man muss beachten, dass der Klient, wenn er die Instruktion darüber, was er jetzt tun soll, verarbeitet hat, schnell die zu bearbeitenden Inhalte wieder vergessen haben kann. Daher muss der Therapeut (Therapeut-Supervisor) ihm viele Hilfestellungen geben: Die Regel ist, dass ein Klient immer wissen sollte, auf welcher Position des EPR er sich befindet, was genau er auf dieser Position machen soll *und* was genau die Inhalte sind, die jetzt gerade bearbeitet werden sollen!

Kl/Th3: Die erste Strategie, die der Klientin einfällt und die der Therapeut mit verfolgt, ist die Strategie „Gegenbeweise" gegen die Annahme in der Biographie suchen.

Th/Sup7: Wichtig ist immer, dass die Klientin der Therapeuten-Position nicht einfach nur „Gegenargumente" findet, sondern dass sie dem Klienten immer *explizit* klarmacht, was genau diese Gegenargumente *bedeuten*, also welche *Schlüsse* der Klient aus diesen Argumenten ziehen soll. Schlussfolgerungen dürfen nie implizit bleiben, sie sollten immer *explizit* gezogen werden.

Kl10: In aller Regel spüren Klienten, wenn sie auf der Klienten-Position die Argumente des Klient-Therapeuten prüfen, ein „Aber": Entweder im Sinne von „Gegen-Kognitionen" oder im Sinne von „Gegen-Affekten" und dieses „Aber" muss dann sehr ernstgenommen und weiter geklärt werden.

Th11: Der Therapeut sollte jedoch, bevor man dem „Aber" konsequent folgt, immer die Aspekte, die der Klient schon akzeptiert, die der Klient integrieren kann, noch mal gründlich prüfen: Damit „fährt er gewissermaßen die bisherige Ernte ein", er macht noch einmal ganz explizit klar, was der Klient warum akzeptiert und was diese Erkenntnis bedeutet.

Th12/Th13: Der Therapeut regt nun an, das Aber weiter zu klären: Irgendwas sagt die Klientin, dass sie die Argumente der Klient-Therapeutin nicht akzeptieren kann und es ist nun die relevante Frage, was genau dem entgegensteht.

Th17: Hier ist die Gegen-Annahme auf den Punkt gebracht: Mit dieser Annahme kann nun ein neuer EPR-Durchgang gestartet werden.

Th/Sup19ff: Was der Therapeut hier versucht, ist eigentlich keine rein kognitive Widerlegung mehr, sondern der Therapeut wechselt auf eine affektiv-motivationale Strategie: Die Klientin sagt sich (Kl/Th23), dass die ganzen Argumente der Klientin „Bullshit“ sind. Damit beginnt der Therapeut hier recht früh, die Klient-Therapeutin gegen die Schemata „aufzuhetzen“. Dies ist manchmal bei recht selbstexplorativen Klienten, zu denen der Therapeut eine gute Beziehung hat, möglich.

Kl26: Die Aufhetzungsstrategie aktiviert dann auch deutlich affektive Schema-Inhalte: Das Schema „wehrt sich“. Solche Reaktionen sind zu erwarten und Therapeuten versuchen ganz gezielt, solche Schema-Aktivierungen zu provozieren.

Kl/Th30: Auch auf der Therapeutenseite aktiviert die Klientin nun Affekte und Emotionen: Die Auseinandersetzung ist damit sehr schnell aus einem rein kognitiven Modus heraus in einen affektiven Modus übergegangen.

Th/Sup31/32: Der Therapeut unterstützt diesen Modus gezielt: Er „heizt“ die Gegenaffekte bei der Klient-Therapeutin gezielt an: Sie soll auf das Schema der Klientin sauer werden und sich wehren.

Kl/Th33: Die Klient-Therapeutin nimmt den Kampf gegen das dysfunktionale Schema auf: Sie ist offenbar schon stark motiviert, gegen dieses Schema anzugehen und sich von dem Schema nichts mehr gefallen zu lassen.

Th/Sup34: Der Therapeut stachelt die Klient-Therapeutin noch mehr an, noch stärker in die Affekte hineinzugehen, sie noch stärker zu spüren.

Kl/Th38: Es dauert jedoch eine Zeit lang, bis die Klient-Therapeutin auch tatsächlich diese Affekte deutlich ausdrücken kann: Der Therapeut muss sie dabei deutlich coachen!

Kl41: Als Effekt dieser Intervention hat die Klientin den Eindruck, dass der Einfluss des Schemas schrumpft: Dies ist jedoch der unmittelbare Effekt, als Therapeut muss man davon ausgehen, dass man nun noch viel mehr tun muss; würde man an dieser Stelle mit der Intervention aufhören, würde das dysfunktionale Schema schnell wieder an Einfluss gewinnen. Man darf nie vergessen, dass das dysfunktionale Schema ein altes, starkes und hoch automatisiertes Schema ist, das man keineswegs leicht bekämpfen kann!

Th/Sup44: Daher gilt: Die Auseinandersetzung wird weitergeführt! Der Therapeut versucht nun, die Klient-Therapeutin dazu zu bringen, noch stärker emotional zu werden: Damit soll sie noch mehr Ärger gegen ihr Schema entwickeln und noch mehr Stärke spüren. Dazu muss der Therapeut noch eine Weile coachen, bis die Klientin in Kl/Th49 dann emotional und laut gegen das Schema angeht.

Th/Sup50: Der Therapeut versucht, die Klientin noch weiter anzustacheln, sie dazu zu bringen, noch mehr Stärke, Emotionen zu entwickeln.

Kl54: Die Klientin merkt bei der Prüfung, dass die Strategie wirkt: Sie merkt, dass der Effekt des Schemas geringer wird. Aber: Weg ist es nicht und es ist auch noch nicht „zum Schweigen gebracht“.

Kl/Th59: Die Klientin „dreht“ auf der Therapeuten-Position nun „noch stärker auf“: Sie spricht nun sehr laut und sehr emotional; es gelingt ihr gut, sich in den Zustand von Stärke hineinzuversetzen.

Kl/Th61: Was sie gut fortsetzen kann: Sie ist nun sehr deutlich entschlossen, sich von ihrem Schema nicht unterkriegen zu lassen und es zu bekämpfen.

Kl67/68: Die Klientin bemerkt die Effekte des Vorgehens.

Th70: Dennoch möchte der Therapeut den Effekt noch weiter stabilisieren und regt noch einen weiteren Durchgang auf der Therapeuten-Position an.

Th/Sup72: Hier tritt der Therapeut nun als eine Art „Coach" hinter die Klientin und gibt ihr Anweisungen bzw. bekräftigt sie explizit für die Realisierung einer hoch affektiven Gegenstrategie.

8.6 Beispiel 6: Umgang mit einer schwierigen Interaktionssituation

Das Transkript illustriert, wie ein Therapeut mit der Kritik einer Klientin umge- hen kann und mit dem Anliegen, „die Therapie muss schneller und effizienter laufen". Der Therapeut, der davon ausgeht, dass eine „oberflächliche" Lösung kontraindiziert wäre, möchte die Klientin motivieren, die Problemaspekte grundlegender zu klären und zu bearbeiten.

8.6.1 Das Transkript

Die Klientin ist 42 Jahre alt, Juristin, Chefin eines mittelständischen Unternehmens. Kommt, vom Arzt geschickt, wegen Bluthochdruck und „Stress"; der Therapeut hat die Diagnose „narzisstische Persönlichkeitsstörung" vergeben.

Die Therapiestunde ist die 6. Stunde.

Th1: Woran möchten Sie heute arbeiten?

Kl1: Also ich würde gerne heute erstmal über die Therapie an sich mit Ihnen sprechen.

Th2: Was möchten Sie besprechen?

Kl2: Ich bin im Moment unzufrieden, wie es läuft. So ganz ehrlich gesagt, bin ich davon ausgegangen, dass es schneller vorangeht. Also ich merke, dass sich an meinen Stresssymptomen eigentlich bisher wenig geändert hat.

Th3: Also ich muss sagen, ich finde es sehr gut, dass Sie es sagen, dass Sie es ansprechen, weil es ist wichtig, dass wir Ihre Unzufriedenheit ernst nehmen und genau gucken, was macht Sie unzufrieden. Deswegen würde ich Sie auch nochmal bitten zu sagen – Sie sagen, Sie sind unzufrieden, dass es nicht schneller geht – wo genau hätten Sie es denn gerne schneller?

Kl3: Ich hatte Ihnen ja gesagt als ich herkam, dass es mir vor allem darum geht, wieder leistungsfähiger zu werden in meinem Job, wo ich ja eine sehr wichtige Position habe, auch gebraucht werde und fit sein muss.

Th4: Ja, Sie haben eine sehr wichtige Position und Sie haben das Gefühl, Sie stehen da unter Druck, dass Sie wieder Fuß fassen müssen und da rein kommen.

Kl4: Ja, auf jeden Fall. Ich muss da ja funktionieren. Das habe ich Ihnen ja auch schon gesagt, das muss ja weitergehen und das muss vor allem auch laufen auf der Arbeit. Ich kann mir nicht leisten, da auszufallen und mir ist eben, habe ich ja auch gesagt, vor allem wichtig, deswegen habe ich mich ja auch für eine Verhaltenstherapie entschieden, dass ich schnell wieder fit gemacht werde, dass – ich hatte ja schon am Anfang gesagt, mir geht es vor allem darum, Stress zu reduzieren. Mein Arzt hat ja auch gesagt, ich soll zu Ihnen kommen wegen meines Bluthochdrucks, und mir würde es mehr bringen, wenn – ich weiß nicht – wenn Sie mir ein Entspannungsverfahren beibringen würden oder so. Ich habe mich ja auch ein bisschen eingelesen in die verhaltenstherapeutische Literatur. Damit ich auch schneller Erfolge sehe.

Th5: Also ich kann das sehr gut verstehen, dass Sie auch das Gefühl haben, es ist wichtig, schnell wieder rein zu gehen. Weil ich denke, dass das natürlich auch ein ziemlich unangenehmer Zustand für Sie ist, wo Sie denken, die Anderen warten auf mich. Aber wissen Sie, Ihr Punkt, dass wir Entspannungstraining machen, das möchte ich Ihnen nicht anbieten. Mein Eindruck ist, und den würde ich Ihnen gerne mal vermitteln, dass sehr wahrscheinlich auch Ihre Situation möglicherweise viel komplexer ist, als man auf den ersten Blick sieht. Sie haben eine sehr verantwortungsvolle Aufgabe mit vielen komplexen Anforderungen. Und ich glaube, dass Sie in Ihrer Position sicherlich auch ganz daran interessiert wären, eine sehr gründliche und sehr langfristig tragende Lösung zu finden und die Befürchtung, die ich hätte, wenn wir jetzt Entspannungstraining machen, ist, dass wir einfach nur die Oberfläche ankratzen, also einfach nur ein bisschen Kosmetik machen sozusagen, sich aber letzten Endes langfristig an Ihrer Situation sich doch nicht grundlegend etwas ändert. Und Sie wissen ja auch, dass Probleme, die komplexer sind, wo ganz viele Dinge mit zusammen hängen, dass man natürlich Zeit braucht, die zu verstehen, sehr gründlich zu verstehen und genau zu gucken. Das ist natürlich das Dilemma, da gebe ich Ihnen recht. Man kann entweder sehr schnell sein und dann bleibt man eher oberflächlich oder man ist sehr gründlich und dann braucht man Zeit. Das ist, wie Sie natürlich selber wissen, eben so. Und ich habe einfach gedacht, dass Ihnen die grundlegende Lösung wahrscheinlich lieber wäre, aber wir können das natürlich gerne diskutieren.

Kl5: Also, was mich jetzt erstmal interessieren würde – also das kann ich nachvollziehen, was Sie sagen; mit dem gründlichen Vorgehen wäre mir natürlich auch recht – aber was ich jetzt noch nicht so ganz verstehe, was meinen Sie denn mit komplexem Problem?

Th6: Na ja, Sie haben, wenn ich das richtig sehe – aber da sind wir, glaube ich, eben auch noch nicht soweit, um das zu verstehen – Sie haben eine sehr anspruchsvolle Aufgabe, Sie kümmern sich um sehr viele Dinge, andererseits sind Sie, wie Sie auch selbst sagen, sehr belastet. Ihr Arzt sagt auch, Sie sind belastet und ich glaube, es ist mir noch nicht so richtig klar, was eigentlich die Belastung ausmacht. Wo Sie denn eigentlich Belastung haben. Und das ist meines Erachtens eben ganz gut, dass man genau versteht, wo das Problem ist, um dann wirklich ganz gezielt da anzusetzen, wo man das Problem lösen kann. Und ich weiß im Prinzip noch nicht, wo Ihre Belastungen sind. Das könnte ja sehr unterschiedlich sein. Möglichweise übernehmen Sie, was natürlich auch verständlich wäre, an Stellen Verantwortung, wo das nicht nötig wäre. Sie könnten vielleicht viel mehr Sachen delegieren, wo Sie dann denken, Sie möchten das nicht, was ich natürlich auch nachvollziehen kann, dass Sie denken, Sie machen das sehr viel besser als andere, was ja wahrscheinlich auch der Fall ist. Oder Sie machen sich vielleicht zu viele Sorgen um Ihre Arbeit, Sie deuteten so etwas ja schon an. Und es fällt Ihnen schwer, abzuschalten. Oder das Problem könnte noch in anderen Bereichen liegen. Daher würde ich Sie gerne einladen, erst noch mal genau zu analysieren. Dann können wir sicher eine gründliche und auf Sie zugeschnittene Lösung finden.

Kl6: Aber wissen Sie, ich kann das schon nachvollziehen, dass Sie das so sehen. Also ich weiß auch nicht, ob Sie sich so in meine Lage versetzen können. Also ich bin da in der Firma ja kein unbeschriebenes Blatt.

Th7: Ja, das ist klar.

Kl7: Also ich bin da ja sozusagen diejenige, die da alles managet und klar, man kann immer Dinge delegieren, aber meine Erfahrung ist, wenn ich das nicht selber alles beobachte und selber übernehme, dann läuft es einfach nicht.

Th8: Ja, das sehe ich auch so, dass das im Augenblick so ist, aber die Frage ist, muss das so sein? Weil im Augenblick, muss man sagen, sind Sie wahrscheinlich unentbehrlich, aber die Frage ist auch, ob Sie es nicht schaffen würden, auch mit Ihrer Kompetenz, andere vielleicht so gut anzuleiten, dass die Dinge auch gut könnten. Wissen Sie, das Problem ist, dass Sie sagen, ich muss das alles machen, auf der anderen Seite sagen Sie auch, so geht es nicht weiter.

Kl8: Na ja, sagen wir mal so, mein Problem sind ja eigentlich vor allem mein Bluthochdruck und meine Schlafstörungen vielleicht.

Th9: Wissen Sie, Bluthochdruck und Schlafstörungen sind auf der Oberfläche erstmal relativ einfach beschreibbare Probleme. Letzten Endes sind aber die zugrundeliegenden Faktoren sehr komplex. Also, warum man Bluthochdruck hat, da muss man meines Erachtens doch sehr lange gucken, was die Ursachen sind, bei Schlafstörungen auch. Wissen Sie, das ist einfach meine Devise in der Therapie, wirklich sehr gründlich zu sein und genau da anzusetzen, wo das Problem ist. Verstehen Sie, denn wenn man sich keine Zeit nimmt, dann wird es eben schwierig.

Kl9: Ja, nur das Problem, was ich jetzt sehe oder das Dilemma, was ich habe, ich verstehe das und ich kann das nachvollziehen, was Sie sagen, aber ich frage mich, wie lange dauert denn so was dann. Weil das Problem ist, ich weiß ja jetzt in etwa schon, wie Sie vorgehen therapeutisch, habe ja auch ein bisschen den Eindruck, wir drehen uns da im Kreis, Sie fragen ja im Grunde auch immer in dieselbe Richtung, aber es tut sich eben nichts. Also ich kann mir das nicht leisten, dass wir jetzt die ganzen Stunden, dass wir da jetzt im Grunde reden und ... [Th unterbricht]

Th10: Ich kann das auch verstehen, dass Sie sagen, im Grunde geht es sehr langsam vorwärts. Das ist aber meiner Erfahrung nach auch so. Wissen Sie, wenn das Problem so einfach wäre, dann würde jemand mit Ihrer Kompetenz es längst gelöst haben. Schon daher ergibt sich, dass es wahrscheinlich gar nicht einfach zu verstehen sein wird. Meine Erfahrung ist auch, dass man manchmal eben drei, vier, fünf Mal gucken muss, bevor einem was auffällt oder etwas deutlich wird. Wissen Sie, ich habe immer so ein Beispiel für mich, wo ich denke, Therapie ist wie Kriminalistik. Auch da drehen sich die Ermittler erstmal mehrfach im Kreis und dann hat man eine Idee und dann hat man den Durchbruch. Ich glaube, in der Therapie ist es oft ähnlich. Also ich kann sehr gut verstehen, dass Sie sagen, ich stehe unter Druck und ich bin unzufrieden. Aber ich würde Sie einfach bitten, noch mal zu gucken, ob Sie sich nicht letzten Endes auch vorstellen könnten, dass diese Investition, die Sie jetzt ja machen, sich langfristig lohnen soll. Sie wissen ja sicher auch, dass Investitionen oft nicht sofort greifen, dass man Zeit braucht, dass die sozusagen reifen müssen, bevor man wirklich was davon hat. Und ich denke, das ist in der Therapie sehr ähnlich.

Kl10: Ok, was ich mich dann jetzt noch frage, wäre dann sowas wie eine Mischung möglich? Also dass Sie mir auf der einen Seite trotzdem schon mal irgendwas an die Hand geben, sagen wir mal, wo erstmal diese Symptome sich etwas reduzieren, also mein Stress reduziert wird, sagen wir mal sowas wie ein Entspannungsverfahren, also da würde ich ja auch Zeit investieren und dass wir auf der anderen Seite aber auch, sagen wir mal nebenbei, gründlich gucken.

Th11: Also das müssten wir gucken. Wissen Sie, auch für die kurzfristigen Interventionen muss man natürlich eine Indikation haben, also wirklich eine Vorstellung davon, dass sich das lohnt. Wir können schon überlegen, ob wir in einigen Bereichen vielleicht schneller Strategien finden, die Ihnen erstmal vielleicht helfen. Bezüglich der Entspannungstrainings bin ich eigentlich grundlegend skeptisch, weil ich denke, also ich sage mal, das ist ein Schrotschuss-Verfahren. Das ist vollkommen unspezifisch. Und ich sehe im Augenblick noch nicht, dass es Ihnen wirklich helfen würde. Ich denke, gerade Sie wären hervorragend in der Lage, alle wichtigen Faktoren mit mir zusammen zu klären, um dann eine sehr gute Lösung zu finden. Warum wollen Sie sich mit Oberflächen-Lösungen abgeben?

Kl11: O.K. Gut, ich könnte mir vorstellen, mich da erstmal drauf einzulassen, würde aber mir dennoch wünschen, Erfolge zu sehen, damit es da auch auf der Arbeit weitergeht.

Th12: Zweifellos. Und ich würde Ihnen auch sagen, wenn Sie das Gefühl haben, Sie sind unzufrieden, es ist völlig, wirklich völlig in Ordnung, wenn wir darüber reden und wir einfach gucken. Und ich verspreche Ihnen auch, dass ich mir überlege und wenn ich das für sinnvoll halte, Ihnen das auch sage, dass wir einfach mal Strategien entwickeln, die vielleicht etwas schneller gehen. Aber versuchen Sie auch, mich an der Stelle zu verstehen, dass es mir auch wichtig ist, dass wir Dinge machen, die Ihnen dann wirklich letzten Endes auch helfen und zwar nicht nur drei Tage lang, sondern die nächsten 30 Jahre.

Kl12: O.K., versuchen wir das.

8.6.2 Kommentar

Es ist wesentlich zu sehen, dass der Therapeut davon ausgeht, dass die Klientin sich arbeitsmäßig stark überlastet und dass sie auch interaktionell viele Probleme aufweist. Der Therapeut geht dabei davon aus, dass die extreme Leistung und Überforderung durch die narzisstische Kompensation, also durch normative Schemata erzeugt wird und dass z. B. der Bluthochdruck, zumindest zum Teil, durch ein hohes Ärger-Potential ausgelöst wird, das wiederum auf ausgeprägte Regel-Schemata zurückgeht.

Die Hypothese ist daher, dass die Probleme ursächlich mit der narzisstischen Persönlichkeitsstörung der Klientin zusammenhängen und daher auch nur dann gelöst werden können, wenn die relevanten Schemata geklärt und bearbeitet werden. Aus dieser Sicht wäre ein Entspannungstraining tatsächlich pure „Kosmetik“ und völlig sinnlos. Es ist aus dieser Sicht auch nicht möglich, andere Strategien anzuwenden, die in der Lage wären, eine längerfristige Lösung zu schaffen.

Die Alternativen sind daher:

- Eine längerdauernde, gründliche Klärung und Bearbeitung relevanter Schemata.

Oder:

- Eine schnelle Strategie, die wahrscheinlich nicht einmal erfolgreich wäre, die aber ganz sicher keine nachhaltigen Effekte hätte.

Da der Therapeut die zweite Möglichkeit nicht für sinnvoll hält, hält er sie auch nicht für therapeutisch vertretbar und will sie der Klientin auf keinen Fall anbieten. Wir halten es aber noch aus einem anderen Grund für kontraindiziert, der Klientin hier, u. U. um sie zuerst einmal zufrieden zu stellen, ein Entspannungstraining anzubieten: Unseres Erachtens nach ist der Therapeut der Prozessexperte und er bestimmt die Regeln der Therapie. Überlässt man einem Klienten mit narzisstischer Störung dagegen die Kontrolle über den therapeutischen Prozess, kann es für den Therapeuten sehr schwierig werden, diese zurück zu bekommen: Schon daher sollte ein Therapeut, selbst wenn er auf den Klienten eingeht, darauf achten, dass er die Kontrolle behält. Auch sollte ein Therapeut seinen Expertenstatus nicht aufgeben und ihn auch nicht in Frage stellen lassen: Natürlich kann auch er Fehler machen und dann muss er sie korrigieren – aber nicht, wenn er davon überzeugt ist, auf dem richtigen Weg zu sein.

Daher ist das Ziel der Therapie von Anfang an
- die Klientin von der Idee „Entspannungstraining" abzubringen,
- sie für einen komplexeren und langfristigen Weg zu gewinnen,
- zu beginnen, sie auch dafür zu motivieren.

Dies muss er respektvoll tun, muss die Klientin ernst nehmen, aber gleichzeitig nicht zu weit entgegenkommen; der Therapeut muss die Bedenken der Klientin berücksichtigen, seinen Vorschlag aber „an ihre Strukturen andocken", sodass sie den Vorschlag (zumindest probeweise) annehmen kann. Dazu ist es meist erforderlich, auch relativ viel zu begründen und zu didaktisieren: Dies erfordert dann – entgegen unseres Prinzips, möglichst kurze Interventionen zu realisieren – oft relativ lange Ausführungen, was aber nicht zu vermeiden ist.

Der Therapeut muss dabei immer darauf achten, dass er der Klientin nie nur einfach „Information" gibt, sondern dass er die Information immer so gibt, dass sie auf die Struktur der Klientin passt, sodass die Klientin sie sowohl verstehen als auch annehmen kann.

Kl1: Die Klientin macht sofort klar, dass sie nun auf einer Meta-Ebene über die Therapie sprechen will.

Th2: Für den Therapeuten ist dies das Signal, diese Inhalte sofort aufzunehmen und sich ebenfalls auf eine Meta-Ebene zu begeben: Man macht nun keine Therapie, sondern man redet über Therapie: Der Therapeut bleibt dabei aber immer in seiner Beziehungsgestaltung komplementär und berücksichtigt weiter die Tatsache, dass er eine narzisstische Klientin vor sich hat!

Kl2: Der Eindruck, die Therapie gehe nicht schnell genug, ist eine bei Narzissten recht häufig vorkommende Kritik: Es ist hier nötig, dem Klienten nachvollziehbar zu machen, dass es dazu keine sinnvolle Alternative gibt.

Th3: Der Therapeut realisiert die „Standardintervention für Kritik": Er lobt die Klientin für ihre Offenheit und fokalisiert das Thema auf die Kritik.

Kl4: Die Klientin macht deutlich, dass sie eigentlich von Therapie erwartet, „fit gemacht zu werden" und zwar schnell und ohne Aufwand. Natürlich ist das ein verständlicher Wunsch, aber natürlich auch ein unerfüllbarer.

Th5: Also geht der Therapeut zunächst komplementär darauf ein. Vor allem streicht er ihre Bedeutung heraus und dass er ihren Wunsch gut verstehen kann (was auch der Fall ist). Er macht aber *sofort* deutlich, dass er nicht auf den Vorschlag („Entspannungstraining") eingehen wird: Damit macht er deutlich, dass *er* die Regeln bestimmt und dass *er* der Experte ist. Das würden wir auch wirklich empfehlen, hier klar zu sein. Der Therapeut versucht dann aber sofort, ein Argument zu finden, mit dem er „an die Struktur der Klientin andocken" kann: Ihre Aufgaben sind hoch komplex, damit ist auch das Problem hoch komplex und aus diesem Grund muss auch die Lösung komplex sein.

Kl5: Das Argument beeindruckt die Klientin auch – allerdings ist der Begriff „komplexes Problem" bei einer Klientin mit narzisstischer Störung heikel: Das könnte man auch als Abwertung verstehen.

Th6: Daher muss der Therapeut hier noch mal klarstellen, dass er es als Aufwertung meint. Dann macht er den nächsten Zug: Es ist nicht klar, wie das Problem genau funktioniert, aber dies muss klar werden: Klären vor Lösen! Der Therapeut versucht hier auch, Beispiele zu finden, die nicht „ehrenrührig" sind.

Kl6/Kl7: Das akzeptiert die Klientin, nutzt aber die Gelegenheit, um noch mal auf ihre Bedeutung hinzuweisen.

Th8: Hier versucht der Therapeut erneut, ein neues Argument „anzudocken": Mit ihrer Kompetenz müsste es möglich sein, gute Stellvertreter zu schaffen. Das ist ein Beispiel für ein „Trojanisches Pferd": Die Klientin kann dieses Argument, das sie „füttert", nicht ohne Weiteres zurückweisen.

Kl8: Die Klientin verschanzt sich hinter „Bluthochdruck".

Th9: Worauf der Therapeut erneut die gleiche Strategie anwendet: Auch das Problem ist komplex.

Kl9: Die Klientin akzeptiert, das Problem bleibt aber noch, dass alles zu lange dauert. Sie realisiert auch Kritik: „Wir drehen uns im Kreis."

Th10: Der Therapeut „schaut hier dem Drachen ins Auge": Ja, es geht tatsächlich langsam. Dies liegt aber nicht am Therapeuten, sondern an der Komplexität des Problems. Ja, man dreht sich im Kreis, aber: Das ist für eine Klärung notwendig. Unseres Erachtens nach macht es gar keinen Sinn, die Realität zu verzerren: Wenn es langsam vorangeht, dann ist das so. Es macht keinen Sinn, dies zu leugnen oder zu beschönigen. Aber: Man sollte die *Bewertung* ändern. Es ist nicht sinnlos, sondern notwendig. Es ist eine „notwendige Investition".

Kl10: Die Klientin bleibt aber hartnäckig: Sie will trotzdem noch „auch" schnelle Hilfe.

Th11: Der Therapeut macht deutlich, dass es auch für kurzfristige Strategien einen Ansatzpunkt geben muss, den man aber noch nicht hat.

Th12: Auf diesen Kompromiss kann man sich einigen: Man setzt Klärung fort und sollte das Indikationen für kurzzeitige Strategien geben, kann man sie machen, *neben* einer grundlegenden und langfristigen Vorgehensweise.

Literatur

Akhtar, S. (1996). Deskriptive Merkmale und Differentialdiagnose der narzisstischen Persönlichkeitsstörung. In O. Kernberg (Hrsg.), *Narzisstische Persönlichkeitsstörungen* (S. 1–29). Stuttgart: Schattauer.

Akiskal, H.S. (1992). Delineating irritable and hyperthymic variants of the cyclothymic temperament: Reassessing personality disorder constructs. *Journal of Personality Disorders, 6*, 326–342. https://doi.org/10.1521/pedi.1992.6.4.326

Ames, D.R. & Kammrath, L.K. (2004). Mind-reading and metacognition: Narcissism, not actual competence, predicts self-estimated ability. *Journal of Nonverbal Behaviour, 28*, 187–209. https://doi.org/10.1023/B:JONB.0000039649.20015.0e

Babl, A., Berger, T., Eubanks, C.F., Gomez Penedo, J., Caspar, F., Sachse, R. & Kramer, U. (2022). Addressing interpersonal patterns in patients with personality disorder explains psychotherapy outcome: A mediation analysis. *Psychotherapy Research, 32*(8), 984–994. https://doi.org/10.1080/10503307.2022.2036383

Bach, B. & First, M.B. (2018). Application of the ICD-11 classification of personality disorders. *BMC Psychiatry, 18*(1), 351. https://doi.org/10.1186/s12888-018-1908-3

Bach, B., Kerber, A., Aluja, A., Bastiaens, T., Keeley, J.W. & Claes, L. et al. (2020). International assessment of DSM-5 and ICD-11 personality disorder traits: Toward a common nosology in DSM-5.1. *Psychopathology, 53*(3–4), 179–188. https://doi.org/10.1159/000507589

Bach, B., Kramer, U., Doering, S., di Giacomo, E., Hutsebaut, J. & Kaera, A. et al. (2022). The ICD-11 classification of personality disorders: a European perspective on challenges and opportunities. *Borderline Personality Disorder and Emotion Dysregulation, 9*, 12. https://doi.org/10.1186/s40479-022-00182-0

Bachar, E., Hadar, H. & Shalev, A.Y. (2005). Narcissistic vulnerability and the development of PTSD: A prospective study. *Journal of Nervous and Mental Disease, 193*, 762–765. https://doi.org/10.1097/01.nmd.0000185874.31672.a5

Back, M.D. (2018). The narcissistic admiration and rivalry concept. In A. Hermann, A. Brunell & J. Foster (Eds.), *Handbook of Trait Narcissism* (pp. 57–67). Cham: Springer.

Back, M.J., Schmukle, S.C. & Egloff, B. (2010). Why are narcissists so charming at first sight? Decoding the narcissism-popularity link at zero-acquaintance. *Journal of Personality and Social Psychology, 98*, 132–145. https://doi.org/10.1037/a0016338

Bandura, A. (1991). Self-efficacy mechanism in physiological activation and health-promoting behavior. In J. Madden, IV (Ed.), *Neurobiology of learning, emotion and affect* (pp. 229–270). New York: Raven.

Bandura, A. (1992a). Exercise of personal agency through the self-efficacy mechanism. In R. Schwarzer (Ed.), *Self-efficacy: Thought control of action* (pp. 3–38). Washington, DC: Hemisphere.

Bandura, A. (1992b). Self-efficacy mechanism in psychobiologic functioning. In R. Schwarzer (Ed.), *Self-efficacy: Thought control of action* (pp. 355–394). Washington, DC: Hemisphere.

Bandura, A. (1997). *Self-efficacy: The exercise of control*. New York: Freeman.

Barry, C.T., Chaplin, W.F. & Grafeman, S.J. (2006). Aggression following performance feedback: The influences of narcissism, feedback valence, and comparative standards. *Personality an Individual Differences, 41*, 177–187. https://doi.org/10.1016/j.paid.2006.01.008

Baskin-Sommers, A., Krusemark, E. & Ronningstam, E. (2014). Empathy in Narcissistic Personality Disorder: From Clinical and Empirical Perspectives. *Personality Disorders, 5* (3), 323–333. https://doi.org/10.1037/per0000061

Baumeister, R.F., Bushman, B.J. & Campbell, W.K. (2000). Self-esteem, narcissism, and aggression: Does violence result from low self-esteem or from threatened egotism? *Current Directions in Psychological Science, 9*, 26–29. https://doi.org/10.1111/1467-8721.00053

Baumeister, R.F., Campbell, J.D., Krueger, J.I. & Vohs, K.D. (2003). Does high self-esteem cause better performance, interpersonal success, happiness, or healthier lifestyles? *Psychological Science in the Public Interest, 4*, 1–44. https://doi.org/10.1111/1529-1006.01431

Beck, A.T. (1979). *Wahrnehmung der Wirklichkeit und Neurose*. München: Pfeiffer.

Beck, A.T., Rush, A.J., Shaw, B.F. & Emery, G. (1981). *Kognitive Therapie der Depression*. München: Urban & Schwarzenberg.

Beckmann, J. (2006). Konsequenzen der Entfremdung vom Selbst. In R. Sachse & P. Schlebusch (Hrsg.), *Perspektiven Klärungsorientierter Psychotherapie* (S. 46–59). Lengerich: Pabst.

Beesdo-Baum, K., Zaudig, M. & Wittchen, H.-U. (2019). *Strukturiertes klinisches Interview für DSM-5 - Persönlichkeits-Störungen (SCID-5-PD)*. Göttingen: Hogrefe.

Besser, A. & Priel, B. (2010). Grandiose narcissism versus vulnerable narcissism in threatening situations: Emotional reactions to achievement failure and interpersonal rejection. *Journal of Social and Clinical Psychology, 29* (8), 874–902. https://doi.org/10.1521/jscp.2010.29.8.874

Bierhoff, H.W. & Herner, M.J. (2006). Narzissmus. In H.W. Bierhoff & D. Frey (Hrsg.), *Handbuch der Sozialpsychologie und Kommunikationspsychologie* (S. 57–62). Göttingen: Hogrefe.

Blackburn, R., Logan, C., Donnelly, J. & Renwick, S. (2003). Personality disorders, psychopathy and other mental disorders: Co-morbidity among patients at english and scottish high-security hospitals. *Journal of Forensic Psychiatry & Psychology, 14*, 111–137. https://doi.org/10.1080/1478994031000077925

Bleske-Rechek, A., Remiker, M.W. & Baker, J.P. (2008). Narcissistic men and women think they are so hot - but they are not. *Personality and Individual Differences, 45*, 420–424. https://doi.org/10.1016/j.paid.2008.05.018

Bockian, M.R. (2006). Depression in narcissistic personality disorder. In M. Bockian (Ed.), *Personality guided therapy of depression* (pp. 187–208). Washington: APA.

Bogart, L.M., Benotsch, E.G. & Pavlovic, J.D. (2004). Feeling superior but threatened: The relation of narcissism to social comparison. *Basic and Applied Social Psychology, 26*, 35–44. https://doi.org/10.1207/s15324834basp2601_4

Borkenau, P. & Ostendorf, F. (1993). *NEO-Fünf-Faktoren Inventar (NEO-FFI) nach Costa und McCrae*. Göttingen: Hogrefe.

Bornstein, R.F. & Gold, S.H. (2008). Comorbidity of personality disorders and somatization disorder: A meta-analytic review. *Journal of Psychopathology and Behavioral Assessment, 30*, 154–161. https://doi.org/10.1007/s10862-007-9052-2

Bradlee, P. & Emmons, R. (1992). Locating narcissism within the interpersonal circumplex and the five-factor model. *Personality and Individual Differences, 13*, 821–830. https://doi.org/10.1016/0191-8869(92)90056-U

Brakemeier, E.-L. & Lammers, C.-H. (2021). CBASPersonalized für Narzissms (CPN). In S. Doering, H.-P. Hartmann & O.F. Kernberg (Hrsg.), *Narzissmus. Grundlagen - Störungsbilder - Therapie* (S. 669–678). Stuttgart: Schattauer.

Breil, J. & Sachse, R. (2009). Ein-Personen-Rollenspiel (EPR). In S. Fliegel & A. Kämmerer (Hrsg.), *Psychotherapeutische Schätze II* (S. 49–53). Tübingen: DGVT-Verlag.

Bronisch, T. (2000). Suizidalität. In: T. Bronisch, M. Bohus, M. Dose, L. Reddemann & C. Unckel (Hrsg.), *Krisenintervention bei Persönlichkeitsstörungen* (S. 37–67). Stuttgart: Pfeiffer bei Klett-Cotta.

Brown, R.P., Budzek, K. & Tamborski, M. (2009). On the meaning and measure of narcissism. *Personality and Social Psychology Bulletin, 35*, 951–964. https://doi.org/10.1177/0146167209335461

Brown, R. & Zeigler-Hill, V. (2004). Narcissism and the non-equivalence of self-esteem measures: A matter of dominance? *Journal of Research in Personality, 38*, 585–592. https://doi.org/10.1016/j.jrp.2003.11.002

Brummelman, E., Thomaes, S. & Sedikides, C. (2016). Separating narcissism from self-esteem. *Current Directions in Psychological Science, 25* (1), 8–13. https://doi.org/10.1177/0963721415619737

Brunell, A.B., Gentry, W.A., Campbell, W.K., Hoffman, B.J., Kuhnert, K.W. & DeMarree, K.G. (2008). Leader emergence: The case of the narcissistic leader. *Personality and Social Psychology Bulletin, 34*, 1663–1676. https://doi.org/10.1177/0146167208324101

Brunell, A.B., Staats, S., Barden, J. & Hupp, J.M. (2011). Narcissism and academic dishonesty: The exhibitionism dimension and the lack of guilt. *Personality and Individual Differences, 50*, 323–328. https://doi.org/10.1016/j.paid.2010.10.006

Bushman, B.J. & Baumeister, R.F. (1998). Threatened egotism, narcissism, self-esteem, and direct and displaced aggression: Does self-love or self-hate lead to violence? *Journal of Personality and Social Psychology, 75*, 219–229. https://doi.org/10.1037/0022-3514.75.1.219

Bushman, B.J. & Thomaes, S. (2012). When the narcissistic ego deflates, narcissistic aggression inflates. In W.K. Campbell & J.D. Miller (Eds.), *The handbook of narcissism and narcissistic personality disorder: Theoretical approaches, empirical findings, and treatment* (pp. 319–329). Hoboken, NJ: Wiley. https://doi.org/10.1002/9781118093108.ch28

Buss, D.M. & Chiodo, L.M. (1991). Narcissistic acts in everyday life. *Journal of Personality, 59*, 179–215. https://doi.org/10.1111/j.1467-6494.1991.tb00773.x

Cain, N.M., Pincus, A.L. & Ansell, E.B. (2008). Narcissism at the crossroads: phenotypic description of pathological narcissism across clinical theory, social/personality psychology, and psychiatric diagnosis. *Clinical Psychological Review, 28*, 638–656. https://doi.org/10.1016/j.cpr.2007.09.006

Campbell, W.K. (1999). Narcissism and romantic attraction. *Journal of Personality and Social Psychology, 77*, 1254–1270. https://doi.org/10.1037/0022-3514.77.6.1254

Campbell, W.K. (2001). Is narcissism really so bad? *Psychological Inquiry, 122*, 214–216.

Campbell, W.K. & Foster, C.A. (2002). Narcissism and commitment in romantic relationships: An investment model analysis. *Personality and Social Psychology Bulletin, 28*, 484–495. https://doi.org/10.1177/0146167202287006

Campbell, W.K., Goodie, A.S. & Foster, J.D. (2004). Narcissism, confidence, and risk attitude. *Journal of Behavioral Decision Making, 17*, 297–311. https://doi.org/10.1002/bdm.475

Campbell, W.K. & Miller, J.D. (2011). *Handbook of Narcissism and Narcissistic Personality Disorder: Theoretical Approaches, Empirical Findings, and Treatments*. Hoboken, NJ: Wiley. https://doi.org/10.1002/9781118093108

Campbell, W.K., Reeder, G.D., Sedikides, C. & Elliott, A.J. (2000). Narcissism and comparative self-enhancement strategies. *Journal of Research in Personality, 34*, 329–347. https://doi.org/10.1006/jrpe.2000.2282

Campbell, W.K., Rudich, E.A. & Sedikides, C. (2002). Narcissism, Self-Esteem, and the Positivity of Self-Views: Two Portraits of Self-Love. *Personality and Social Psychology Bulletin, 28*(3), 358–368. https://doi.org/10.1177/0146167202286007

Carroll, L. (1987). A study of narcissism, affiliation, intimacy, and power motives among students in business administration. *Psychological Reports, 61*, 355–358. https://doi.org/10.2466/pr0.1987.61.2.355

Caroll, L., Hoenigmann-Stoval, N., King, A., Weinhold, J. & Whitehead, G.I. (1998). Interpersonal consequences of narcissistic and borderline personality disorders. *Journal of Social and Clinical Psychology, 17*, 38–49. https://doi.org/10.1521/jscp.1998.17.1.38

Caspar, F. (2007). Plan Analysis. In T.D. Eells (Ed.), *Handbook of psychotherapy case formulation* (pp. 221–289). New York: Guilford Press.

Colvin, C.R., Block, J. & Funder, D.C. (1995). Overly positive self-evaluations and personality: Negative implications for mental health. *Journal of Personality and Social Psychology, 68*, 1152–1162. https://doi.org/10.1037/0022-3514.68.6.1152

Cooper, A.M. (2005). *The Quiet Revolution in American Psychoanalysis: Selected Works of Arnold M. Cooper*. New York: Brunner-Routledge.

Crisp, H. & Gabbard, G.O. (2020). Principles of Psychodynamic Treatment for Patients with Narcissistic Personality Disorder. *Journal of Personality Disorders, 34*, 143–158. https://doi.org/10.1521/pedi.2020.34.supp.143

Crocker, J., Luhtanen, R.K., Cooper, M.L. & Bouvrette, S. (2003). Contingencies of self-worth in college students: Theory and measurement. *Journal of Personality and Social Psychology, 85*, 894–908. https://doi.org/10.1037/0022-3514.85.5.894

Crowe, M.L., Lynam, D.R., Campbell, W.K. & Miller, J.D. (2019). Exploring the structure of narcissism: Toward an integrated solution. *Journal of Personality*, 1–19. https://doi.org/10.1111/jopy.12464

Daig, I., Klapp, B.F. & Fliege, H. (2009). Narcissism predicts therapy outcome in psychosomatic patients. *Journal of Psychopathology and Behavioral Assessment, 31* (4), 368–377. https://doi.org/10.1007/s10862-008-9122-0

Deci, E.L. (1975). *Intrinsic motivation*. New York: Plenum. https://doi.org/10.1007/978-1-4613-4446-9

Deci, E.L. & Ryan, R.M. (1980). The empirical exploration of intrinsic motivational processes. In L. Berkowitz (Ed.), *Advances in experimental social psychology* (Vol. 13, pp. 39–80). New York: Academic Press.

Deci, E.L. & Ryan, R.M. (1991). A motivational approach to the self: integration in personality. In R.A. Dienstbier (Ed.), *Perspectives on motivation*. Nebraska Symposium on Motivation, 38, 237–288. Lincoln: University of Nebraska Press.

Deci, E.L. & Ryan, R.M. (2000). The "what" and "why" of goal pursuits: Human needs and the self-determination of behavior. *Psychological Inquiry, 11*, 227–268. https://doi.org/10.1207/S15327965PLI1104_01

Derksen, J. (1995). *Personality disorders*. New York: Wiley.

Derogatis, L.R. (1992). *BSI: Administration, scoring, and procedures manual-II*. Rowson: Clinical Psychometric Research.

di Giacomo, E., Andreini, E., Lorusso, O. & Clerici, M. (2023). The dark side of empathy in narcissistic personality disorder. *Frontiers in Psychiatry, 14*, 1074558.

Dickinson, K.A. & Pincus, A.L. (2003). Interpersonal analysis of grandiose and vulnerable narcissism. *Journal of Personality Disorders, 17*, 188–207. https://doi.org/10.1521/pedi.17.3.188.22146

Dieckmann, E. (2011). *Die narzisstische Persönlichkeitsstörung mit Schematherapie behandeln*. Stuttgart: Klett-Cotta.

Dieckmann, E. & Roediger, E. (2021). Schematherapie. In S. Doering, H.-P. Hartmann & O.F. Kernberg (Hrsg.), *Narzissmus. Grundlagen – Störungsbilder – Therapie* (S. 649–657). Stuttgart: Schattauer.

Dimaggio, G., Nicolo, G., Fiore, D., Centenero, E., Semarari, A., Corcione, A. & Pedone, R. (2008). States of mind in narcissistic personality disorder. *Psychotherapy Research, 18* (4), 466–480. https://doi.org/10.1080/10503300701881877

Döring, S. & Sachse, R. (2008). Psychotherapie bei Persönlichkeitsstörungen. In S.C. Herpertz, F. Caspar & C. Mundt (Hrsg.), *Störungsorientierte Psychotherapie* (S. 446–447). München: Urban & Fischer.

Drozek, R.P. & Unruh, B.T. (2020). Mentalization-based treatment for pathological narcissism. *Journal of Personality Disorders, 34*, 177–203. https://doi.org/10.1521/pedi.2020.34.supp.177

Du, T.V., Miller, J.D. & Lynam, D.R. (2021). The relation between narcissism and aggression: A meta-analysis. *Journal of Personality, 90*, 574–594. https://doi.org/10.1111/jopy.12684

Dziobek, I., Rogers, K., Fleck, S., Bahnemann, M., Heekeren, H.R. & Wolf, O.T. (2008). Dissociation of cognitive and emotional empathy in adults with Asperger syndrome using the Multifaceted Empathy Test (MET). *Journal of Autism and Developmental Disorders, 38* (3), 464–473. https://doi.org/10.1037/t54435-000

Ebner, N.C. & Freund, A.M. (2009). Annäherungs- vs. Vermeidungsmotivation. In V. Brandstätter & J. Otto (Hrsg.), *Handbuch der Allgemeinen Psychologie – Motivation und Emotion* (S. 72–78). Göttingen: Hogrefe.

Ehrenberg, M.F., Hunter, M.A. & Elterman, M.F. (1996). Shared parenting agreements after marital separation: The roles of empathy and narcissism. *Journal of Consulting and Clinical Psychology, 64*, 808–818. https://doi.org/10.1037/0022-006X.64.4.808

Elliot, A.J. (1999). Approach and avoidance motivation and achievement goals. *Educational Psychologist, 34* (3), 169–189. https://doi.org/10.1207/s15326985ep3403_3

Elliot, A.J. & Covington, N.V. (2001). Approach and avoidance motivation. *Educational Psychology Review, 13*, 73–92. https://doi.org/10.1023/A:1009009018235

Elliot, A.J. & Sheldon, K.M. (1998). Avoidance personal goals and the personality-illness relationship. *Journal of Personality and Social Psychology, 75*, 1282–1299. https://doi.org/10.1037/0022-3514.75.5.1282

Emmelkamp, P.M. & Kamphuis, J.H. (2007). Personality disorders. Psychology Press.

Emmons, R. (1984). Factor analysis and construct validity of the Narcissistic Personality Inventory. *Journal of Personality Assessment, 48*, 291–300. https://doi.org/10.1207/s15327752jpa4803_11

Emmons, R.A. (1987). Narcissism: Theory and Measurement. *Journal of Personality and Social Psychology, 52*, 11–17. https://doi.org/10.1037/0022-3514.52.1.11

Farwell, L. & Wohlwend-Lloyd, R. (1998). Narcissistic Processes: Optimistic expectations, favorable self-evaluations, and self-enhancing attributions. *Journal of Personality, 66*, 65–83. https://doi.org/10.1111/1467-6494.00003

Fiedler, P. (2007). *Persönlichkeitsstörungen*. Weinheim: Psychologie Verlags Union.

Fossati, A., Beauchaine, T.P., Grazioli, F., Carretta, I., Cortinovis, F. & Maffei, C. (2005). A latent structure analysis of Diagnostic and Statistical Manual of Mental Disorders, Fourth Edition, narcissistic personality disorder criteria. *Comprehensive Psychiatry, 46* (5), 361–367.

Fossati, A., Borroni, S., Eisenberg, N. & Maffei, C. (2010). Relations of Proactive and Reactive Dimensions of Aggression to Overt and Covert Narcissism in Nonclinical Adolescents. *Aggression and Behavior, 36* (1), 21–27. https://doi.org/10.1002/ab.20332

Foster, J.D. (2008). Incorporating personality into the investment model: Probing commitment processes across individual differences in narcissism. *Journal of Social and Personal Relationships, 25*, 211–223. https://doi.org/10.1177/0265407507087956

Foster, J.D. & Campbell, W.K. (2005). Narcissism and resistance to doubts about romantic partners. *Journal of Research in Personality, 39*, 550–557. https://doi.org/10.1016/j.jrp.2004.11.001

Foster, J.D. & Campbell, W.K. (2007). Are there such things as "Narcissists" in social psychology? A taxometric analysis of the Narcissistic Personality Inventory. *Personality and Individual Differences, 43*, 1321–1332. https://doi.org/10.1016/j.paid.2007.04.003

Foster, J.D., Campbell, W.K. & Twenge, J.M. (2003). Individual differences in narcissism: Inflated self-views across lifespan and around the world. *Journal of Research in Personality, 37*, 469–486. https://doi.org/10.1016/S0092-6566(03)00026-6

Foster, J.D., Shira, I. & Campbell, W.K. (2006). Theoretical models of narcissism, sexuality, and relationship commitment. *Journal of Social and Personal Relationships, 32*, 367–386. https://doi.org/10.1177/0265407506064204

Franke, G. (2000). *Brief Symptom Inventory (BSI) von L.R. Derogatis* (Kurzform der SCL-90-R). Göttingen: Hogrefe.

Freeman, A. & Fox, S. (2013). Cognitive Behavioral Perspectives on the Theory and Treatment of the Narcissistic Character. In J.S. Ogrodniczuk (Ed.), *Understanding and Treating Pathological Narcissism* (pp. 301–320). Washington, DC: American Psychological Association. https://doi.org/10.1037/14041-018

Freudenberg, D., Weiland-Heil, K. & Sachse, R. (2018). Effekte Klärungsorientierter Psychotherapie bei Klientinnen und Klienten mit Persönlichkeitsstörungen. In R. Sachse & M. Sachse (Hrsg.), *Forschung in der Klärungsorientierten Psychotherapie II* (S. 98–115). Lengerich: Pabst.

Fulford, D., Johnson, S.L. & Carver, C.S. (2008). Commonalities and differences in characteristics of persons at risk for narcissism and mania. *Journal of Research in Personality, 42*, 1427–1438. https://doi.org/10.1016/j.jrp.2008.06.002

Gabbard, G.O. (2009). Transference and countertransference: developments in the treatment of narcissistic personality disorder. *Psychiatric Annals, 39*, 129–136. https://doi.org/10.3928/00485713-20090301-03

Gabbard, G.O. (2021). Übertragung und Gegenübertragung in der Behandlung von Patienten mit Narzisstischer Persönlichkeitsstörung. In S. Doering, H.-P. Hartmann & O.F. Kernberg (Hrsg.), *Narzissmus. Grundlagen – Störungsbilder – Therapie* (S. 625–633). Stuttgart: Schattauer.

Gabriel, M.T., Critelli, J.W. & Ee, J.S. (1994). Narcissistic illusions in self-evaluations of intelligence and attractiveness. *Journal of Personality, 62*, 143–155. https://doi.org/10.1111/j.1467-6494.1994.tb00798.x

Giacomin, M. & Jordan, C.H. (2019). Misperceiving grandiose narcissism as self-esteem: Why narcissists are well-liked at zero acquaintance. *Journal of Personality, 87* (4), 827–842. https://doi.org/10.1111/jopy.12436

Giacomin, M. & Rule, N.O. (2019). Eyebrows cue grandiose narcissism. *Journal of Personality, 87* (2), 373–385. https://doi.org/10.1111/jopy.12396

Götze, P. (2004). Narzissmus und Suizidalität im höheren Lebensalter. *Psychotherapie im Dialog, 5* (3), 278–282. https://doi.org/10.1055/s-2004-828342

Gollwitzer, P.M. (1987). The implementation of identity intentions: A motivational-volitional perspective on symbolic self-completion. In F. Halisch & J. Kuhl (Eds.), *Motivation, Intention and Volition* (pp. 349–369). Berlin: Springer.

Goncalo, J.A., Flynn, F.J. & Kim, S.H. (2010). Are two narcissists better than one? The link between narcissism, perceived creativity, and creative performance. *Personality and Social Psychology Bulletin, 36*, 1484–1495. https://doi.org/10.1177/0146167210385109

Grapsas, S., Brummelman, E., Back, M.D. & Denissen, J.J.A. (2019). The „Why" and „How" of Narcissism: A Process Model of Narcissistic Status Pursuit. *Perspectives on Psychological Science*, 1–23.

Grapsas, S., Brummelman, E., Dufner, M. & Denissen, J.J.A. (2022). Affective Contingencies of Narcissism. *Journal of Personality and Social Psychology, 123* (2), 444–462. https://doi.org/10.1037/pspp0000406

Green, A., MacLean, R. & Charles, K. (2022). Female Narcissism: Assessment, Aetiology, and Behavioural Manifestations. *Psychological Reports, 125*(6), 2833–2864.

Greenberg, L.S. & Paivio, S.C. (1997). *Working with Emotions in Psychotherapy*. New York: Guilford Press.
Grijalva, E., Harms, P.D., Newman, D.A., Gaddis, B.H. & Fralay, R.C. (2015). Narcissism and leadership: A meta-analytic review of linear and nonlinear relationships. *Personal Psychology, 68*, 1–47. https://doi.org/10.1111/peps.12072
Grijalva, E. & Zhang, L. (2015). Narcissism and self-insight: A review and meta-analysis of narcissists' self-enhancement tendencies. *Personality and Social Psychology Bulletin*, 1–22.
Grove, J.L., Smith, T.W., Girard, J.M. & Wright, A.G. (2019). Narcissistic admiration and rivalry: An interpersonal approach to construct validation. *Journal of Personality Disorders, 33* (6), 751–775. https://doi.org/10.1521/pedi_2019_33_374
Grubbs, J.B. & Exline, J.J. (2016). Trait entitlement: A cognitive-personality source of vulnerability to psychological distress. *Psychological Bulletin, 142*(11), 1204–1226.
Hare, R.D. (1970). *Psychopathy: Theory and research*. New York: Wiley.
Hare, R.D. (1987). Psychopathie. In W. Arnold, H.J. Eysenck & R. Maili (Hrsg.), *Lexikon der Psychologie* (Bd. 3, S. 1762–1771). Freiburg i.Br.: Herder.
Hare, R.D. (1996). Psychopathy and antisocial personality disorder: a case of diagnostic confusion. *Psychiatric Times, 13*, 39–40.
Hartmann, H.-P. (2021). Der selbstpsychologische Zugang zu narzisstischen Persönlichkeitsstörungen. In S. Doering, H.-P. Hartmann & O.F. Kernberg (Hrsg.), *Narzissmus. Grundlagen – Störungsbilder – Therapie* (S. 39–55). Stuttgart: Schattauer.
Hautzinger, M., Bailer, M., Worall, H. & Keller, F. (1995). Beck-Depressions-Inventar (BDI), Testhandbuch (2., überarb. Aufl.). Bern: Hans Huber.
Heckhausen, H. (1963). *Hoffnung und Furcht in der Leistungsmotivation*. Meisenheim: Hain.
Heisel, M., Links, P., Conn, D., von Reekam, R. & Flett, G. (2007). Narcissistic personality and vulnerability to late life suicidality. *The American Journal of Geriatric Psychiatry, 15* (9), 734–741. https://doi.org/10.1097/01.JGP.0000260853.63533.7d
Hepper, E.G., Gramzow, R.H. & Sedikides, C. (2010). Individual differences in self-enhancement and self-protection strategies: An integrative analysis. *Journal of Personality, 78* (2), 781–814. https://doi.org/10.1111/j.1467-6494.2010.00633.x
Hepper, E.G., Hart, C.M. & Sedikides, C. (2014). Moving Narcissus: Can Narcissists Be Empathic? *Personality and Social Psychology Bulletin*, 1–13. https://doi.org/10.1177/0146167214535812
Herpertz, S. & Sass, H. (2003). *Persönlichkeitsstörungen*. Stuttgart, New York: Thieme.
Hippel, W. von, Lakin, J.L. & Shakarchi, R.J. (2005). Individual differences in motivated social cognition: The case of self-serving information processing. *Personality and Social Psychology Bulletin, 31*, 1347–1357. https://doi.org/10.1177/0146167205274899
Hirt, E.R., Deppe, R.K. & Gordon L.I. (1991). Self-reported versus behavioral selfhandicapping: Empirical evidence for a theoretical distinction. *Journal of Personality and Social Psychology, 61*, 981–991. https://doi.org/10.1037/0022-3514.61.6.981
Hohage, R. (2004). Zur psychoanalytischen Behandlung narzisstischer Störungen. *Psychotherapie im Dialog, 5* (3), 224–230. https://doi.org/10.1055/s-2004-828315
Holtzman, N.S. (2011). Facing a psychopath: Detecting the dark triad from emotionally-neutral faces, using prototypes from the personality Faceaurus. *Journal of Research in Personality, 45*, 648–654. https://doi.org/10.1016/j.jrp.2011.09.002
Holtzman, N.S. & Strube, M.J. (2010). Narcissism and attractiveness. *Journal of Research in Personality, 44*, 133–136. https://doi.org/10.1016/j.jrp.2009.10.004
Holtzman, N.S. & Strube, M.J. (2013). People with dark personalities tend to create a physically attractive veneer. *Social Psychological and Personality Science, 4*, 461–467. https://doi.org/10.1177/1948550612461284

Hopwood, C.J. (2018). Interpersonal Dynamics in Personality and Personality Disorder. *European Journal of Personality, 32* (5), 499–524. https://doi.org/10.1002/per.2155
Horowitz, M. (1996). Klinische Phänomenologie narzisstischer Pathologie. In O. Kernberg (Hrsg.), *Narzisstische Persönlichkeitsstörungen* (S. 30–38). Stuttgart: Schattauer.
Horowitz, M. (2013). Prototypical formulation of pathological narcissism. In J.S. Ogrodniczuk (Ed.), *Understanding and treating pathological narcissism* (pp. 81–92). Washington, DC: APA.
Horowitz, L.M., Strauß, B. & Kordy, H. (1994). *Inventar zur Erfassung Interpersonaler Probleme. Deutsche Version. Manual.* Weinheim: Beltz Test GmbH.
Horten, R.S. & Sedikides, C. (2009). Narcissistic responding to ego threat: When status of the evaluator matters. *Journal of Personality, 77*, 1493–1525. https://doi.org/10.1111/j.1467-6494.2009.00590.x
Hurlbert, D.F., Apt, C., Gasar, S., Wilson, N.E. & Murphy, Y. (1994). Sexual narcissism: A validation study. *Journal of Sex and Marital Therapy, 20*, 24–34. https://doi.org/10.1080/00926239408403414
Hyatt, C.S., Sleep, S.C., Lamkin, J., Maples-Keller, J.L., Sedikides, C., Campbell, W.K. & Miller, J.D. (2018). Narcissism and self-esteem: a nomological network analysis. *PLoS ONE, 13* (8), e0201088. https://doi.org/10.1371/journal.pone.0201088
Jauk, E., Ulbrich, L., Jorschick, P., Höfler, M., Kaufman, S.B. & Kanske, P. (2021). The nonlinear association between grandiose and vulnerable narcissism: An individual data meta-analysis. *Journal of Personality, 90*, 703–726. https://doi.org/10.1111/jopy.12692
John, O.P. & Robins, R.W. (1994). Accuracy and bias in self-perception: Individual differences in self-enhancement and the role of narcissism. *Journal of Personality and Social Psychology, 66*, 206–219. https://doi.org/10.1037/0022-3514.66.1.206
Johnson, S.M. (2005). *Der narzisstische Persönlichkeitsstil.* Bergisch Gladbach: Kohlhage.
Jones, D.N. & Paulhus, D.L. (2010). Different provocations trigger aggression in narcissists and psychopaths. *Social Psychological and Personality Science, 1*, 12–18. https://doi.org/10.1177/1948550609347591
Jordan, C.H., Spencer, S.J., Zanna, M.P., Hoschino-Browne, E. & Corell, J. (2003). Secure and defensive high self-esteem. *Journal of Personality and Social Psychology, 85*, 969–978. https://doi.org/10.1037/0022-3514.85.5.969
Joubert, C.E. (1998). Narcissism, need for power and social interest. *Psychological Reports, 82*, 701–702. https://doi.org/10.2466/pr0.1998.82.2.701
Judge, T.A., LePine, J.A. & Rich, B.L. (2006). Loving yourself abundantly: Relationship of the narcissistic personality to self and other perceptions of workplace deviance, leadership, and task and contextual performance. *Journal of Applied Psychology, 91*, 762–776. https://doi.org/10.1037/0021-9010.91.4.762
Kasser, T. & Ryan, R.M. (1996). Further examining the American dream: Differential correlates of intrinsic and extrinsic goals. *Personality and Social Psychology Bulletin, 22*, 280–297. https://doi.org/10.1177/0146167296223006
Kealy, D., Goodman, G., Rasmussen, B., Weideman, R. & Ogrodniczuk, J.S. (2017). Therapists' Perspectives on Optimal Treatment for Pathological Narcissism. *Personality Disorders: Theory, Research, and Treatment, 8* (1), 35–45. https://doi.org/10.1037/per0000164
Kernberg, O.F. (1975). *Borderlinestörungen und pathologischer Narzißmus.* Frankfurt: Suhrkamp.
Kernberg, O.F. (1978). *Borderline-Störungen und pathologischer Narzißmus.* Frankfurt: Suhrkamp.
Kernberg, O.F. (1996). Eine ich-psychologische Objektbeziehungstheorie der Struktur und Behandlung des pathologischen Narzißmus – ein Überblick. In O.F. Kernberg, B. Strauß & A.-E. Meyer (Hrsg.), *Narzißtische Persönlichkeitsstörungen* (S. 248–254). Stuttgart: Schattauer.

Kernberg, O.F. (1998). Developmental aspects of normal and pathological narcissism. In E. Ronningstam (Ed.), *Disorders of Narcissism. Diagnostical, Clinical and Empirical Implications* (p. 103). Washington, DC: APA.

Kernberg, O.F. (2006). Der nahezu unbehandelbare narzisstische Patient. In O. Kernberg & H.-P. Hartmann (Hrsg.), *Narzissmus* (S. 705–727). Stuttgart: Schattauer.

Kernberg, O.F. (2007). The almost untreatable narcissistic patient. *Journal of the American Psychoanalytic Association, 55*, 503–539. https://doi.org/10.1177/00030651070550020701

Kernberg, O.F. (2019). Maligner Narzissmus und Großgruppenregression. *Persönlichkeitsstörungen, 23*, 3–18.

Kernberg, O.F. (2021a). Die Behandlung der schweren narzisstischen Pathologie – eine Übersicht. In S. Doering, H.-P. Hartmann & O.F. Kernberg (Hrsg.), *Narzissmus. Grundlagen – Störungsbilder – Therapie* (S. 603–624). Stuttgart: Schattauer.

Kernberg, O.F. (2021b). Die narzisstische Persönlichkeitsstörung und ihre Beziehung zu antisozialem Verhalten und Perversionen – pathologischer Narzissmus und narzisstische Persönlichkeit. In S. Doering, H.-P. Hartmann & O.F. Kernberg (Hrsg.), *Narzissmus. Grundlagen – Störungsbilder – Therapie* (S. 246–410). Stuttgart: Schattauer.

Kernberg, O.F. (2021c). Pathologischer Narzissmus und narzisstische Persönlichkeitsstörung: Theoretischer Hintergrund und diagnostische Klassifizierung. In S. Doering, H.-P. Hartmann & O.F. Kernberg (Hrsg.), *Narzissmus. Grundlagen – Störungsbilder – Therapie* (S. 24–38). Stuttgart: Schattauer.

Kernis, M.H. & Sun, C. (1994). Narcissism and reactions to interpersonal feedback. *Journal of Research in Personality, 28*, 4–13. https://doi.org/10.1006/jrpe.1994.1002

Kohut, H. (1971). *Narzißmus: Eine Theorie der Behandlung narzißtischer Persönlichkeitsstörungen.* Frankfurt: Suhrkamp.

Kohut, H. (1976). *Narzißmus.* Berlin: Suhrkamp.

Kohut, H. (1977). *The Restoration of the Self.* New York: International Universities Press.

Kramer, U., Berthoud, L., Keller, S. & Caspar, F. (2014). Motive-oriented psychotherapeutic relationship facing a patient presenting with narcissistic personality disorder: A case study. *Journal of Contemporary Psychotherapy, 44*, 71–82. https://doi.org/10.1007/s10879-013-9249-5

Kramer, U., Beuchat, H., Grandjean, L. & Pascual-Leone, A. (2020a). How Personality Disorders Change in Psychotherapy: a Concise Review of Process. *Current Psychiatry Reports, 22*: 41. https://doi.org/10.1007/s11920-020-01162-3

Kramer, U., Gholam, M., Maillard, P., Kolly, S., Püschel, O. & Sachse, R. (2020b). Subtypes of narcissistic personality disorder based on psychotherapy process: A longitudinal non-parametric analysis. *Personality Disorders: Theory, Research and Treatment, 12* (5), 400–410. https://doi.org/10.1037/per0000438

Kramer, U., Pascual-Leone, A., Rohde, K.B. & Sachse, R. (2018). The role of shame and self-compassion in psychotherapy for narcissistic personality disorder: An exploratory study. *Clinical psychology & psychotherapy, 25* (2), 272–282. https://doi.org/10.1002/cpp.2160

Kramer, U. & Sachse, R. (2021). Persönlichkeitsstörungen: Theorie und Therapie nach Klärungsorientierter Verhaltenstherapie. *Verhaltenstherapie und Verhaltensmedizin, 42*, 190–205.

Krizan, Z. & Herlache, A.D. (2018). The narcissism spectrum model: A synthetic view of narcissistic personality. *Personality and Social Psychology Review, 22*, 3–31. https://doi.org/10.1177/1088868316685018

Küfner, A.C., Nestler, S. & Back, M.D. (2013). The two pathways to being an (un-)popular narcissist. *Journal of Personality, 81*, 184–195. https://doi.org/10.1111/j.1467-6494.2012.00795.x

Kuhl, J. (1983). *Motivation, Konflikt und Handlungskontrolle.* Berlin: Springer. https://doi.org/10.1007/978-3-642-69098-3

Kuhl, J. (1990). *Handlungskontrolle nach Erfolg, Misserfolg und prospektiv (HAKEMP)*. Universität Osnabrück.
Kuhl, J. (1994a). A theory of action and state orientation. In J. Kuhl & J. Beckmann (Eds.), *Volition and Personality. Action versus state orientation* (pp. 9–46). Seattle: Hogrefe & Huber Publishers.
Kuhl, J. (1994b). Handlungs- und Lageorientierung. In W. Sarges (Hrsg.), *Managementdiagnostik* (2., vollst. überarb. u. erw. Aufl., S. 303–316). Göttingen: Hogrefe.
Kuhl, J. & Beckmann, J. (1994). Alienation: Ignoring one's preferences. In J. Kuhl & J. Beckmann (Eds.), *Volition and Personality: Action versus state orientation* (pp. 375–390). Göttingen: Hogrefe.
Kuhl, J. & Kaschel, R. (2004). Entfremdung als Krankheitsursache: Selbstregulation von Affekten und integrative Kompetenz. *Psychologische Rundschau, 55*, 61–71. https://doi.org/10.1026/0033-3042.55.2.61
Kuhl, J. & Kazén, M. (1997). *Persönlichkeits-Stil- und Störungs-Inventar (PSSI)*. Göttingen: Hogrefe.
Ladd, E. R., Welsh, M. C., Vitulli, W. F., Labbe, E. E. & Law, J. L. (1997). Narcissism and causal attribution. *Psychological Reports, 80*, 721–722. https://doi.org/10.2466/pr0.1997.80.1.171
Lakey, C. E., Goodie, A. S. & Campbell, W. K. (2006). *The roles of individual differences and basic judgment and decision-making in gambling pathology*. Paper presented at the annual meeting of the Society for Judgment and Decision Making, Houston, TX.
Lammers, C.-H. (2014). *Psychotherapie narzisstisch gestörter Patienten*. Stuttgart: Schattauer.
Lammers, C.-H. (2019). Die vulnerable Seite des Narzissmus. *Persönlichkeitsstörungen – Theorie und Therapie, 23*, 19–28.
Lammers, C.-H. (2021). *Beziehungsgestaltung mit narzisstischen Menschen*. Köln: Psychiatrie Verlag. https://doi.org/10.5771/9783966050524
Lammers, C.-H. (2023). *Narzisstische Störung*. Göttingen: Hogrefe. https://doi.org/10.1026/03206-000
Lammers, C.-H. & Doering, S. (2018). Narzissmus und die narzisstische Persönlichkeitsstörung. *PSYCH up2date, 12*, 1–15. https://doi.org/10.1055/a-0448-1506
Lammers, C.-H. & Eismann, G. (2019). *Bin ich ein Narzisst?* Stuttgart: Klett-Cotta.
Lasch, C. L. (1979). The Culture of Narcissism. New York: Norton.
Leckelt, M., Küfner, A. C., Nestler, S. & Back, M. D. (2015). Behavioral processes underlying the decline of narcissists' popularity over time. *Journal of Personality and Social Psychology, 109*, 856–871. https://doi.org/10.1037/pspp0000057
Lee, E. & Kang, H.-K. (2020). Narcissism and perspective taking: The mediating effect of need for control. *Social Behavior and Personality, 48* (7), e9333. https://doi.org/10.2224/sbp.9333
Lelord, F. & André, C. (2009). *Der ganz normale Wahnsinn*. Berlin: Aufbau.
Lenzenweger, M. F., Lane, M. C., Loranger, A. W. & Kessler, R. C. (2007). DSM-IV personality disorders in the National Comorbidity Survey Replication. *Biological Psychiatry, 15*, 553–564. https://doi.org/10.1016/j.biopsych.2006.09.019
Levy, K., Reynoso, J., Wasserman, R. & Clarkin, J. (2007). Narcissistic personality disorder. In A. Fowler, O. Scott & O. Lilienfeld (Eds.), *Personality disorders* (pp. 233–277). Los Angeles: Sage.
Lewis, K., Weiland-Heil, K. & Sachse, R. (2018). Veränderung des Klienten- und Therapeutenverhaltens im Verlauf Klärungsorientierter Psychotherapie bei Klienten mit Persönlichkeitsstörungen. In R. Sachse & M. Sachse (Hrsg.), *Forschung in der Klärungsorientierten Psychotherapie II* (S. 168–200). Lengerich: Pabst.
Links, P. S., Gould, B. & Ratnayake, R. (2003). Assessing suicidal youth with antisocial, borderline, and narcissistic personality disorder. *Canadian Journal of Psychiatry, 48*, 301–310. https://doi.org/10.1177/070674370304800505

Livesley, W.J., Schroeder, M.L., Jackson, D.N. & Jang, K.L. (1994). Categorical distinctions in the study of personality disorder: Implications for classification. *Journal of Abnormal Psychology, 103*, 6–17. https://doi.org/10.1037/0021-843X.103.1.6

Luhtanen, R.K. & Crocker, J. (2005). Alcohol use in college students: Effects of level of self-esteem, narcissism, and contingencies of self-worth. *Psychology of Addictive Behaviors, 19*, 99–103. https://doi.org/10.1037/0893-164X.19.1.99

Lustman, M., Wiesenthal, D.L. & Flett, G.L. (2010). Narcissism and aggressive driving: Is an inflated view of the self a road hazard? *Journal of Applied Social Psychology, 40* (6), 1423–1449. https://doi.org/10.1111/j.1559-1816.2010.00624.x

Magnavita, J.J. (2004). *Handbook of personality disorders*. New York: Wiley.

Maillard, O., Berthoud, L., Kolly, S., Sachse, R. & Kramer, U. (2020). Processes of change in psychotherapy for narcissistic personality disorder. *Journal of Personality Disorders, 34*, 63–79. https://doi.org/10.1521/pedi.2020.34.supp.63

Markon, K., Krueger, R.F. & Watson, D. (2005). Delineating the structure of normal and abnormal personality: An integrative hierarchical approach. *Journal of Personality and Social Psychology, 88*, 139–157. https://doi.org/10.1037/0022-3514.88.1.139

Martens, W. (2005). Shame and narcissism. *Annals of the American Psychotherapy Association, 8*, 10–17.

Masterson, J.F. (1981). The Narcissistic and Borderline Disorders. New York: Brunner/Mazeh.

McGlashan, T.H. & Heinssen, R.K. (1989). Narcissistic, antisocial, and noncomorbid subgroups of borderline disorder. Are they distinct entities by long-term clinical profile? *Psychiatric Clinics of North America, 12*, 653–670.

Meffert, H., Gazzola, V., den Boer, J.A., Bartels, A.A.J. & Keysers, C. (2013). Reduced spontaneous but relatively normal deliberate vicarious representations in psychopathy. *Brain, 136*, 2550–2562. https://doi.org/10.1093/brain/awt190

Miller, J.D. & Campbell, W.K. (2008). Comparing clinical and social-personality conceptualizations of narcissism. *Journal of Personality, 76*, 449–476. https://doi.org/10.1111/j.1467-6494.2008.00492.x

Miller, J.D., Gaughan, E.T., Pryor, L.R. & Kamen, C. (2009). The consequences of depressive affect of functioning in relation to cluster B personality disorder features. *Journal of Abnormal Psychology, 118*, 424–429. https://doi.org/10.1037/a0015684

Miller, J.D., Lynam, D.R., Hyatt, C.S. & Campbell, W.K. (2017). Controversies in narcissism. *Annual Review of Clinical Psychology, 13*, 291–315. https://doi.org/10.1146/annurev-clinpsy-032816-045244

Millon, T. (1996). *Disorders of Personality. DSM IV and Beyond*. New York: Wiley.

Morf, C.C. & Rhodewalt, F. (1993). Narcissism and Self-Evaluation Maintenance: Explorations in object relations. *Personality and Social Psychology Bulletin, 19* (6), 668–676. https://doi.org/10.1177/0146167293196001

Morf, C.C. & Rhodewalt, F. (2001). Unraveling the paradoxes of narcissism: a dynamic self-regulatory processing model. *Psychological Inquiry, 12*, 177–196. https://doi.org/10.1207/S15327965PLI1204_1

Mulder, R.T. (2021). ICD-11 Personality Disorders: Utility and Implications of the New Model. *Frontiers in Psychiatry, 12*, 655548. https://doi.org/10.3389/fpsyt.2021.655548

Naumann, L.P., Vazire, S., Rentfrow, P.J. & Gosling, S.D. (2009). Personality judgements based on physical appearance. *Personality and Social Psychology Bulletin, 35*, 1661–1671. https://doi.org/10.1177/0146167209346309

Neumann, E. & Bierhoff, H.W. (2004). Ichbezogenheit versus Liebe in Paarbeziehungen. Narzissmus im Zusammenhang mit Bindung und Liebesstilen. *Zeitschrift für Sozialpsychologie, 35* (1), 33–44. https://doi.org/10.1024/0044-3514.35.1.33

Nook, E.C., Jaroszewski, A.C., Finch, E.F. & Choi-Kain, L.W. (2022). A Cognitive-Behavioral Formulation of Narcissistic Self-Esteem Dysregulation. *Focus, 20*(4), 378–388.

O'Donohue, W., Fowler, K.A. & Lilienfeld, S.O. (2007). *Personality disorders: toward the DSM-V.* Los Angeles: Sage.

Ogrodniczuk, J.S. (2013). Introduction. In J.S. Ogrodniczuk (Ed.), *Understanding and treating pathological narcissism* (pp. 3–12). Washington, DC: APA.

Ogrodniczuk, J.S., Piper, W.E., Joyce, A.S., Steinberg, P.I. & Duggal, S. (2009). Interpersonal problems associated with narcissism among psychiatric outpatients. *Journal of Psychiatric Research, 43*, 837–842. https://doi.org/10.1016/j.jpsychires.2008.12.005

Oldham, J.M. & Morris, L.B. (2010). *Ihr Persönlichkeitsportrait.* Eschborn: Klotz.

Oldham, J.M., Skodal, A.E. & Bender, D.S. (2005). *Textbook of personality disorders.* Washington, DC: American Psychiatric Publishing.

Pascual-Leone, A. & Greenberg, L.S. (2005). Classification of Affective-Meaning States (CAMS). In A. Pascual-Leone (Ed.), *Emotional processing in the therapeutic hour: Why "The only way out is through"* (pp. 289–366). Unpublished doctoral thesis. Toronto: York University.

Patrick, C.J. (2007). *Handbook of Psychopathy.* New York: The Guilford Press.

Paulhus, D.L. (1998). Interpersonal and intrapsychic adaptiveness of trait self-enhancement: A mixed blessing? *Journal of Personality and Social Psychology, 74*, 1197–1208. https://doi.org/10.1037/0022-3514.74.5.1197

Paulhus, D.L., Harms, P.D., Bruce, M.N. & Lysy, D.C. (2003). The over-claiming technique: Measuring self-enhancement independent of ability. *Journal of Personality and Social Psychology, 84*, 890–904. https://doi.org/10.1037/0022-3514.84.4.890

Paulhus, D. & Williams, L. (2002). The dark triad of personality: Narcissism, machiavellianism and psychopathy. *Journal of Research in Personality, 36*, 556–563. https://doi.org/10.1016/S0092-6566(02)00505-6

Pimentel, C. (2007). *The impact of interpersonal rejection on self-esteem and mood in vulnerable narcissistic personality.* Dissertation, Pennsylvania State University.

Pincus, A.L., Ansell, E.B., Pimentel, C.A., Cain, N.M., Wright, A.G.C. & Levy, K.N. (2009). Initial construction and validation of the Pathological Narcissism Inventory. *Psychological Assessment, 1*, 365–379. https://doi.org/10.1037/a0016530

Pincus, A.L., Cain, N.M. & Wright, A.G.C. (2014). Narcissistic Grandiosity and Narcissistic Vulnerability in Psychotherapy. *Personality Disorders: Theory, Research, and Treatment, 5* (4), 439–443. https://doi.org/10.1037/per0000031

Pincus, A.L. & Lukowitsky, M.R. (2010). Pathological narcissism and narcisstic personality disorder. *Annual Review of Clinical Psychology, 6*, 421–446. https://doi.org/10.1146/annurev.clinpsy.121208.131215

Pincus, A.L., Lukowitsky, M.R. & Wright, A.G.C. (2010). The interpersonal nexus of personality and psychopathology. In T. Millon, R.F. Krueger & E. Simonsen (Eds.), *Contemporary directions in psychopathology: Scientific foundations of the DSM-V and ICD-11* (pp. 523–552). New York, NY: Guilford Press.

Pincus, A.L. & Wright, A.G.C. (2021). Narzissmus als Dynamik von Grandiosität und Vulnerabilität. In S. Doering, H.-P. Hartmann & O.F. Kernberg (Hrsg.), *Narzissmus. Grundlagen – Störungsbilder – Therapie* (S. 56–61). Stuttgart: Schattauer.

Plakun, E.M. (1989). Narcissistic personality disorder. A validity study and comparison to borderline personality disorder. *Psychiatric Clinics of North America, 12*, 603–620.

Plakun, E.M. (1996). Die narzisstische Persönlichkeitsstörung – Eine Validierungsstudie und ein Vergleich mit der Borderline Persönlichkeitsstörung. In O.F. Kernberg (Hrsg.), *Narzisstische Persönlichkeitsstörung* (S. 108–130). Stuttgart: Schattauer.

Pompili, M., Ruberto, A., Girandi, P. & Tartarelli, R. (2004). Suicidality in DSM-IV cluster B personality disorder. An overview. *Annali dell'Istituto Superiore di Sanità, 40* (4), 475–483.

Pulay, A.J., Dawson, D.A., Hasin, D.S., Goldstein, R.B., Ruan, W.J., Pickering, R.P. & Grant, B.F. (2008). Violent behavior and DSM-IV psychiatric disorders: Results from the National Epidemiologic Survey on Alcohol and Related Conditions. *Journal of Clinical Psychiatry, 69*, 12–22. https://doi.org/10.4088/JCP.v69n0103

Raskin, R.N. (1980). Narcissism and Creativity: are they related? *Psychological Reports, 46*, 55–60. https://doi.org/10.2466/pr0.1980.46.1.55

Raskin, R.N. & Novacek, J. (1991). Narcissism and the use of fantasy. *Journal of Clinical Psychology, 47*, 490–499. https://doi.org/10.1002/1097-4679(199107)47:4<490::AID-JCLP2270470404>3.0.CO;2-J

Raskin, R.N., Novacek, J. & Hogan, R. (1991). Narcissistic Self-Esteem Management. *Journal of Personality and Social Psychology, 60* (6), 911-918. https://doi.org/10.1037/0022-3514.60.6.911

Raskin, R.N. & Shaw, R. (1988). Narcissism and the use of personal pronouns. *Journal of Personality, 56* (2), 393–404. https://doi.org/10.1111/j.1467-6494.1988.tb00892.x

Raskin, R.N. & Terry, H. (1988). A Principal-components analysis of the narcissistic personality inventory and further evidence of its construct validity. *Journal of Personality and Social Psychology, 54* (5), 890–902. https://doi.org/10.1037/0022-3514.54.5.890

Rathvon, N. & Holmstrom, R. (1996). An MMPI-2 portrait of narcissism. *Journal of Personality Assessment, 66*, 1–19. https://doi.org/10.1207/s15327752jpa6601_1

Reidy, D.E., Zeichner, A., Foster, J.D. & Martinez, M.A. (2008). Effects of narcissistic entitlement and exploitativeness on human physical aggression. *Personality and Individual Differences, 44*, 865–875. https://doi.org/10.1016/j.paid.2007.10.015

Renneberg, B. & Herpertz, S.C. (2010). *Persönlichkeitsstörungen*. Göttingen: Hogrefe.

Rhodewalt, F. (2005). Social motivation and object relations: Narcissism and interpersonal self-esteem regulation. In J.P. Forgas, K.D. Williams & S.M. Lahm (Eds.), *Social motivation: conscious and unconscious processes* (pp. 332–350). Cambridge: Cambridge University Press.

Rhodewalt, F. & Eddings, S.K. (2002). Narcissus reflects: Memory distortion in response to ego-relevant feedback among high- and low-narcissistic men. *Journal of Research in Personality, 36*, 97–116. https://doi.org/10.1006/jrpe.2002.2342

Rhodewalt, F., Madrian, J.C. & Cheney, S. (1998). Narcissism, self-knowledge organization, and emotional reactivity: The effect of daily experiences on self-esteem and affect. *Personality and Social Psychology Bulletin, 24* (1), 75–87. https://doi.org/10.1177/0146167298241006

Rhodewalt, F. & Morf, C.C. (1995). Self and interpersonal correlates of the narcissistic personality inventory: A review and new findings. *Journal of Research in Personality, 29*, 1–23. https://doi.org/10.1006/jrpe.1995.1001

Rhodewalt, F. & Morf, C.C. (1998). On self-aggrandizement and anger: A temporal analysis of narcissism and affective reactions to success and failure. *Journal of Personality and Social Psychology, 74*, 672–685. https://doi.org/10.1037/0022-3514.74.3.672

Ritter, K., Dziobek, I., Preissler, S., Rüter, A., Vater, A., Fydrich, T. & Roepke, S. (2011). Lack of empathy in patients with narcissistic personality disorder. *Psychiatry Research, 187*, 241–247. https://doi.org/10.1016/j.psychres.2010.09.013

Ritter, K. & Lammers, C.H. (2007). Narzissmus-Persönlichkeitsvariable und Persönlichkeitsstörung. *Psychiatrie, Psychotherapie und medizinische Psychologie, 57* (2), 53–60. https://doi.org/10.1055/s-2006-951922

Ritter, K., Roepke, S., Merkl, A., Heuser, I., Fydrich, T. & Lammers, C.H. (2008). Komorbiditäten bei Patienten mit einer Narzisstischen Persönlichkeitsstörung im Vergleich zu Patienten mit einer Borderline-Persönlichkeitsstörung. *Psychiatrie, Psychotherapie und medizinische Psychologie, 60*, 14–24. https://doi.org/10.1055/s-0028-1102943

Robins, R.W. & John, O.P. (1997). Effects of visual perspective and narcissism on self-perception: Is seeing believing? *Psychological Science, 8*, 37–42. https://doi.org/10.1111/j.1467-9280.1997.tb00541.x

Rödiger, E. (2016). *Schematherapie*. Stuttgart: Schattauer.

Roepke, S. & Vater, A. (2014). Narcissistic personality disorder: An integrative review of recent empirical data and current definitions. *Current Psychiatry Reports, 16*, 445–456. https://doi.org/10.1007/s11920-014-0445-0

Rogoza, R., Cieciuch, J., Strus, W. & Baran, T. (2019). Seeking a common framework for research on narcissism: an attempt to integrate the different faces of narcissism within the circumplex of personality metatraits. *European Journal of Personality, 33* (4), 437–455. https://doi.org/10.1002/per.2206

Rohmann, E., Neumann, E., Herner, M.J. & Bierhoff, H.W. (2012). Grandiose and vulnerable narcissism. *European Psychologist, 17* (4), 279–290. https://doi.org/10.1027/1016-9040/a000100

Ronningstam, E.F. (1996). Pathological narcissism and narcissistic personality disorder in Axis disorders. *Harvard Review of Psychiatry, 39*, 326–340. https://doi.org/10.3109/10673229609017201

Ronningstam, E.F. (1998). *Disorders of narcissism: diagnostic, clinical and empirical implications*. Washington, DC: APA.

Ronningstam, E.F. (2005). *Identifying and understand the narcissistic personality*. New York: Oxford University Press. https://doi.org/10.1093/oso/9780195148732.001.0001

Ronningstam, E.F. (2009). Narcissistic personality disorder: facing DSM-5. *Psychiatric annals, 39*, 111–121. https://doi.org/10.3928/00485713-20090301-09

Ronningstam, E.F. (2012). Alliance Building and Narcissistic Personality Disorder. *Journal of Clinical Psychology, 68* (8), 943–953. https://doi.org/10.1002/jclp.21898

Ronningstam, E.F. (2016). Pathological narcissism and narcissistic personality disorder: recent research and clinical implications. *Current Behavioural Neuroscience Reports, 3*, 34–42. https://doi.org/10.1007/s40473-016-0060-y

Ronningstam, E.F. & Gunderson, J. (1990). Identifying criteria for narcissistic personality disorder. *American Journal of Psychiatry, 147*, 918–922. https://doi.org/10.1176/ajp.147.7.918

Ronningstam, E.F. & Gunderson, J. (1996). Deskriptive Untersuchungen zur narzisstischen Persönlichkeitsstörung. In O. Kernberg (Hrsg.), *Narzisstische Persönlichkeitsstörungen* (S. 89–107). Stuttgart: Schattauer.

Ronningstam, E.F. & Maltsberger, J.T. (1998). Pathological narcissism and sudden suicide relates collapse. *Suicide and Life Threatening Behavior, 28*, 261–271. https://doi.org/10.1111/j.1943-278X.1998.tb00856.x

Ronningstam, E.F., Weinberg, I. & Maltsberger, J.T. (2008). Eleven deaths of Mr. K. – contributing factors to suicide in narcissistic personalities. *Psychiatry, 71*, 169–182. https://doi.org/10.1521/psyc.2008.71.2.169

Rose, P. (2002). The happy and unhappy faces of narcissism. *Personality and Individual Differences, 33*, 379–392. https://doi.org/10.1016/S0191-8869(01)00162-3

Rosenthal, S.A., Hooley, J.M., Montoya, R.M., van der Linden, S.L. & Steshenko, Y. (2019). The narcissistic grandiosity scale: A measure to distinguish narcissistic grandiosity from high self-esteem. *Assessment, 27* (3), 487–507.

Russ, E. & Shedler, J. (2013). Defining Narcissistic Subtypes. In J.S. Ogrodniczuk (Ed.), *Understanding and Treating Pathological Narcissism* (pp. 29–44). Washington, DC: American Psychological Association.

Russ, E., Shedler, J., Bradley, R. & Western, D. (2008). Defining the construct of narcissistic personality disorder: Diagnostic criteria and subtypes. *American Journal of Psychiatry, 165* (11), 1473–1481. https://doi.org/10.1176/appi.ajp.2008.07030376

Ryan, M.R. & Deci, E.L. (1999). Approaching and avoiding self-determination: Comparing cybernetic and organismic paradigms of motivation. In R.S. Wyer, Jr. (Ed.), *Perspectives on behavioral self-regulation: Advances in social cognition* (pp. 193–215). Mahwah, NJ: Lawrence Erlbaum Associates, Inc.

Ryan, R.M. & Deci, E.L. (2000). Self-determination theory and the facilitation of intrinsic motivation, social development, and well-being. *American Psychologist, 55*, 68–78. https://doi.org/10.1037/0003-066X.55.1.68

Sachse, M., Müller, G., Diermann, E. & Sachse, R. (2019). *Effekte Klärungsorientierter Psychotherapie bei Persönlichkeitsstörungen.* Lengerich: Pabst.

Sachse, R. (1983). Das Ein-Personen-Rollenspiel: Ein integratives Therapieverfahren. *Partnerberatung, 4*, 187–200.

Sachse, R. (1992). *Zielorientierte Gesprächspsychotherapie – Eine grundlegende Neukonzeption.* Göttingen: Hogrefe.

Sachse, R. (1996). *Praxis der Zielorientierten Gesprächspsychotherapie.* Göttingen: Hogrefe.

Sachse, R. (1997). *Persönlichkeitsstörungen – Psychotherapie dysfunktionaler Interaktionsstile.* Göttingen: Hogrefe.

Sachse, R. (2000). Perspektiven der therapeutischen Beziehungsgestaltung. In M. Hermer (Hrsg.), *Psychotherapeutische Perspektiven am Beginn des 21. Jahrhunderts* (S. 157–176). Tübingen: DGVT-Verlag.

Sachse, R. (2001a). *Psychologische Psychotherapie der Persönlichkeitsstörungen.* Göttingen: Hogrefe.

Sachse, R. (2001b). Persönlichkeitsstörung als Interaktionsstörung: Der Beitrag der Gesprächspsychotherapie zur Modellbildung und Intervention. *Psychotherapie, 5* (2), 282–292.

Sachse, R. (2002). Der Einfluss von Persönlichkeitsstörungen auf den Therapieprozess. In E. Parfy, H. Rethenbacher, R. Sigmund, R. Schoberger & C. Butschek, (Hrsg.), *Bindung und Interaktion. Dimensionen der professionellen Beziehungsgestaltung* (S. 85–111). Wien: Facultas.

Sachse, R. (2003). *Klärungsorientierte Psychotherapie.* Göttingen: Hogrefe.

Sachse, R. (2004a). Histrionische und narzisstische Persönlichkeitsstörungen. In R. Merod (Hrsg.), *Behandlung von Persönlichkeitsstörungen* (S. 357–404). Tübingen: DGVT-Verlag.

Sachse, R. (2004b). *Persönlichkeitsstörungen. Leitfaden für eine Psychologische Psychotherapie.* Göttingen: Hogrefe.

Sachse, R. (2004c). *Selbstverliebt – aber richtig.* Klett-Cotta.

Sachse, R. (2005). Was wirkt in der Behandlung von Persönlichkeitsstörungen? In N. Saimeh (Hrsg.), *Was wirkt?: Prävention – Behandlung – Rehabilitation* (S. 222–229). Bonn: Psychiatrie-Verlag.

Sachse, R. (2006a). *Persönlichkeitsstörungen verstehen – Zum Umgang mit schwierigen Klienten.* Bonn: Psychiatrie-Verlag.

Sachse, R. (2006b). *Therapeutische Beziehungsgestaltung.* Göttingen: Hogrefe.

Sachse, R. (2006c). Die Bearbeitung dysfunktionaler Schemata im Ein-Personen-Rollenspiel. In R. Sachse & P. Schlebusch (Hrsg.), *Perspektiven Klärungsorientierter Psychotherapie* (S. 255–280). Lengerich: Pabst.

Sachse, R. (2006d). Narzisstische Persönlichkeitsstörungen. *Psychotherapie, 11* (2), 241–246.

Sachse, R. (2007). Therapie der narzisstischen und histrionischen Persönlichkeitsstörungen: Zwei Fallberichte. In S. Barnow (Hrsg.), *Persönlichkeitsstörungen: Ursachen und Behandlungen* (S. 404–410). Bern: Huber.

Sachse, R. (2008a). Histrionische und narzisstische Persönlichkeitsstörung. In M. Hermer & B. Röhrle (Hrsg.), *Handbuch der therapeutischen Beziehung* (Bd. 2, S. 1105–1125). Tübingen: DGVT-Verlag.

Sachse, R. (2008b). Klärungsprozesse in der Psychotherapie. In J. Margraf & S. Schneider (Hrsg.), *Lehrbuch der Verhaltenstherapie* (S. 227–232). Berlin: Springer. https://doi.org/10.1007/978-3-540-79541-4_13

Sachse, R. (2009). Möglichkeiten und Grenzen der Motivierung von Klienten im Therapieprozess. In M. Saimeh (Hrsg.), *Motivation und Widerstand* (S. 116–133). Bonn: Psychiatrie-Verlag.

Sachse, R. (2013a). *Persönlichkeitsstörungen: Leitfaden für eine psychologische Psychotherapie* (2., überarb. u. erw. Aufl.). Göttingen: Hogrefe.

Sachse, R. (2013b). Das Ein-Personen-Rollenspiel: Ein therapeutisches Rahmenmodell. *Psychotherapie im Dialog, 3*, 43–47. https://doi.org/10.1055/s-0033-1357151

Sachse, R. (2014a). Klärungsorientierte Verhaltenstherapie des Narzissmus. In S. Sulz & Th. Bronisch (Hrsg.), *Verständnis und Psychotherapie der narzisstischen Persönlichkeitsstörung* (S. 43–51). München: CIP-Medien.

Sachse, R. (2014b). *Manipulation und Selbsttäuschung. Wie gestalte ich mir die Welt so, dass sie mir gefällt: Manipulationen nutzen und abwenden.* Berlin: Springer. https://doi.org/10.1007/978-3-642-54823-9

Sachse, R. (2015a). Die Entwicklung der BIBS: Bearbeitungs-, Inhalts- und Beziehungsskalen. In R. Sachse, S. Schirm & U. Kramer (Hrsg.), *Klärungsorientierte Psychotherapie. systematisch dokumentieren: Die Skala zur Erfassung von Bearbeitung, Inhalt und Beziehung im Therapieprozess* (S. 21–23). Göttingen: Hogrefe. https://doi.org/10.1026/02654-000

Sachse, R. (2015b). Reliabilitäten des BIBS. In R. Sachse, S. Schirm & U. Kramer (Hrsg.), *Klärungsorientierte Psychotherapie systematisch dokumentieren: Die Skala zur Erfassung von Bearbeitung, Inhalt und Beziehung im Therapieprozess* (S. 24–25). Göttingen: Hogrefe. https://doi.org/10.1026/02654-000

Sachse, R. (2016a). *Selbstverliebt – aber richtig* (9. Aufl.). Klett-Cotta.

Sachse, R. (2016b). Persönlichkeitsstörungen. In T. Schnell (Hrsg.), *Praxisbuch: Moderne Psychotherapie* (S. 107–122). Berlin: Springer. https://doi.org/10.1007/978-3-662-50315-7_5

Sachse, R. (2016c). Klärungsorientierte Verhaltenstherapie der histrionischen Persönlichkeitsstörung. *PTT-Persönlichkeitsstörungen: Theorie und Therapie, Hysterie, 20*.3, 213–222.

Sachse, R. (2016d). Was macht Schemata änderungsresistent? In R. Sachse & M. Sachse (Hrsg.), *Klärungsprozesse in der Praxis II* (S. 30–47). Lengerich: Pabst.

Sachse, R. (2016e). Die Vor- und Nachteile eines narzisstischen Persönlichkeitsstils: Ist es nur eine Belastung, ein Narzisst zu sein? In R. Sachse & M. Sachse (Hrsg.), *Klärungsprozesse in der Praxis II* (S. 124–143).

Sachse, R. (2016f). Wann werden Narzissten straffällig? In R. Sachse & M. Sachse (Hrsg.), *Klärungsprozesse in der Praxis II* (S. 144–162). Lengerich: Pabst.

Sachse, R. (2019a). *Persönlichkeitsstörungen* (3., aktual. u. erw. Aufl.). Göttingen: Hogrefe.

Sachse, R. (2019b). *Persönlichkeitsstile*. Paderborn: Junfermann-Verlag.

Sachse, R. (2019c). Case Conceptualization in Clarification-Oriented Psychotherapy. In U. Kramer & M. C. Zanarini (Eds.), *Case formulation for personality disorders* (pp. 113–136). London: Academic Press. https://doi.org/10.1016/B978-0-12-813521-1.00007-2

Sachse, R. (2019d). *Personality Disorders*. Göttingen: Hogrefe.

Sachse, R. (2020a). Probleme bei der Diagnostik von Persönlichkeitsstörungen. In R. Sachse & S. Kiszkenow-Bäker (Hrsg.), *Komorbiditäten bei Persönlichkeitsstörungen* (S. 8–32). Göttingen: Hogrefe. https://doi.org/10.1026/02995-000

Sachse, R. (2020b). *Das Persönlichkeitsstörungs-Rating-System*. Göttingen: Hogrefe. https://doi.org/10 1026/02994-000

Sachse, R. (2022a). *Psychotherapie von Persönlichkeitsstörungen.* Stuttgart: Kohlhammer. https://doi.org/10.1026/03243-000

Sachse, R. (2022b). *Ressourcen erkennen und fördern bei Persönlichkeitsstörungen.* Göttingen: Hogrefe. https://doi.org/10.1026/03155-000

Sachse, R. (2023a). Klärungsorientierte Psychotherapie mit narzisstischen Klienten: Fallkonzeption. In R. Sachse, M. Sachse & B. Kuderer (Hrsg.), *Neue Entwicklungen und Innovationen in der Klärungsorientierten Psychotherapie* (S. 191–198). Lengerich: Pabst.

Sachse, R. (2023b). Psychologische Abgrenzungen zwischen narzisstischer, psychopathischer und histrionischer Persönlichkeitsstörung. In R. Sachse, M. Sachse & B. Kuderer (Hrsg.), *Neue Entwicklungen und Innovationen in der Klärungsorientierten Psychotherapie* (S. 213–222). Lengerich: Pabst.

Sachse, R., Breil, J. & Fasbender, J. (2009). Beziehungsmotive und Schemata: Eine Heuristik. In R. Sachse, J. Fasbender, J. Breil & O. Püschel (Hrsg.), *Grundlagen und Konzepte Klärungsorientierter Psychotherapie* (S. 66–88). Göttingen: Hogrefe.

Sachse, R. & Fasbender, J. (2010). Klärungsprozesse in der Psychotherapie. In W. Lutz (Hrsg.), *Lehrbuch Psychotherapie* (S. 377–392). Bern: Huber.

Sachse, R. & Fasbender, J. (2013). Interaktionsschwierigkeiten im Therapieprozess bei Klienten mit narzisstischer und histrionischer Persönlichkeitsstörung. In H.W. Hofert & U. Härter (Hrsg.), *Schwierige Patienten* (S. 203–214). Bern: Huber.

Sachse, R., Fasbender, J. & Breil, J. (2009). Klärungsprozesse: Was soll im Therapieprozess wie geklärt werden? In R. Sachse, J. Fasbender, J. Breil & O. Püschel (Hrsg.), *Grundlagen und Konzepte Klärungsorientierter Psychotherapie* (S. 36–64). Göttingen: Hogrefe.

Sachse, R. & Kramer, U. (2015a). Untersuchung der BIBS-Skalen: Korrelationen der PTBS-Variablen untereinander. In R. Sachse, S. Schirm & U. Kramer (Hrsg.), *Klärungsorientierte Psychotherapie. Systematisch dokumentieren: Die Skala zur Erfassung von Bearbeitung, Inhalt und Beziehung im Therapieprozess* (S. 26–33). Göttingen: Hogrefe. https://doi.org/10.1026/02654-000

Sachse, R. & Kramer, U. (2015b). Validierung der BIBS-Skalen an Klienten-Erfolgsmaßen. In R. Sachse, S. Schirm & U. Kramer (Hrsg.), *Klärungsorientierte Psychotherapie. Systematisch dokumentieren: Die Skala zur Erfassung von Bearbeitung, Inhalt und Beziehung im Therapieprozess* (S. 39–49). Göttingen: Hogrefe. https://doi.org/10.1026/02654-000

Sachse, R. & Kramer, U. (2015c). Veränderungsmessungen mit den BIBS. In R. Sachse, S. Schirm & U. Kramer (Hrsg.), *Klärungsorientierte Psychotherapie. Systematisch dokumentieren: Die Skala zur Erfassung von Bearbeitung, Inhalt und Beziehung im Therapieprozess* (S. 90–104). Göttingen: Hogrefe. https://doi.org/10.1026/02654-000

Sachse, R. & Kramer, U. (2023). *Klärungsorientierte Psychotherapie von Persönlichkeitsstörungen.* Göttingen: Hogrefe. https://doi.org/10.1026/03243-000

Sachse, R. & Langens, T.A. (2014). *Emotionen und Affekte in der Psychotherapie.* Göttingen: Hogrefe.

Sachse, R., Püschel, O., Fasbender, J. & Breil, J. (2008). *Klärungsorientierte Schema-Bearbeitung.* Göttingen: Hogrefe.

Sachse, R. & Sachse, M. (2011). Implikationsstrukturen: Verstehen, Modellbildung und therapeutische Explizierungen. In R. Sachse, J. Fasbender, J. Breil & M. Sachse (Hrsg.), *Perspektiven Klärungsorientierter Psychotherapie II* (S. 94–127). Lengerich: Pabst.

Sachse, R. & Sachse, M. (2016a). Untersuchung der Effekte Klärungsorientierter Psychotherapie bei Klienten mit Persönlichkeitsstörungen: Erhebungsinstrumente, therapeutische Strategien und Vorgehen bei der Untersuchung. In R. Sachse & M. Sachse (Hrsg.), *Forschung in der Klärungsorientierten Psychotherapie* (S. 59–75). Lengerich: Pabst. https://doi.org/10.1026/02789-000

Sachse, R. & Sachse, M. (2016b). Effekte Klärungsorientierter Psychotherapie bei Klienten mit narzisstischer Persönlichkeitsstörung. In R. Sachse & M. Sachse (Hrsg.), *Forschung in der Klärungsorientierten Psychotherapie* (S. 76–80). Lengerich: Pabst. https://doi.org/10.1026/02789-000

Sachse, R. & Sachse, M. (2018). *Forschung in der Klärungsorientierten Psychotherapie II*. Lengerich: Pabst.

Sachse, R., Sachse, M. & Fasbender, J. (2010). *Klärungsorientierte Psychotherapie von Persönlichkeitsstörungen*. Göttingen: Hogrefe.

Sachse, R., Sachse, M. & Fasbender, J. (2011). *Klärungsorientierte Psychotherapie der narzisstischen Persönlichkeitsstörung*. Göttingen: Hogrefe.

Sachse, R., Sachse, M. & Fasbender, J. (2016). *Grundlagen Klärungsorientierter Psychotherapie*. Göttingen: Hogrefe.

Sachse, R., Sachse, M. & Kramer, U. (2021). Entwicklung der Klärungsorientierten Verhaltenstherapie. *Verhaltenstherapie und Verhaltensmedizin, 42*, 149–161.

Sachse, R., Sachse, M. & Kuderer, B. (2023a). Indikatoren für einen Explizierungsprozess. In R. Sachse, M. Sachse & B. Kuderer (Hrsg.), *Neue Entwicklungen und Innovationen in der Klärungsorientierten Psychotherapie* (S. 35–46). Lengerich: Pabst.

Sachse, R., Sachse, M. & Kuderer, B. (2023b). Steuerung des Klärungsprozesses durch den Therapeuten. In R. Sachse, M. Sachse & B. Kuderer (Hrsg.), *Neue Entwicklungen und Innovationen in der Klärungsorientierten Psychotherapie* (S. 47–62). Lengerich: Pabst.

Sachse, R. & Schirm, S. (2015a). Klärungsorientierte Psychotherapie bei narzisstischer Persönlichkeitsstörung. In R. Sachse, S. Schirm & S. Kiszkenow (Hrsg.), *Klärungsorientierte Psychotherapie in der Praxis* (S. 153–168). Lengerich: Pabst. https://doi.org/10.1026/02713-000

Sachse, R. & Schirm, S. (2015b). Überblick. In R. Sachse, S. Schirm & U. Kramer (Hrsg.), *Klärungsorientierte Psychotherapie. Systematisch dokumentieren: Die Skala zur Erfassung von Bearbeitung, Inhalt und Beziehung im Therapieprozess* (S. 7–8). Göttingen: Hogrefe. https://doi.org/10.1026/02654-000

Sachse, R., Schirm, S. & Kramer, U. (2015). *Klärungsorientierte Psychotherapie systematisch dokumentieren. Die Skalen zur Erfassung von Bearbeitung, Inhalt und Beziehung im Therapieprozess (BIBS)*. Göttingen: Hogrefe. https://doi.org/10.1026/02654-000

Sachse, R., Schirm, S. & Kramer, U. (2016). Die Beziehungs-, Inhalts- und Bearbeitungsskalen (BIBS) – Analysen eines Rating-Systems. In R. Sachse & M. Sachse (Hrsg.), *Forschung in der Klärungsorientierten Psychotherapie* (S. 43–56). Lengerich: Pabst.

Sachse, R., Schülken, T. & Leisch, M. (2006). Die Bochumer Beziehungs- und Bearbeitungsskalen BBBS: Skalen-Prüfung und erste Validierung. In R. Sachse & P. Schlebusch (Hrsg.), *Perspektiven Klärungsorientierter Psychotherapie* (S. 228–254). Lengerich: Pabst.

Sachse, R., Schülken, T., Sachse, M. & Leisch, M. (2011a). Die Kurzform der Bochumer Beziehungs- und Bearbeitungsskalen BBBS-K: Skalen-Prüfungen und Reliabilitäten. In R. Sachse, J. Fasbender, J. Breil & M. Sachse (Hrsg.), *Perspektiven Klärungsorientierter Psychotherapie II* (S. 207–225). Lengerich: Pabst.

Sachse, R., Schülken, T., Sachse, M. & Leisch, M (2011b). Die Stunden-Nachbefragungsbögen für Klärungsorientierte Psychotherapie: Faktoren-Struktur und innere Konsistenz. In R. Sachse, J. Fasbender, J. Breil & M. Sachse (Hrsg.), *Perspektiven Klärungsorientierter Psychotherapie II* (S. 226–238). Lengerich: Pabst.

Sachse, R. & Franqué, F. von (2019). *Interaktionsspiele bei Psychopathie*. Heidelberg: Springer. https://doi.org/10.1007/978-3-662-59279-3

Sachse, R. & Walburg, M. (2017a). *Umgang mit narzisstisch geprägten Klienten: Professionelles Fallverständnis und motivierende Therapie unter strafrechtlichen Bedingungen*. Bonn: Psychiatrie Verlag. https://doi.org/10.5771/9783884149003

Sachse, R. & Walburg, M. (2017b). Fallverständnis und klärungsorientiertes Vorgehen bei Klienten mit narzisstischen Störungen im forensischen Setting. In N. Saimeh (Hrsg.), *Therapie und Sicherheit im Maßregelvollzug* (S. 245–256). Berlin: Medizinisch Wissenschaftliche Verlagsgesellschaft.

Sander, T., Bushman, B.J., Stegge, H. & Olthof, T. (2008). Trumping shame by blasts of noise: Narcissism, self-esteem, and aggression in young adolescents. *Child Development, 79* (6), 1792–1801.

Saulsman, L.M. & Page, A.C. (2004). The five-factor model and personality disorder empirical literature: a meta-analytic review. *Clinical Psychology Review, 23*, 1055–1085. https://doi.org/10.1016/j.cpr.2002.09.001

Schirm, S., Kramer, U. & Sachse, R. (2015a). Beschreibung der BIBS und ein Manual zum Rating. In R. Sachse, S. Schirm & U. Kramer (Hrsg.), *Klärungsorientierte Psychotherapie systematisch dokumentieren* (S. 50–89). Göttingen: Hogrefe.

Schirm, S., Kramer, U. & Sachse, R. (2015b). Die Anwendung der BIBS. In R. Sachse, S. Schirm & U. Kramer (Hrsg.), *Klärungsorientierte Psychotherapie systematisch dokumentieren* (S. 50–89). Göttingen: Hogrefe.

Schirm, S., Sachse, R. & Kramer, U. (2015). Theoretischer Hintergrund: BIBS und Klärungsorientierte Psychotherapie In R. Sachse, S. Schirm & U. Kramer (Hrsg.), *Klärungsorientierte Psychotherapie. Systematisch dokumentieren: Die Skala zur Erfassung von Bearbeitung, Inhalt und Beziehung im Therapieprozess* (S. 9–20). Göttingen: Hogrefe. https://doi.org/10.1026/02654-000

Schmidt-Hellerau, C. (2021). Freuds Narzissmus-Theorie. In S. Doering, H.-P. Hartmann & O.F. Kernberg (Hrsg.), *Narzissmus. Grundlagen – Störungsbilder – Therapie* (S. 16–23). Stuttgart: Schattauer.

Schwarzer, R. & Jerusalem, M. (1999). *Skalen zur Erfassung von Lehrer- und Schülermerkmalen. Dokumentation der psychometrischen Verfahren im Rahmen der Wissenschaftlichen Begleitung des Modellversuchs Selbstwirksame Schulen.* Berlin: Freie Universität Berlin.

Sedikides, C., Gregg, A.P., Cisek, S. & Hart, C.M. (2007). The I that buys: Narcissists as consumers. *Journal of Consumer Psychology, 17*, 254–257. https://doi.org/10.1016/S1057-7408(07)70035-9

Sedikides, C., Rudich, E.A., Gregg, A.P., Kumashiro, M. & Rusbult, C. (2004). Are normal narcissists psychologically healthy?: Self-Esteem Matters. *Journal of Personality and Social Psychology, 87* (3), 400–416. https://doi.org/10.1037/0022-3514.87.3.400

Signer, S., Jansen, R.E., Sachse, R., Caspar, F. & Kramer, U. (2019). Social interaction patterns, therapist responsiveness, and outcome in treatments for borderline personality disorder. *Psychology and psychotherapy: Theory, research and practice, 93* (4), 705–722. https://doi.org/10.1111/papt.12254

Simard, P., Simard, V., Leverdiere, O. & Descoteaux, J. (2023). The relationship between narcissism and empathy: A meta-analytic review. *Journal of Research in Personality, 102*, 104329. https://doi.org/10.1016/j.jrp.2022.104329

Smalley, R.L. & Stake, J.E. (1996). Evaluating sources of ego-threatening feedback: Self-esteem and narcissism effects. *Journal of Research in Personality, 30*, 483–495. https://doi.org/10.1006/jrpe.1996.0035

Sorembe, V. & Westhoff, K. (1985). *Skala zur Erfassung der Selbstakzeptierung (SESA)*. Göttingen: Hogrefe.

Stinson, F.S., Dawson, D.A., Goldstein, R.B., Chou, S.P., Huang, B. & Smith S.M. et al. (2008). Prevalence, correlates, disability, and comorbidity of DSM-IV narcissistic personality disorder: results from the wave 2 national epidemiologic survey on alcohol and related conditions. *Journal of Clinical Psychiatry, 69*, 1033–1045. https://doi.org/10.4088/JCP.v69n0701

Stolorow, R. (1975). Toward a functional definition of narcissism. *International Journal of Psychoanalysis, 56*, 179–185.

Stolz, D.S., Vater, A., Schott, B.H., Roepke, S., Paulus, F.M. & Krach, S. (2021). Reduced frontal cortical tracking of conflict between self-beneficial versus prosocial motives in Narcissistic Personality Disorder. *NeuroImage: Clinical, 32*, 102800.

Stone, M.H. (1998). Normal narcissism: an etiological and ethological perspective. In E.F. Ronningstam (Ed.), *Disorders of Narcissism: Diagnostic, Clinical, and Empirical Implications* (pp. 7–28). Washington, DC: American Psychiatric Association.

Stone, M.H., Hurt, S.W. & Stone, D.K. (1987). The P.I.-500: Long-term follow-up of borderline inpatients meeting DSM-III criteria. Global outcome. *Journal of Personality Disorders, 1*, 291–298. https://doi.org/10.1521/pedi.1987.1.4.291

Stucke, T.S. & Sporer, S.L. (2002). When a grandiose self-image is threatened: Narcissism and self-concept clarity as predictors of negative emotions and aggression following ego-threat. *Journal of Personality, 70*, 509–532. https://doi.org/10.1111/1467-6494.05015

Torgersen, S. (2012). Epidemiology. In T.A. Widiger (Ed.), *The Oxford handbook of personality disorders* (pp. 186–205). Oxford, UK: Oxford University Press.

Tschanz, B.T., Morf, C.C. & Turner, C.W. (1998). Gender differences in the structure of narcissism: A multi-sample analysis of the narcissistic personality inventory. *Sex roles, 38*, 863–870. https://doi.org/10.1023/A:1018833400411

Twenge, J.M. & Campbell, W.K. (2003). "Isn't it fun to get the respect that we're going to deserve?" Narcissism, social rejection, and aggression. *Personality and Social Psychology Bulletin, 29* (2), 261–272. https://doi.org/10.1177/0146167202239051

Twenge, J.M., Konrath, S., Foster, J.D., Campbell, W.K. & Bushman, B.J. (2008). Further evidence of an increase in narcissism among college students. *Journal of Personality, 76*(4), 919–928.

Tyrer, P., Mulder, R., Kim, Y.-R. & Crawford, M.J. (2019). The Development of the ICD-11 Classification of Personality Disorders: An Amalgam of Science, Pragmatism, and Politics. *Annual Review of Clinical Psychology, 15*, 481–502. https://doi.org/10.1146/annurev-clinpsy-050718-095736

Vaglum, P. (1999). The narcissistic personality disorder and addiction. In J. Dersken, C. Maffei & H. Groen (Eds.), *Treatment of personality disorders* (pp. 241–253). Netherlands: Kluwer Academic Publishing.

Vater, A., Moritz, S. & Röpke, S. (2018). Does a narcissism epidemic exist in modern western societies? Comparing narcissism and self-esteem in East and West Germany. *PLOS ONE, 13*, 1–16.

Vater, A., Ritter, K., Strunz, S., Ronningstam, E.F., Renneberg, B. & Roepke, S. (2014). Stability of narcissistic personality disorder: Tracking categorical and dimensional rating systems over a two-year period. *Personality Disorders, 5*, 305–313. https://doi.org/10.1037/per0000058

Vazire, S. & Funder, D. (2006). Impulsivity and the self-defeating behavior of narcissists. *Personality and Social Psychology Review, 10*, 154–165. https://doi.org/10.1207/s15327957pspr1002_4

Vazire, S., Naumann, L.P., Rentfrow, P.J. & Gosling, S.D. (2008). Portrait of a narcissism in physical appearance. *Journal of Research in Personality, 42*, 1439–1447. https://doi.org/10.1016/j.jrp.2008.06.007

Wai, M. & Tiliopoulos, N. (2012). The affective & cognitive empathic nature of the dark triad of personality. *Personality and Individual Differences, 52*, 794–799. https://doi.org/10.1016/j.paid.2012.01.008

Wallace, H.M. & Baumeister, R.F. (2002). The performance of narcissists rises and falls with perceived opportunity for glory. *Journal of Personality and Social Psychology, 82* (5), 819–834. https://doi.org/10.1037/0022-3514.82.5.819

Wallace, H.M., Ready, C.B. & Weitenhagen, E. (2009). Narcissism and task persistence. *Self and Identity, 8*, 73–93. https://doi.org/10.1080/15298860802194346

Watson, P.J. (2005). Complexity of narcissism and a continuum of self-esteem regulation. In M. Maj, H.S. Akiskal, J.E. Mezzich & A. Okasha (Eds.), *Evidence and Experience in Psychiatry*. Volume 8: Personality Disorders (pp. 336–338). New York: Wiley.

Watson, P.J., Grisham, S.O., Trotter, M.V. & Biderman, M.D. (1984). Narcissism and empathy: Validity evidence for the narcissistic personality inventory. *Journal of Personality Assessment, 48* (3), 301–305. https://doi.org/10.1207/s15327752jpa4803_12

Watson, P.J., Taylor, D. & Morris, R.J. (1987). Narcissism, sex roles, and self-functioning. *Sex Roles, 16*, 335–350. https://doi.org/10.1007/BF00289546

Weinberg, I. & Ronningstam, E. (2020). Dos and don'ts in treatments of patients with narcissistic personality disorder. *Journal of Personality Disorders, 34*, 122–142. https://doi.org/10.1521/pedi.2020.34.supp.122

Widiger, T.A., Simonson, E., Krueder, R., Livesley, W.J. & Verheul, R. (2005). Personality disorder research agenda for the DSM-V. *Journal of Personality Disorders, 19*, 315–338. https://doi.org/10.1521/pedi.2005.19.3.315

Wilms, H. (2006). *Lust auf mehr? Eine Online-Studie zum Zusammenhang von Untreue und Persönlichkeit*. Düsseldorf: Heinrich-Heine-Universität.

Wink, P., Dillon, M. & Fay, K. (2005). Spiritual seeking, narcissism, and psychotherapy: How are they related? *Journal for the Scientific Study of Religion, 44*, 143–158. https://doi.org/10.1111/j.1468-5906.2005.00272.x

Wright, A.G.C. (2014). Integrating trait and process based conceptualizations of pathological narcissism in the DSM-5 era. In A. Besser (Ed.), *Handbook of Psychology of Narcissism: Diverse Perspectives* (pp. 153–174). Hauppauge, NY: Nova Science Publishers.

Wurst, S.N., Gerlach, T.M., Dufner, M., Rauthmann, J.F., Grosz, M.P., Küfner, A.C. & Back, M.D. (2016). Narcissism and romantic relationships: The differential impact of narcissistic admiration and rivalry. *Journal of Personality and Social Psychology, 112* (2), 280–306. https://doi.org/10.1037/pspp0000113

Young, J. & Flanagan, C. (1998). Schema-Focused Therapy for Narcissistic Patients. In E. Ronningstam (Ed.), *Disorders of Narcissism. Diagnostical, Clinical and Empirical Implications* (pp. 239–268). Washington: APA.

Zeigler-Hill, V. (2006). Discrepancies between implicit and explicit self-esteem: Implications for narcissism and self-esteem instability. *Journal of Personality, 74*, 119–143. https://doi.org/10.1111/j.1467-6494.2005.00371.x

Zeigler-Hill, V., Clark, C.B. & Pickard, J.D. (2008). Narcissistic subtypes and contingent self-esteem: Do all narcissists base their self-esteem on the same domains? *Journal of Personality, 76*, 753–774. https://doi.org/10.1111/j.1467-6494.2008.00503.x

Zeigler-Hill, V., Myers, E.M. & Clark, C.B. (2010). Narcissism and self-esteem reactivity: The role of negative achievement events. *Journal of Research in Personality, 44*, 285–292. https://doi.org/10.1016/j.jrp.2010.02.005

Zeigler-Hill, V., Vrabel, J.K., McCabe, G., Cosby, C.A., Traeder, C.K., Hobbs, K.A. & Southard, A.C. (2018). Narcissism and the pursuit of status. *Journal of Personality, 87* (2), 310–327.

Zimmerman, M., Chelminski, I. & Young, D. (2008). The frequency of personality disorders in psychiatric patients. *Psychiatric Clinics of North America, 31*, 405–420. https://doi.org/10.1016/j.psc.2008.03.015

Znoj, H., Regli, D. & Ülsmann, D. (2004). Beziehungsgestaltung als gezielte Intervention bei narzisstischer Persönlichkeitsstörung in der allgemeinen Psychotherapie. *Psychotherapie im Dialog, 5* (3), 261–265 https://doi.org/10.1055/s-2004-828326.

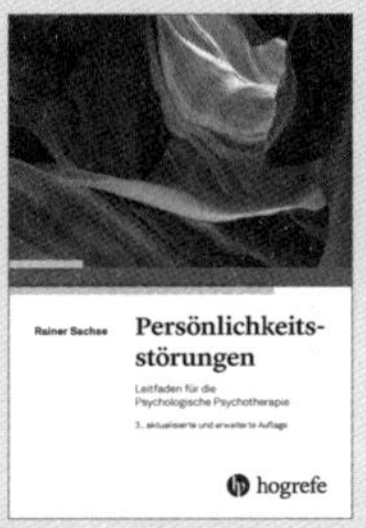

R. Sachse

Persönlichkeits- störungen

Leitfaden für die Psychologische Psychotherapie

Das Buch ist ein praxisorientierter Leitfaden für die Behandlung von Persönlichkeitsstörungen. Dabei wird insbesondere auf die Bearbeitung spezifischer Interaktionsprobleme wie Tests, Vermeidungsverhalten und interaktionelle Spiele eingegangen.

*3., aktual. und erw. Auflage 2019, XI/362 Seiten, € 34,95 (DE)/€ 36,00 (AT)/CHF 46.50, ISBN 978-3-8017-2906-6**

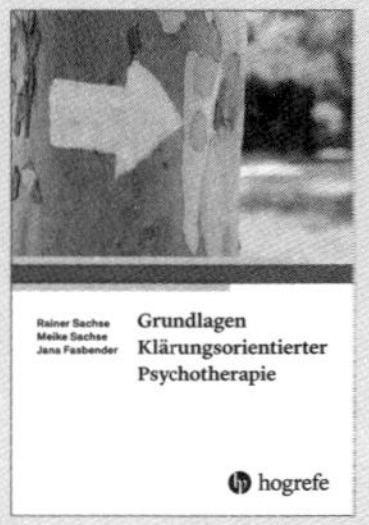

R. Sachse/M. Sachse/ J. Fasbender

Grundlagen Klärungs- orientierter Psychotherapie

Das vorliegende Buch stellt die Rahmenkonzeption der Klärungsorientierten Psychotherapie (KOP), Anwendungsgebiete von KOP sowie die störungsspezifischen Varianten dar. Es macht deutlich, was KOP sowohl Therapeuten als auch Klienten zu bieten hat, und schließlich wird ein Überblick über den Stand der Prozess- und Erfolgsforschung gegeben und gezeigt, dass es sich bei der KOP um ein empirisch validiertes Therapieverfahren handelt.

*2016, 171 Seiten, € 24,95 (DE)/€ 25,70 (AT)/ CHF 34.50, ISBN 978-3-8017-2789-5**

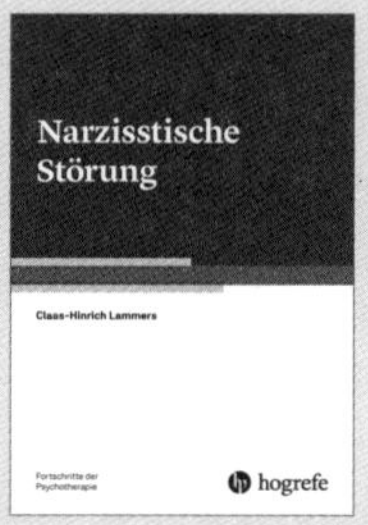

C.-H. Lammers

Narzisstische Störung

Reihe: Fortschritte der Psychotherapie, Band 90

Das Buch beschreibt die Besonderheiten der Therapie narzisstischer Störungen. Es stellt insbesondere die therapeutische Beziehungsgestaltung dar und erläutert Techniken wie die Schemaanalyse, die Analyse dysfunktionaler Interaktionen, das Training von Empathie sowie den Aufbau prosozialer Verhaltensweisen.

*2023, VII/94 Seiten, € 19,95 (DE)/€ 20,60 (AT)/ CHF 27.90, im Reihenabo: € 15,95 (DE) / € 16,40 (AT) / CHF 22.50, ISBN 978-3-8017-3206-6**

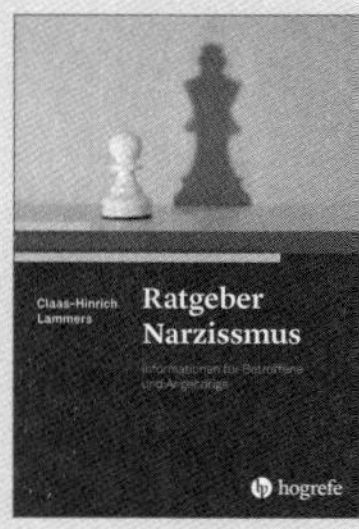

C.-H. Lammers

Ratgeber Narzissmus

Informationen für Betroffene und Angehörige

Reihe: Ratgeber zur Reihe Fortschritte der Psychotherapie, Band 59

Der Ratgeber informiert über gesunde und problematische Varianten des Narzissmus. Weiterhin zeigt er auf, welche Ziele mit einer Psychotherapie verfolgt werden können und beschreibt Selbsthilfestrategien, die Betroffene anwenden können, um private und berufliche Beziehungen stabiler zu gestalten. Angehörige erhalten hilfreiche Strategien an die Hand, wie sie mit narzisstischen Menschen besser umgehen können.

*2024, 63 Seiten, Kleinformat, € 9,95 (DE)/ € 10,30 (AT)/CHF 14.50, ISBN 978-3-8017-3302-5**

** Dieser Titel ist auch als eBook erhältlich.*

www.hogrefe.com

hogrefe